ÜBER DAS
ASTHMA CARDIALE
VERSUCH ZU EINER PERIPHEREN KREISLAUFPATHOLOGIE

VON

PROFESSOR DR. HANS EPPINGER
DR. L. VON PAPP UND DR. H. SCHWARZ
ERSTE MEDIZINISCHE KLINIK IN WIEN

MIT 39 ABBILDUNGEN IM TEXT

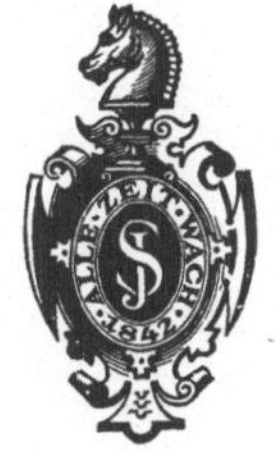

BERLIN
VERLAG VON JULIUS SPRINGER
1924

ISBN-13: 978-3-642-98698-7 e-ISBN-13: 978-3-642-99513-2
DOI: 10.1007/978-3-642-99513-2

HERRN

PROFESSOR DR. K. F. WENCKEBACH

IN BESONDERER VEREHRUNG UND

DANKBARKEIT ÜBERREICHT

Vorwort.

Es ist uns eine angenehme Pflicht, Herrn Hofrat Durig unseren besonderen Dank dafür auszusprechen, daß er uns nicht nur viele Apparate seines Institutes zur Verfügung stellte, sondern vor allem auch deswegen, weil er uns oft durch Rat und Kritik zur Seite stand.

Die ziemlich kostspieligen Untersuchungen, die dieser Publikation zugrunde liegen, wurden vielfach nur unter Heranziehung privater Mittel ermöglicht; vor allem gebührt unser Dank Herrn Prof. von Pirquet, der uns aus der Rockefeller Foundation namhafte Beträge zur Verfügung stellte.

Wien, im Dezember 1923.

Die Verfasser.

Inhaltsverzeichnis.

Einleitung.

Bei der Beurteilung vieler Patienten, die uns auf den ersten Blick als Herzkranke imponieren, drängt sich bei genauerer Analyse leicht die Frage auf, ob tatsächlich all das, was wir im gegebenen Falle als krankhaft vorfinden, restlos auf das Konto des geschädigten Herzens zu setzen ist. Ein normales Funktionieren des Blutkreislaufes ist ja nicht nur von einer geregelten Tätigkeit des Herzens allein abhängig, es setzt auch ein tadelloses Ineinandergreifen aller jener Vorrichtungen voraus, die nominell dem „peripheren Kreislaufe" zugezählt werden. Herz und peripherer Kreislauf werden vielfach mit einem Motor und dem dazugehörigen Röhrenwerke verglichen. Die Pathologie hat sich bis jetzt fast ausschließlich mit den Läsionen der Pumpe beschäftigt und dementsprechend Zeichen von Kreislaufinsuffizienz in erster Linie auf Erkrankungen des Herzmuskels bezogen. Daß schwere Schäden der ganzen Motoranlage entstehen können, die sogar zum Stillstand derselben führen, wenn die Zu- und Abflußbedingungen zur Pumpe lädiert erscheinen, ist bekannt, aber wie wir glauben, kaum am Krankenbette in gebührender Form berücksichtigt worden. Und doch will uns scheinen, es wäre der ganze Apparat, der für die Integrität des peripheren Kreislaufes Sorge trägt, das vulnerablere Gebilde und dementsprechend Schäden leichter und häufiger zugänglich als der Herzmuskel selbst. Um aber gleich von Anfang an nicht den Anschein zu erwecken, als wollten wir nun das Schwergewicht allein auf die Peripherie legen, sei sofort betont, daß uns alles ferner liegt, als irgendwie die Bedeutung des Herzens als treibenden Faktor herabzusetzen. Herz und peripherer Kreislauf sind voneinander nicht zu trennen; aber eben weil es sich hier um so innige Korrelationen handelt, ist es bei der Analyse der einzelnen Symptome einer Kreislaufinsuffizienz manchmal schwer zu erkennen, ob die Läsionen mehr auf ein Nachlassen der Herzkraft oder auf eine Störung in der Peripherie zu beziehen sind.

In der folgenden Zusammenstellung wollen wir versuchen, auf einige Tatsachen hinzuweisen, die geeignet erscheinen, das Problem der Kreislaufpathologie unter Berücksichtigung von Störungen im Capillarbereiche noch komplizierter zu gestalten, als es schon zu sein scheint.

Erster Teil.

Die Blutgeschwindigkeit als Maß des peripheren Kreislaufes.

A. Was verstehen wir unter peripherem Kreislauf? In der experimentellen Pathologie spielt die künstliche Durchblutung einzelner Organe oder ganzer Organsysteme eine große Rolle; hofft man doch so einerseits ähnliche Bedingungen zu schaffen, wie sie sich in der Natur zeigen; anderseits glaubt man auf diese Weise die einzelnen Organe in ihrer Einzelarbeit belauschen zu können. Eine entsprechende Versuchsanordnung läßt sich in einfachster Form improvisieren: aus einem auf einem erhöhten Platz aufgestellten Behälter strömt durch ein Rohrsystem die Durchblutungsflüssigkeit, um sich durch eine Kanüle, die in die zuführende Arterie des betreffenden Organes eingebunden ist, in das Parenchym zu ergießen. An der Flüssigkeit, die aus der Venenkanüle abfließt, interessiert uns nicht nur die Änderung der Qualität, sondern vor allem auch die Quantität, das ist also die Menge Blut, die in der Zeiteinheit dem Organe entströmt. Der Behälter, der erhöht angebracht ist, läßt sich mit dem Herzen vergleichen und gleichzeitig gewährleistet uns die Höhe, in welcher das Niveaugefäß angebracht ist, die Konstanz des Blutdruckes. In dem Organe selbst, das wir durchströmen, und in den zu- und abführenden Schläuchen erkennen wir vielfach das, was wir unter dem peripheren Kreislaufe zusammenfassen. Während aber bei der Durchblutung eines isolierten Organes die Flüssigkeit, die aus den Venen heraustropft, kaum zu einer neuerlichen Durchströmung verwendet wird, muß der lebende Organismus mit seiner Blutmenge das Auskommen finden und daher das abfließende Blut wieder verwenden, indem es dem Herzen neuerdings zur Verfügung gestellt wird. Würden wir im Durchblutungsversuche in der Nachahmung natürlicher Verhältnisse auch darauf Wert legen, so müßten wir die herausströmende Flüssigkeit entweder neuerdings in den Behälter schütten, oder eine Pumpe einschalten, die die venöse Ringerlösung wieder herzwärts treibt.

Durch die hier beschriebene Apparatur haben wir es in der Hand, die Durchströmung des isolierten Organes wesentlich verschieden zu gestalten; heben wir das Niveaugefäß und steigern wir auf diese Weise den Druck, so kann die Flüssigkeit aus den Venen rascher abfließen; ist umgekehrt der Strom zu lebhaft, so können wir entweder die Mariottesche Flasche tiefer stellen oder den Schlauch vor der Einmündung in die arterielle Kanüle drosseln. Es steht uns aber noch ein Weg offen, um das Abfließen der Durchströmungsflüssigkeit zu bremsen; es genügt, den Quetschhahn an der Venenkanüle, wo das Blut abströmt, fester anzuziehen; sofort ist die Geschwindigkeit, mit der das

Blut das Organ verläßt, herabgesetzt; ein solches Manöver darf aber nur für kurze Zeit in Anwendung gebracht werden, denn in dem Maße, wie der Strom stockt, schwillt das Organ mächtig an; lüftet man nach einem solchen Versuche neuerdings die Venenkanüle, so kann sich das Organ erholen; oft muß man aber den Versuch abbrechen, weil durch das hinzugetretene Ödem das Durchfließen der Ringerlösung zur Unmöglichkeit geworden ist, selbst wenn man den arteriellen Druck um ein Vielfaches erhöht. Es braucht schließlich nicht noch hervorgehoben zu werden, daß wir auch medikamentös weitgehend auf die Geschwindigkeit, mit der die Ringerlösung das Organ durcheilt, Einfluß nehmen können.

Wir haben die eben beschriebene Versuchsanordnung deshalb an die Spitze unserer Ausführungen gesetzt, weil sich an ihr die Grundprinzipien des komplizierten peripheren Kreislaufes relativ einfach demonstrieren lassen; sicherlich besteht eine der wichtigsten Funktionen, die bei Integrität des peripheren Kreislaufes von diesem gefordert wird, in der Regelung des entsprechenden Blutdruckes; eine intakte Herztätigkeit kann als eine ebenso selbstverständliche Voraussetzung angesehen werden wie eine dazugehörige normale Gefäßspannung; aber selbst die gesündeste Herztätigkeit und der beste Turgor der Gefäßwandungen wäre nicht imstande, den Blutdruck aufrechtzuhalten, wenn nicht gleichsam am Ende des arteriellen Systems ein Widerstand bestände. Gefäßspannung, Herztätigkeit und Capillarwiderstand verfolgen, indem sie sich gegenseitig unterstützen, ein gemeinsames Ziel, nämlich die dauernde Erhaltung des Blutdruckes und insofern eine zweckentsprechende Durchströmung der Gewebe.

In dem Maße, wie sich die Gefäße aufsplittern, kommt es ganz automatisch in den Verzweigungen zu einer Herabsetzung des Blutdruckes. Würden die Capillaren das Ende des Kreislaufes bedeuten, so wäre hier wohl der Druck am niedrigsten; immerhin zeigen sich hier sehr niedrige Werte. Aus den beiden Tatsachen, daß im Anfange des arteriellen Systems ein hoher Druck existiert, im Capillarbereiche aber die Tension nur mehr wenige Millimeter beträgt, ergibt sich die weitere Konsequenz, daß das Blut, ganz abgesehen von der Propulsion, die sich als die Folge der Herzkontraktion ergibt, in der Richtung gegen die Capillaren abströmen muß. Das Strömen des Blutes vom Zentrum zur Peripherie geschieht mit einer gewissen Geschwindigkeit, die zur Folge hat, daß in der Zeiteinheit bestimmte Flüssigkeitsquantitäten durch den Organquerschnitt durchströmen.

Während über die Ursache des Bewegungsmechanismus vom Herzen bis in das Capillargebiet nicht die geringsten Meinungsunterschiede existieren, herrscht über den Modus, wie das Blut wieder herzwärts gelangt, keine einheitliche Anschauung. Ist es bloß die Vis a tergo, also die lebendige Kraft, die sich von der arteriellen Seite her noch erhalten hat, oder treten jetzt neue Kräfte in Tätigkeit, die das Blut mit neuer Energie gegen das rechte Herz treiben? Sicherlich spielt der Thorax mit seinen Atembewegungen, eventuell die Saugkraft des Herzens auch eine Rolle, aber gerade diesen Faktoren kommt wohl nur eine untergeordnete Bedeutung zu; als wichtigstes Moment für den Bewegungsmodus des Blutes in den Venen hat man doch stets die Geschwindigkeit zu buchen, mit der das Blut im Beginne des venösen Systemes herzwärts eilt.

Es ist eine bekannte Tatsache, daß bei jeder Arbeit, gleichgültig, ob es sich um eine dynamische oder chemische Leistung handelt, eine bessere Durchblutung im Bereiche des Erfolgsorganes statt hat, also die Geschwindigkeit der aus den Venen austretenden Flüssigkeit zunimmt. Eben weil in dem betreffenden Abschnitte, offenbar durch Öffnung der Capillaren, der Widerstand an der Peripherie geringer wird, müßte man erwarten, daß auch der entsprechende Blutdruck abnimmt; da aber die praktische Erfahrung unter normalen Bedingungen nichts davon erkennen läßt, so müssen offenbar Vorkehrungen bestehen, die hier paralysierend eintreten. Wahrscheinlich kommt es unter dem Einflusse des Vasomotorenzentrums an den verschiedensten Stellen unseres Organismus zu einer Kontraktion aller jener Gefäße, die vielleicht momentan weniger in Tätigkeit sind. Dadurch kann es vorübergehend zu einer Fluktuation des Blutes von diesen Partien zu jenen kommen, in denen durch Öffnung der Capillaren der größere Abstrom ermöglicht wird. Außerdem verfügt der Organismus über das große Blutreservoir des Splanchnikusgebietes, aus dem die durch Capillaröffnung gleichsam blutleer gewordenen Partien offenbar beliebige Quantitäten schöpfen können. Schließlich hängt alles doch vom Herzen ab, ob es das von der Peripherie kommende Blutquantum wieder in entsprechender Weise den unterschiedlichen arteriellen Gebieten zur Verfügung stellt. All diesen, vielleicht so manchen anderen Faktoren, hat man es zu verdanken, wenn trotz Öffnung der Capillaren der Druck im Gesamtgebiete der Arterien nicht so absinkt, wie man es eigentlich erwarten sollte. Der normale Blutdruck ist ein viel zu vitaler Faktor, als daß unser Körper bei jeder kleinsten Arbeit Gefahr laufen sollte, durch Herabsetzung des Blutdruckes weniger aktionsfähig zu werden.

Auch der umgekehrte Mechanismus, allgemeine Ruhe, könnte, wenn nicht entsprechende Regulationen zur Verfügung ständen, mit Nachteilen für den Organismus verbunden sein. Würde das Herz in gleichem Tempo weiterpumpen, wie z. B. beim Herumgehen, so müßte sich zufolge allgemeiner Verschließung der Capillaren das Blut in den Arterien fangen und so zu einem unverhältnismäßig hohen Blutdrucke führen.

Jedenfalls spielt die Geschwindigkeit, mit der das Blut an den verschiedensten Stellen unseres Körpers die Capillaren durcheilt, schon bei der Bewältigung der einfachsten Vorgänge, wie sie unser Körper dauernd zu leisten hat, die größte Rolle. Aus diesen wenigen Bemerkungen ist wohl zu ersehen, daß Herztätigkeit, Kontraktionszustand der Gefäße, Blutdruck und das Verhalten der Capillaren als wichtigste Faktoren in Betracht kommen, die für die Kontrolle einer zweckmäßigen Geschwindigkeit zu sorgen haben.

Solange Änderungen nur in einzelnen Abschnitten vorsichgehen, vermag dies der Organismus vielleicht durch Verschiebungen und Ersparnisse an anderen Stellen zu kompensieren; das Gesamtquantum Blut, das das Herz in der Zeiteinheit durcheilt, kann dasselbe bleiben; treten aber größere Anforderungen an ihn heran, dann muß sich ein schnelleres Fließen in unserem Körper bemerkbar machen, wodurch in der Zeiteinheit mehr Blut aus dem Herzen austritt und dementsprechend auch wieder mehr Blut in den rechten Ventrikel zurückkehrt. Daß an diesen Vorgängen das Herz regsten Anteil nimmt, ist sicher, aber ebenso sicher scheint es zu sein, daß das Herz kaum selbständig im Sinne einer aktiven Diastole in der Lage ist, aus den Reservoirs Blut zu schöpfen, und darum ebensowenig die Fähigkeit in sich besitzt, das Tempo der Blutgeschwindigkeit anzugeben; unter dieser Voraussetzung erscheint die venöse Blutzufuhr, also das Minutenvolumen, fast ausschließlich von der Beschaffenheit des peripheren Kreislaufes abhängig zu sein.

Die experimentelle Physiologie hat es leicht, sich über Änderungen der Blutgeschwindigkeit zu orientieren. Es genügt, wie es TIGERSTEDT durchgeführt hat, in die Aorta des Versuchstieres eine Stromuhr einzubinden; so kann man in eindeutigster Weise die Schwankungen des Minutenvolumens des aus dem Herzen ausströmenden Blutes bestimmen. Der Wunsch, auch beim Menschen sich über die Größe des Minutenvolumens ein Urteil zu bilden, erscheint bei der Wichtigkeit des ganzen peripheren Kreislaufproblemes begreiflich, um so mehr, als wir mit unseren gewöhnlichen Methoden, die uns am Krankenbett zur Verfügung stehen, kaum imstande sind, irgendwie Einblick zu gewinnen, ob das Blut rasch oder im langsamen Tempo das Herz passiert. Der Hinweis auf die Capillaruntersuchungen im Bereiche des Nagelfalzes ist kaum schwerwiegend, da es sich hier doch nur um ein ganz vereinzeltes Gebiet handelt, das kaum weitgehende Schlüsse auf die allgemeine Blutbewegung gestattet. Dadurch soll aber die Bedeutung dieser neuen und schönen Methode, wie sie von OTTFRIED MÜLLER inauguriert wurde, nicht im mindesten herabgesestzt werden.

An Hand eines konkreten klinischen Beispieles wollen wir versuchen, ob es nicht doch, auch unter pathologischen Bedingungen, möglich ist, in die Größe des Blutstromes Einblick zu nehmen; denn gelingt es, mit halbwegs eindeutigen Methoden die Blutgeschwindigkeit auch beim kranken Menschen zu fassen, dann haben wir auch den Weg gefunden, wie am Krankenbett der periphere Kreislauf funktionell zu studieren ist. —

B. Ausgangspunkt der ganzen Fragestellung. Streift man mit zwei Fingern eine längere, oberflächliche Hautvene, z. B. des Armes, leer, indem man mit dem einen Finger den Veneninhalt peripheriewärts drängt und das zentrale Stück mit dem anderen Finger ebenfalls ausdrückt, so füllt sich die Vene nicht mehr, wenn man jetzt den Finger vom zentralen Anteil wegnimmt; entfernt man aber auch den anderen Finger, so schießt nunmehr plötzlich, von der Peripherie kommend, eine Blutwelle in das leere Lumen der Vene ein. Die Geschwindigkeit, mit der das Blut hereinströmt, ist natürlich von den verschiedensten Faktoren abhängig, aber wenn man die Hauptvariable, nämlich den Höhenunterschied, das ist die Distanz der zu beobachtenden Vene vom rechten Vorhof, stets konstant hält, so gewinnt man doch halbwegs einheitliche Vorstellungen über das Tempo, mit dem das Blut in den oberflächlichen Hautpartien herzwärts strömt. Prüft man mit dieser allerdings sehr ungenauen Methode bei den verschiedenen Patienten die „Venenblutgeschwindigkeit", so sieht man große Unterschiede; das, was uns unter anderem auch auffiel, war das häufige Fehlen irgendeiner Rückstauung bei den inkompensierten Vitien. War dagegen bereits Ödem an den oberen Extremitäten zu bemerken, so floß das Blut meist außerordentlich träge. Sehr merkwürdig war nun unsere Beobachtung bei vielen Fällen von Asthma cardiale; speziell bei Patienten mit akut einsetzendem Lungenödem zeigte sich der Blutstrom, mit dieser Methode geprüft, so beschleunigt, daß wir uns sagen mußten, es könne diese Beobachtung kaum auf Zufall beruhen.

Diese zunächst rein klinische Beobachtung bildete für uns den Grund, dem Problem der Blutgeschwindigkeit als Funktionsprüfung am Krankenbett näherzutreten, und vor allem die konkrete Frage aufzuwerfen, ob in Fällen von Asthma cardiale tatsächlich das Blut in den Venen rascher strömt, als unter normalen Bedingungen. Denn wäre das der Fall, dann ließe sich eine neue Vorstellung über die Entstehung des Asthma cardiale bilden: Der Asthma cardiale-Anfall wäre nicht, wie man bis jetzt angenommen hat, allein auf eine akut einsetzende Herzschwäche im linken Anteil zu beziehen; wir möchten vielmehr mit der Möglichkeit rechnen, daß das Blut vielleicht während des Anfalles rascher herzwärts strömt, hier aber vom linken Ventrikel nicht entsprechend verarbeitet werden kann, weswegen es zu einer akuten Lungenstauung kommen muß, die wohl das Characteristicum des Asthma cardiale darstellt.

Um das prinzipiell Neue dieser Anschauung hervorzuheben, erscheint es zunächst zweckmäßig, einiges über das Asthma cardiale zu sagen.

C. Kurze Darstellung der Klinik des Asthma cardiale. Der Asthma cardiale-Anfall unterscheidet sich von der gewöhnlichen Dyspnoe bei kardialen Zuständen durch sein plötzliches Auftreten dadurch, daß er gelegentlich grundlos den Patienten befällt. Wohl die meisten Anfälle kommen in der Nacht, nachdem der Patient bereits eine Weile geschlafen hatte; damit ist nicht gesagt, daß das Asthma cardiale nicht gelegentlich auch tagsüber, oft im Anschluß an Aufregungen, in Erscheinung tritt. Beim typischen Anfall wacht der Patient, gleichsam aufgeschreckt oder geängstigt durch einen quälenden Traum, mit dem Gefühle von Atemnot auf. Zumeist handelt es sich um Menschen, die schon länger herzkrank waren; oft aber erfaßt es Leute, die sich bis dahin völlig wohl wähnten; das Gefühl, als ob der Hals zusammengeschnürt werde, ist manchmal das erste Zeichen eines kommenden Anfalles; ist der Patient zu Bett, so wird es ihm unmöglich, die horizontale Lage zu behalten: er muß sich aufsetzen; meist zwingt ihn die Angst, das Bett zu verlassen; die Möglichkeit, sich irgendwo anzuhalten, die auxiliären Atemmuskeln in Tätigkeit zu setzen, wird gern ergriffen; im Vordergrunde der Erscheinungen steht aber die beschleunigte und vertiefte Atmung und die Angst, die sich auch äußerlich in der Mimik verrät; das Gesicht erscheint von kaltem Schweiß bedeckt. Schmerzen gehören nicht zum typischen Anfall, ein Moment, das sogar diagnostisch verwertet werden kann. Behorcht man die Brust — und zwar schon bald nach Einsetzen des Anfalles —, so kann man häufig in den unteren Partien Rasseln vernehmen, ein Phänomen, das oft rasch an Intensität und Ausbreitung zunimmt. In vorgeschrittenen und schweren Fällen ist es sogar auf Entfernung zu vernehmen; im Anfange ist ein leichtes Hüsteln keine Seltenheit; zunächst scheint es nicht zur Expectoration zu führen, in bedrohlichen Fällen kann das Sputum schaumigen Charakter zeigen, gelegentlich kann der Schleim sogar blutig tingiert aussehen. Der Puls ist meist der Erregung entsprechend frequent, oft klein und wenig gespannt, bloß im Anfange erweist sich der Druck erhöht. Die Herzdämpfung ist meist während des Anfalles nach links verbreitert; die Lungen erscheinen, wenn man Gelegenheit hat, einen solchen Anfall röntgenologisch zu verfolgen, voll von Flüssigkeit; sie sehen dunkel aus, wie bei einem Mitralfehler. Die Halsvenen sind oft strotzend mit Blut erfüllt, eine auffallende Cyanose ist im Anfange des Anfalles selten vorhanden, eher besteht ein leichter Grad von Blässe, eventuell sogar Rötung. Ein Tiefstand und insofern eine geringere Beweglichkeit der unteren Lungengrenzen ist beim Asthma cardiale meist nachweisbar. Viele Patienten haben während des Anfalles Polyurie, die sich gewöhnlich mit Abklingen der Attaque legt. Ist das Asthma geschwunden, so fühlen sich die Patienten noch längere Zeit hindurch matt und hinfällig. Im Gegensatz zur reinen kardialen Dyspnoe, die durch Ruhe geringer wird, haben Patienten mit Asthma cardiale nicht selten das Bestreben, sich zu bewegen — sie springen auf und eilen eventuell hastig zum Fenster, um es zu öffnen.

Die Anfälle können die verschiedensten Grade — was Dauer und Intensität betrifft — darbieten. In den mildesten Formen äußert sich der Anfall bloß im Auftreten einiger tiefer Atemzüge, verbunden mit leichtem Oppressionsgefühl — ein Zustand, an den sich der Patient rasch gewöhnt, um so mehr, als er weiß, daß er nach mehr oder weniger kurzer Zeit wieder seinen Schlaf findet; bloß das allabendliche Vorkommen kann zur besonderen Qual werden. Manche Patienten fürchten sich bereits in den Abendstunden vor der kommenden Nacht; ob sie nur deswegen zum Abendbrot wenig oder gar nichts essen, oder ob ihre Erfahrung ihnen doch Recht gibt, daß die Anfälle besonders stark werden, wenn sie vor dem Schlafengehen noch eine Mahlzeit einnehmen, wollen wir zunächst dahingestellt sein lassen.

Gefährlich sind die mit den typischen Erscheinungen eines Lungenödems einhergehenden Anfälle; nicht wenige enden letal; innerhalb weniger Stunden kann ein bis dahin scheinbar ganz gesundes Individuum einem solchen Anfalle zum Opfer fallen. Der Exitus erfolgt entweder auf der Höhe des Anfalles oder der Patient wird benommen, die Atmung beruhigt sich scheinbar und allmählig tritt der Tod ein.

Drei Symptome sind die ziemlich charakteristischen Begleiter des typischen Asthma cardiale: das anfallsweise Auftreten besonders bei Nacht, die Atemnot, verbunden mit Beklemmungsgefühl und Angst, und das Fehlen jeglichen Schmerzes. Das Asthma cardiale hat vielfach zu Verwechslungen geführt; durch das anfallsweise Auftreten hat es in manchen Zügen eine gewisse Ähnlichkeit mit der Angina pectoris; während aber hier der Schmerz, besonders wenn er gegen die Arme zu ausstrahlt, ein Charakteristikum der Angina pectoris darstellt, wird darüber von Patienten mit reinem Asthma cardiale fast nie geklagt. Sicherlich gibt es Kombinationen, die gar nicht so selten zu sein scheinen, so daß manchmal tatsächlich die Entscheidung darüber schwerfällt: ist das Primäre das Asthma und kommt die Angina pectoris erst allmählig hinzu oder verhält sich die Sache umgekehrt? Die Möglichkeit einer gemeinsamen Ursache des Asthma cardiale und der Angina pectoris ist zu diskutieren.

Patienten mit Herzklappenfehlern sind seltener die Kandidaten für das Asthma cardiale; eine Ausnahme bilden bloß Aortenfehler und da sind es weniger die endocarditischen, sondern eher die auf dem Umwege einer Aortitis entstandenen. Die Hauptträger solcher Anfälle sind die unterschiedlichen Formen der Hypertonien und die „Arteriosklerotiker". Da solche Herzaffektionen gelegentlich auch, ganz unabhängig von Anfällen, mit Kurzatmigkeit verbunden sind, so verfügt jeder erfahrene Arzt über genug Beobachtungen, wo es Schwierigkeiten bereiten kann, das typische Krankheitsbild des Asthma cardiale zu erkennen. Es ist möglich, daß es Kombinationen gibt, oder besser gesagt, daß sich das Asthma cardiale zu einem schon bestehenden, mit Kurzatmigkeit einhergehenden Herz- bzw. Gefäßleiden hinzugesellen kann. Manches spricht für die Kombination von Herzleiden und Asthma cardiale, wenn man sieht, wie psychische Insulte die vielleicht eben nur angedeutete Kurzatmigkeit zu solcher von lebhaftester Intensität verwandeln können.

Das Asthma cardiale ist häufiger bei Herzaffektionen zu sehen, die nicht mit Erscheinungen der Insuffizienz des rechten Herzens einhergehen. Das gegensätzliche Verhalten zwischen Schädigung des rechten Herzens und den Anfällen im Sinne eines Asthma cardiale kann sich besonders markant zeigen, wenn zu einem schon bestehenden Asthma allmählich Ödeme als Zeichen einer Insuffizienz des rechten Herzens hinzutreten. Meist hören jetzt die Attaquen von Atemnot auf, so daß der Patient und oft auch der nicht erfahrene Arzt an eine „Heilung" des ganzen Zustandes glauben. Sieht man sich unter diesen Bedingungen veranlaßt, Digitalis zu geben, so schwinden zwar oft die manifesten Inkompensationserscheinungen, wie Ödeme, Stauungsleber, doch kann das Asthma mit den für den Patienten so lästigen Beschwerden neuerdings in den Vordergrund treten.

Man hat sich von klinischer Seite dafür interessiert, ob es sich hier n u r um ein Symptom handelt, oder ob das Asthma cardiale die Berechtigung für sich in Anspruch nehmen kann, eine Krankheit sui generis genannt zu werden. Einer der Hauptgründe, warum von mancher Seite versucht wurde, dem Asthma gleichsam eine Sonderstellung einzuräumen, ist die Tatsache, daß der Zustand wieder völlig ausheilen und daß er durch psychische Insulte wesentlich verschlimmert, aber ebenso durch Beruhigung günstig beeinflußt werden kann. In diesem Sinne neigen maßgebende Pathologen der Meinung zu, man müsse das Asthma cardiale auf dasselbe Niveau stellen, wie die Stenocardie, die paroxysmale Tachycardie oder den ADAM-STOKEschen Symptomenkomplex. Wohl am weitesten geht in dieser Richtung F. A. HOFFMANN[1]), indem er das Asthma cardiale als N e u r o s e d e r H e r z n e r v e n hinstellt;

[1]) F. A. HOFFMANN: Asthma cardiale. Deutsche Klinik Bd. 4, 2. Abtlg., S. 57.

von ihm geht auch die Meinung aus, man müsse trennen zwischen jenen Formen, die sich zu einem schon bestehenden Herzleiden hinzugesellen (paroxysmale Dyspnoe) und dem Asthma cardiale sui generis, das er in Paralelle stellt zum Asthma bronchiale, welches er wieder als Neurose der Lungennerven ansieht. Schwer dürfte so manchem die Formulierung des Asthma cardiale als Neurose fallen, wenn man berücksichtigt, wie relativ häufig solche sogenannte Neurosen tödlich ausgehen können.

Es gibt Fälle von Asthma cardiale, bei denen man durch psychische Beeinflussung günstige Erfolge zeitigen kann; hier kommt man meist mit den harmlosesten Mitteln aus. Leider stellen diese Formen doch die Ausnahme dar; viele Patienten schlafen besten Mutes ein, um schon nach kurzer Zeit aufzuwachen; die Atmung geht vor dem Aufwachen nicht schneller oder tiefer, die Dyspnoe setzt erst ein, wenn der Patient wach ist. Bei den täglich wiederkehrenden Anfällen hilft sich der Kranke zumeist in der Weise selbst, daß er sich aufsetzt und wartet, oft 2 bis 3 Stunden lang, bis der Anfall vorübergegangen ist. Narcotica nützen oft, stumpfen sich aber allmählich ab und müssen eventuell durch neue ersetzt werden. Kommt es zum ersten großen Anfall, dann soll man rasch eine größere Dosis Morphium geben, denn es ist ganz sicher, daß die Unruhe und das Angstgefühl die Schwere des Anfalles wesentlich zu steigern vermögen.

Wer je Gelegenheit gehabt hat, sich von der souveränen Heilkraft des Morphiums — selbst in verzweifeltsten Fällen zu überzeugen, der wird immer wieder darauf zurückgreifen, auch dann, wenn man anderweitig einmal die Erfahrung machen mußte, daß das Morphium vielleicht versagt hat und ein solcher Anfall trotz entsprechender Dosis tötlich verlaufen ist. Selbst die schwersten Formen — also jene mit schon völlig ausgebildetem Lungenödem — sieht man nicht selten unter der Alkaloidwirkung zurückgehen. Fast könnte man sagen, daß das Morphium für viele Fälle von Asthma cardiale dasselbe bedeutet, wie das Adrenalin für das Asthma bronchiale. In der alltägigen Praxis werden bei solchen Anfällen die verschiedensten Medikamente angewendet — Kampher, Coffein, Strophanthin werden ebenso gern injiziert, wie von mancher Seite Amylnitrit, Nitroglyzerin, heiße Fußbäder bevorzugt werden. In jüngster Zeit wurde das Binden der Glieder empfohlen, da es sich in manchen Fällen ausgezeichnet bewährt hatte. Der Mangel einer einheitlichen Auffassung des ganzen Prozesses ist wohl der Hauptgrund, warum die scheinbar verschiedenst wirkenden Mittel in Anwendung gebracht werden.

D. Die gegenwärtige Auffassung der Pathogenese des Asthma cardiale. Alle Pathologen, die sich bemüht haben, der Entstehung des Asthma cardiale-Anfalles näherzutreten, gehen zunächst von der kardialen Dyspnoe ganz im allgemeinen aus. Insofern erscheint es notwendig, die kardiale Dyspnoe als solche, gleichsam als Grenzgebiet zu besprechen.

Schon den alten Klinikern war es klar, daß Mitralfehler stärker und öfter an Kurzatmigkeit zu leiden haben als Patienten mit Aortenaffektionen. Da es bei Läsionen des linken venösen Ostiums leichter zu Änderungen in der Lungendurchblutung kommen kann, so richtete sich stets die Aufmerksamkeit auf Störungen im Gasaustausch. Die eigentliche Ursache sah man vielfach in einer Überfüllung der Lungencapillaren, die zu einer erheblichen Ektasierung führen sollte. Die Lungencapillaren sollen infolge der Stauung weit in das Lumen der Alveolen hervortreten und auf diese Weise den Binnenraum der Lungenbläschen verkleinern. Dadurch sind die Bedingungen einer entsprechenden Alveolarlüftung vermindert, wodurch die Arterialisierung eine mangelhafte wird; Kohlensäure bleibt im Blute, was schließlich zu Reizung des Atemzentrums führen müsse. Die Anschauung, die hauptsächlich von TRAUBE[1]) vertreten wurde, erfuhr eine Modifikation durch BASCH[2]). Auch er ist geneigt, die kardiale Dyspnoe mit einer Überfüllung des kleinen Kreislaufes in Einklang zu bringen, aber nach ihm ist es nicht so sehr die Stromverlangsamung und die dadurch gestörte Respiration — wie es von TRAUBE angenommen wurde —, vielmehr die Lungenschwellung und Lungenstarre, beides Momente, die eine mechanische Behinderung der Atmung bedingen sollen. Der Ansicht von BASCH entsprechend bedingt die Lungenstauung nicht eine Verkleinerung der alveolären Lungenfläche, sondern im Gegenteil eine Erweiterung der Alveolen, weil die in der Wand der Alveolen eingelagerten und diese umspinnenden Capillaren in ihrem vermehrten Flüssigkeitszustande sich strecken und daher zu einer Vergrößerung des von ihnen umgebenden Hohlraumes führen müssen — das ist Lungenschwellung. Da nun die ganze Lunge an Umfang zunimmt, erleidet sie eine Einbuße ihrer Dehnbarkeit, wodurch sie den respiratorischen Volumschwankungen weniger gut folgen kann; trotz eines vermehrten Luftgehaltes, was ein Tieferrücken des Zwerchfelles zur Folge hat, nimmt der Umfang der Lungenventilation ab: erst auf diese Weise wird die Arterialisierung des Blutes beeinträchtigt; letzten Endes führt auch dies wieder zu einer Reizung des Atemzentrums mit konsekutiver Auslösung einer verstärkten Atmung — dies der Grundgedanke der Lehre von der Lungenstarre. Beide Momente — Starre und Schwellung — behindern im Sinne von BASCH rein mechanisch den Atemerfolg; allerdings bemüht sich der Organismus, diese Störung durch eine kräftigere Aktion der Atem-

---

[1]) TRAUBE: Gesammelte Beiträge Bd. 3, S. 276.

[2]) BASCH: Klinische u. experimentelle Studien. Bd. 1—3. Berlin 1891—1896.

muskulatur zu überwinden; ist aber die Lungenschwellung und Lungenstarre eine hochgradige, dann kommt es trotz forcierter Anstrengung des muskulären Hilfsapparates doch zu einer ungenügenden Ventilation und insofern zu einer Verkleinerung des Nutzeffektes der Atmung.

Von allem Anfange an ist die Lehre von BASCH bekämpft worden. Bei der Kritik der BASCHschen Arbeiten hat man zu unterscheiden zwischen den experimentellen Befunden und den Erfahrungen am Menschen. An der Tatsache, daß, wenn man bei eröffnetem Thorax experimentell eine Stauung durch Kompression der Lungenvenen durchführt, die Lunge größer und weniger beweglich wird, ist nicht zu zweifeln. Die Frage ist nur, ob man berechtigt ist, aus derart eingreifenden Tierversuchen, wie sie für und gegen die BASCHsche Lehre angeführt wurden, so weitgehende Schlüsse zur Erklärung der menschlichen kardialen Dyspnoe zu ziehen. Die Berechtigung des Einwandes, der z. B. von SIELE[1]) gemacht wurde, es seien die Zirkulationsbedingungen im kleinen Kreislauf andere, je nachdem, ob man bei offenem Thorax und künstlicher Respiration arbeite, oder ob das Tier natürlich atme, ist nicht hinwegzuleugnen. In dem Sinne ist auch die Arbeit von ROMANOFF[2]) sehr beachtenswert, aus der hervorgeht, daß bei geschlossenem Thorax die Annahme einer Lungenstarre berechtigt ist, während sich für eine Lungenschwellung keinerlei Anhaltspunkte erkennen ließen. Damit stimmen aber auch, wie hauptsächlich von SIEBECK[3]) gezeigt wurde, die klinischen Beobachtungen und die spirometrischen Untersuchungen an Herzkranken sehr gut überein; denn bei kardialer Dyspnoe findet man meist eine Herabsetzung der Vitalkapazität, also eigentlich Lungenstarre, nicht aber eine typische Lungenschwellung, denn die Mittelkapazität weicht nicht wesentlich von der Norm ab. Seine Beobachtungen sind auch von anderer Seite überprüft und als richtig erkannt worden; so kam es, daß BITTORF[4]) in seinem Referate ganz im Sinne der BASCHschen Lehre sagen konnte, die Lunge ist bei Herzinsuffizienz schwerer dehnbar und trotz kräftiger Atemanstrengung erweist sich die Vitalkapazität geringer. Das mechanische Moment stand im Vordergrund; der durch die Herzinsuffizienz bedingte krankhafte Zustand der Lunge schafft schon an und für sich, also vorwiegend räumlich ungünstige Bedingungen für eine zweckdienliche Ventilation. Die Lehre von BASCH, die zunächst stark angefeindet wurde, schien — soweit es sich um die Lungenstarre handelte — weitgehend rehabilitiert.

---

[1]) SIELE: Zeitschr. f. klin. Med. 1908. 66, 106.

[2]) ROMANOFF: Arch. f. exp. Pathol. u. Pharmakol. 1911. 64, 183.

[3]) SIEBECK: Arch. f. klin. Mediz. 1912. 107, 252.

[4]) BITTORF: Pathologie der Atmung. Handbuch d. allg. Pathol. II. 2, S. 554. 1912.

Als wesentliche Ursache, warum es bei vielen Stauungszuständen im kleinen Kreislaufe zu schweren Störungen in der allgemeinen Zirkulation kommt, sieht BASCH den mangelnden Nutzeffekt der Atemanstrengung; derselbe soll wegen ungenügender Tätigkeit der Atemmuskulatur erheblich vermindert sein; infolge dieser Insuffizienz der Atemmechanik kommt es zu einer mangelnden Alveolarventilation. KRAUS[1]) hat diese Frage mit verbesserter Methodik überprüft und kam zu ganz anderen Resultaten. Auf Grund von Respirationsversuchen an Gesunden und Herzkranken erwies sich die Ventilation der Alveolen nicht nur genügend, sondern sogar überkompensiert. Denn seinen Beobachtungen zufolge sind die Atemvolumina der Herzkranken entsprechend der Muskelarbeit erhöht, die Exspirationsluft sauerstoffreicher, die alveoläre Sauerstoffspannung gesteigert, die der Kohlensäure gegenüber der Norm herabgesetzt; im Vergleiche mit der geleisteten Muskelarbeit ist die Zunahme der Atemvolumina als eine normale, ja übernormale Reaktion des Atemzentrums anzusehen.

Während bis jetzt den Blutgasen als dem regulierenden Faktor der Atmung sowohl unter normalen als unter pathologischen Bedingungen relativ wenig Beachtung geschenkt wurde, trat durch die Untersuchungen von HALDANE[2]) und seinen Schülern eine Wendung ein. Unter normalen Bedingungen soll die Atmung nur durch die Kohlensäurespannung des Blutes reguliert werden. Die Kohlensäurespannung, die sich durch die Ermittelung der Alveolarluft feststellen läßt, zeigt bei einem und demselben Individuum eine auffällige Konstanz, so daß aus jeder Abweichung auf einen pathologischen Zustand geschlossen werden darf. In weiteren Untersuchungen hat HALDANE den Einfluß des Sauerstoffmangels verfolgt, und so zur Klärung der anoxyämischen Zustände weitgehend beigetragen; nicht der Sauerstoffmangel allein ist es, der den Reiz darstellt, sondern das Atemzentrum wird möglicherweise empfindlicher, wodurch es bereits auf eine sonst unterschwellige Kohlensäurespannung reagiert. In dem Sinne wäre also herabgesetzte Kohlensäurespannung ein Zeichen von Sauerstoffmangel. Diese Tatsache war für PORGES der Anlaß, bei verschiedenen Krankheitszuständen die Kohlensäurespannung zu untersuchen, um auf diese Weise Anhaltspunkte für irgendwelchen Sauerstoffmangel zu finden. Da sich nun bei einer ganzen Reihe von Krankheiten tatsächlich eine Herabsetzung der Kohlensäurespannung ermitteln ließ, ohne daß dabei irgendwelche Zeichen eines Sauerstoffmangels festzustellen waren, anderseits aber bekannt war, daß bei Sauerstoffmangel saure Produkte des intermediären Stoffwechsels nicht oxydiert werden können, so gab PORGES[3])

---

[1]) KRAUS: Bibl. mediz. D. 1897. 1, 3.
[2]) HALDANE: Respiration, New Haven 1922.
[3]) PORGES: Wien. klin. Wochenschr. 1910. Nr. 40.

der Vermutung Raum, es wäre die Regulation der Atmung weniger von der Kohlensäurespannung abhängig, als vielmehr von der Blutalkaleszenz ganz im allgemeinen. Die Herabsetzung der alveolären Kohlensäurespannung sei nicht so sehr ein Maß für ein eventuelles Sauerstoffdefizit, als vielmehr ein Maß der Blutalkaleszenz. Der normale Atemreiz durch Kohlensäure wäre nur ein spezieller Fall einer allgemeinen Reizung durch Säuren. Ähnlich äußert sich WINTERSTEIN[1]), der das Gesetz noch mehr verallgemeinerte und die H-Ionen-Konzentration des Blutes als regulatorischen Faktor der Atmung ansprach. Er durchspülte apnoische Föten mit carbonatfreier Ringerlösung und konnte erst dann Atembewegungen beobachten, wenn er Säuren zur Durchblutungsflüssigkeit zusetzte.

PORGES und seine Mitarbeiter fanden nun bei Zirkulationsstörungen eine Herabsetzung der Kohlensäurespannung. In ihrem Sinne würde das für eine Azidose des Blutes sprechen; die eigentliche Ursache der Azidose wäre aber der Sauerstoffmangel, da die intermediär gebildeten sauren Stoffwechselprodukte (Milchsäure) nicht in entsprechender Weise oxydativ zerstört werden.

Atemzentrum und Lungenventilation stehen in innigstem Zusammenhange. Die Aufgabe der Lunge besteht nicht nur in der entsprechenden Arterialisierung des Blutes, sondern vor allem auch in der Erhaltung der normalen Alkaleszenz. Ist z. B. das Blut momentan reich an nicht flüchtigen Säuren, so wird die Kohlensäuremenge im Blute herabgesetzt sein und dementsprechend braucht durch die Lunge nicht so viel Kohlensäure abgeraucht zu werden; geht aber umgekehrt der Kohlensäuregehalt des Blutes in die Höhe, weil die intermediär gebildeten Säuren zerstört werden, so macht sich dies ebenfalls in der Alveolarluft bemerkbar, nämlich in einer Zunahme der prozentischen Konzentration. An dem Bestreben des Organismus, das Blut nach Tunlichkeit neutral zu erhalten, partizipieren sicherlich auch Nieren und Leber; teils können im entsprechenden Momente die überschüssigen Säuren durch den Harn entfernt werden, teils kann die Leber durch Abgabe von Ammoniak ebenfalls dazu beitragen, die normale H-Ionen-Konzentration des Blutes aufrechtzuhalten.

Die Analyse des Blutes mittels der elektrometrischen Methode ist klinisch nur schwer durchführbar; es muß daher als großer Fortschritt angesehen werden, daß es HASSELBALCH[2]) gelang, den Wert von Ph in indirekter Weise festzustellen. Die Fähigkeit der Kohlensäurebindung des Blutes ist eine Funktion der Wasserstoffionenkonzentration; HASSELBALCH hat eine Formel angegeben, durch die es möglich

---

[1]) WINTERSTEIN: Pflügers Arch. 1911. 138, 167.

[2]) HASSELBALCH: Biochem. Zeitschr. 1916. 78.

ist, auf dem Umwege der Kohlensäurespannung die wahre Azidität zu berechnen. Schon bald nach der Mitteilung HASSELBALCHS hat SONNE und JARLÖV[1]) über analoge Untersuchungen bei Patienten, vor allem auch bei dyspnoischen Herzfällen berichtet; das Resultat war, daß selbst in sehr ausgesprochenen Fällen von kardialer oder renaler Insuffizienz keine deutliche Abweichung in der Reaktion des Blutes nachweisbar war; Werte im Sinne einer Azidose ließen sich nur in der Agone oder kurz ante exitum feststellen. Die Dyspnoe in den Fällen von SONNE und JARLÖV ließ sich daher aus einer Veränderung der Reaktion des Blutes nicht erklären; eine Störung der normalen Aziditätsverhältnisse des Blutes besteht scheinbar nur dann, wenn der Tod unmittelbar bevorsteht. Damit schien zunächst die Anschauung von PORGES, weil mit den Tatsachen nicht vereinbar, erledigt; zum mindesten mußte gesagt werden, daß es nicht angeht, aus den Alveolarbestimmungen, wie sie von PORGES durchgeführt wurden, irgendwelche bindende Schlüsse auf den Säuregrad des Blutes zu ziehen. Die Arbeiten von SONNE und JARLÖV sind nicht unwidersprochen geblieben. Speziell STRAUB und MEIER[2]) konnten sich der Ansicht nicht anschließen. Nach wie vor halten sie an einer Änderung der Azidität des Blutes bei Nierenkranken fest, während sie bei kardialen Dyspnoen selbst zugeben müssen, normale Wasserstoffzahlen gefunden zu haben. Da sie in manchen Fällen sogar abnorm hohe Zahlen fanden, so erklären sie die Ursache der Dyspnoe als eine Kohlensäureintoxikation.

Wäre in den bis jetzt besprochenen Dyspnoeformen, wie vielfach angenommen wird, die Säure tatsächlich als der Normalreiz des Atemzentrums anzusprechen, so ließe sich diese Vermehrung der Atmung als hämatogene Hyperpnoe bezeichnen; dieser steht nun eine andere Form der Dyspnoe gegenüber, die, wie HASSELBALCH und LINDHARD[3]) angenommen haben, durch Veränderungen im Atemzentrum zu erklären wären. Aber auch hier handelt es sich nach WINTERSTEIN um eine Säurewirkung, die aber gleichsam retrograd entstanden sein soll; die Kohlensäure, die in der Gegend des Atemzentrums entstanden ist, kann z. B. bei Stauungen im Gehirn, aber ebenso auch bei kardialen Störungen nicht in entsprechender Form abtransportiert werden; auf diese Weise kann dies gleichfalls zu einer Erregung des Atemzentrums führen, genau so, wie wenn die Kohlensäure auf dem arteriellen Wege gekommen wäre. Die klinische Beobachtung, daß es z. B. bei der Pulmonalstenose und auch bei anderen mit hochgradiger Zyanose einhergehenden Herzfehlern kaum zu einer wesentlichen Dyspnoe kommen

---

[1]) SONNE und JARLÖV: Arch. f. klin. Med. 1918. 124, 378.

[2]) STRAUB und MEIER: Arch. f. klin. Med. 1918. 125, 477.

[3]) HASSELBALCH und LINDHARD: Biochem. Zeitschr. 1912. 46, H. 6.

muß, macht diese zunächst rein theoretisch postulierte Dyspnoeform recht unwahrscheinlich.

Die Überschrift des Abschnittes, den wir jetzt abschließen, lautet: der gegenwärtige Stand der Pathogenese des Asthma cardiale; über die Pathogenese des eigentlichen Asthma cardiale-Anfalles haben wir fast nichts sagen können. Dieselben Momente, welche für das Zustandekommen der Dyspnoe bei Herzkranken verantwortlich gemacht werden, meinte man in ähnlicher Weise auch für die Entstehung des nächtlichen Anfalles heranziehen zu müssen. Das Asthma cardiale ist nur eine Form des allgemeinen Bildes Dyspnoe; insofern mußte die Frage auf etwas breiterer Basis aufgebaut und auf Punkte Rücksicht genommen werden, die scheinbar nicht unmittelbar mit dem Asthma in direktem Zusammenhange stehen.

E. Blutgasanalysen in arteriellem Blute. Es sind zahlreiche Theorien über die Pathogenese der Dyspnoe entstanden; auf das Wichtigste dabei, nämlich auf das Verhalten des arteriellen Blutes hat man jedoch nicht Rücksicht genommen; und doch wäre es notwendig gewesen, nachdem man in allen Theorien, die man über die Entstehung der Kurzatmigkeit entwickelte, stillschweigend Störungen in der Zusammensetzung des arteriellen Blutes angenommen hatte. Die Hauptursache, warum dies bis jetzt nicht geschah, ist wohl darin zu suchen, daß wir bis vor kurzem nicht imstande waren, beim Menschen arterielles Blut zu untersuchen. Die menschliche Arterie zu punktieren hat als erster HÜRTER[1]) gewagt; wenn sich diese Methode noch nicht mehr eingebürgert hat, so liegt dies an der Schwierigkeit der Technik. Wir[2]) haben uns daher entschlossen, die Arterie durch eine kleine — meist genügte ein 5—6 mm langer Schnitt — Inzision freizulegen, sie auf eine Ligatur zu nehmen und unter der Kontrolle des Auges zu punktieren. Die Gefahren irgendwelcher Nebenverletzungen sind da viel geringer; beherrscht man die entsprechende Technik der Lokalanästhesie, so gelingt es, was im allgemeinen von dem HÜRTERschen Verfahren nicht behauptet werden kann, den Eingriff vollkommen schmerzlos zu gestalten. Der Vorteil unserer Methodik scheint auch der zu sein, daß wir eventuell mehrmals hintereinander die einmal bloßgelegte Arterie punktieren konnten.

Schon aus den Beobachtungen von HÜRTER ist zu entnehmen, daß selbst bei schwer inkompensierten Herzfehlern keine wesentliche Abweichung in der Beschaffenheit der Gaszusammensetzung bestanden hatte. Hie und da zeigt sich eine leichte Vermehrung des reduzierten Hämoglobins, doch ist dies wohl immer auf eine Komplikation von

[1]) HÜRTER: Arch. f. klin. Med. 1912. 108, 1.

[2]) EPPINGER und SCHILLER: Wien. Arch. f. klin. Med. II. S. 581. 1921.

Seite der Lunge zu beziehen; denn daß Lungenkomplikationen von größtem Einflusse sind, das lehren entsprechende Untersuchungen bei Emphysem, starker Bronchitis, Pneumonie; fast stets findet sich hier eine ausgesprochene Beeinträchtigung der Sauerstoffsättigung des arteriellen Blutes. Da bei vielen inkompensierten Herzfehlern Schädigungen des Lungenparenchyms wohl immer zur Beobachtung kommen, so ist bei höheren Werten an reduziertem Hämoglobine stets mit dieser Möglichkeit zu rechnen. Sonst kann wohl im allgemeinen gesagt werden, daß selbst bei hochgradig dyspnoischen und cyanotischen Herzaffektionen die Arterialisierung bei der Passage durch die Lunge ebenso stattfindet wie unter normalen Bedingungen. Bei dieser Gelegenheit sei auf eine Äußerung hingewiesen, die NOORDEN bereits im Jahre 1893 in seinem Lehrbuche der Pathologie des Stoffwechsels getan hatte: „bei reinen Zirkulationsstörungen ohne Erschwerung der Lungenventilation, wie sie bei Klappenfehlern des linken venösen Ostiums in reinster Form sich präsentieren, aber auch bei allen anderen Krankheiten zugegen sind, welche zu dem gemeinsamen Ergebnis — verlangsamte Blutströmung — führen, besteht kein Grund für ungenügende Arterialisierung in der Lunge. Im Gegenteil, hatte bei normaler Stromgeschwindigkeit das Blut Zeit, sich mit den Gasen der Alveolarluft ins Gleichgewicht zu setzen, so ist das bei verlangsamter Zirkulation erst recht der Fall; insbesondere wird es sich mit O_2 völlig sättigen und auch, da die Ventilation keine Einbuße erleidet, seine CO_2 in normalem Umfange abgeben können.“ Die Ergebnisse, die die Untersuchungen am arteriellen Blute gezeitigt haben, sind eine völlige Bestätigung dessen, was seiner Zeit NOORDEN vorausgesagt hatte. Und doch haben wir später noch in den Vorlesungen gehört und selbst vorgetragen, daß die Dyspnoe, z. B. bei Mitralfehlern usw., auf eine mangelnde Arterialisierung des Blutes zu beziehen sei. Selbst in den modernen Herzpathologien der letzten drei Jahre findet man noch immer die alte Ansicht vertreten.

Als weitere Konsequenz ergibt sich auch eine Änderung unserer Anschauungen über die Entstehung der Cyanose. Es geht nicht an, die Blausucht, die so viele Herzfehler begleitet, auf eine mangelnde Sauerstoffsättigung des arteriellen Blutes zu beziehen. Das Problem der Cyanose spielt sich auf dem Wege zwischen Arteriolen und rechtem Herzen ab. Auch das hat NOORDEN in seinem oben erwähnten Buche bereits angenommen. Wir zitieren seine Angaben: „Die Cyanose hat aber mit dem Zustande, in welchem das Blut den Lungen entströmt und den Arterien übergeben wird, nichts zu tun, sondern ist nur die Folge verlangsamter Blutströmung in den cyanotischen Geweben selbst. Das Blut verweilt länger als normal in den Capillaren, bei hochgradiger Herabsetzung der mittleren Stromgeschwindigkeit wohl in allen Haargefäßen, bei mäßiger Beeinträchtigung nur in gewissen Abschnitten des

Nr.	Datum	Diagnose	O_2-Defizit	O_2-Kapazität	Proz. O_2-Sättigung	CO_2-Gehalt
			im artiellen Blut			
			Vol. %	Vol. %	%	%
1	9. III.	Aortensklerose, Myomalazie; kardiale Dyspnoe; Morphiumwirkung	1,7	17,6	90	41,3
2	17. III.	Aortitis luetica; Herzinsuffizienz;	0,2	16,1	99	43,0
		Cheynes-Stokes'sches Atmen	1,2	15,6	92	44,0
3	29. III.	Aortitis luetica; Herzinsuffizienz; kardiale Dyspnoe	0,3	16,4	98	44,5
4	9. VI.	Herzinsuffizienz; kard. Dyspnoe	2,3	21,1	89	43,5
5	21. III.	do.	0,3	17,8	98	37,4
6	18. V.	do.	0	13,6	100	47,8
7	26. III.	do. (Dyspnoe gering)	2,2	18,6	88	47,5
8	14. III.	Hypertonie mit Herzinsuffizienz; kardiale Dyspnoe	1,6	17,6	91	54
9	29. IX.	do.	1,2	14,1	92	37,1
10	3. IV.	Lungenemphysem; Aortitis luetica; Pulmonalsklerose; Herzinsuffizienz	10,7	24,7	57	58,8
11	18. III.	Mitral- und Aortenfehler; starke Bronchitis	3,4	11,3	70	60,3
12	23. VI.	Hypertonie, Dyspnoe	0,3	18,0	98	55,5
13	10. III.	Lungenemphysem, wenig dyspnoisch	2,7	18,0	85	51,4
14	4. V.	Lungenemphysem, leichte Herzinsuffizienz	5,2	18,6	72	60,8
15	7. VI.	Derselbe Patient wie 14, stärkere Herzinsuffizienz	4,2	19,2	78	43,1
16	11. III.	Aorteninsuffizienz, Herzinsuffizienz; starke Bronchitis Emphysem	1,6	14,9	89	48,7
17	19. V.	Mitralfehler in der Ruhe, nicht dyspnoisch	0,7	16,5	96	48,7
18	18. III.	Aortenaneurysma und Aorteninsuffizienz; nach einem Anfall von Asthma cardiale	1,75	16,7	89,5	60,1
19	6. IV.	do. im Asthma cardiale-Anfall (Lungenödem)	4,2	16,0	74	49,7
20	7. III.	Schwere kavernöse Phthise	1,6	18,1	91	34,8
21	11. III.	Chronische Nephritis mit Urämie	θ	10,0	100	24,4
22	27. III.	do.	1,1	12,3	91	52,9
23	13. VI.	Hypertonie mit Herzinsuffizienz	2,4	18,8	87	47,3
24	27. VI.	Hypertonie, Aortitis; Herzinsuffizienz	0,4	21,7	98	41,2
25	15. V.	Chronische Nephritis mit Urämie und Herzinsuffizienz	1,4	13,8	90	48,6
26	1. II.	Chronische Nephritis mit leichter Herzinsuffizienz	1,3	8,9	88	40,4
27	5. II.	Chronische Nephritis; Urämie; Herzinsuffizienz	0,3	12,0	98	46,8

CO_2-Kapazität des arteriellen Blutes		CO_2-Spannung		Wasserstoffzahl des arteriellen Blutes	Bemerkungen
CO_2-Spannung mm	CO_2-Gehalt mm	in der Alveolarluft (Haldane)	im arteriellen Blute (berechnet)	(berechnet)	
37,0	35,0	30,0	50	7,15	Acidämie
34,1	40,3	20,3	40	7,27	Hyperpnoe (Ende)
		24,4	42	7,26	Apnoe (Ende)
23,0	37,3	30,3	38	7,32	
19,0	28,0	25,6	40	7,27	
22,5	35,2	22,9	28	7,38	Hypokapnie
20,0	37,4	28,2	37	7,36	
39,5	47,0	38,9	39	7,33	Bis auf Anoxämie normaler Befund
40,1	52,1	40,3	45	7,34	
43,7	42,6	25,9	32	7,31	Hypokapnie
16,2	30,1	57,5	?	?	Starke Anoxämie, Acidämie (?)
20,5	48,6	46,9	—	—	Hyperkapnie
43,5	54,6	43,3	45	7,34	
39,8	52,4	36,6	36,0		
30,0	50,1	32,3			
25,5	32,4	37,5			
17,7	32,1	42,9	42	7,31	
40,7	46,9	42,2	44	7,29	
41,2	57,2	43,2	47	7,34	
34,5	47,0	33,9	38	7,35	
36,3	36,2	28,7	31	7,28	
23,7	25,8	21,0	21	7,30	
37,3	51,8	23,4	38	7,38	
39	49	36,8	36	7,38	
30,1	40,5	28,7	32	7,35	
29,5	41,2	28,0	41	7,30	
53,2	47,9	28,84	35	7,34	
32,5	44,3	31,20	37	7,34	

Capillarsystems. Dadurch wird der O_2 des einströmenden Blutes in den Geweben stärker ausgenützt und das O_2 ärmer werdende Blut erzeugt die cyanotische Verfärbung."

Auf Grund der Alveolarluftbestimmungen (PORGES, STRAUB) hat man bei den verschiedenen dyspnoischen Zuständen mit der Möglichkeit einer arteriellen Acidose gerechnet. Da es sich hier doch nur um indirekte Bestimmungen handelt, die außerdem methodisch nicht einwandfrei sind, so war es wichtig nachzusehen wie es mit der Acidose im arteriellen Blute dyspnoischer Patienten tatsächlich bestellt ist. Der eine von uns (E.)[1]) hat gemeinsam mit SCHILLER solche Untersuchungen angestellt; als Methode wurde das Verfahren von MORAWITZ und WALKER[2]) gewählt; es beruht darauf, dass die Menge CO_2, welche Blut unter gleichem Drucke und gleicher Spannung zu absorbieren vermag, um so größer ist, je geringer die Acidität des Blutes ist, d. h., daß bei steigender Acidität die CO_2-Kapazität des Blutes absinkt. Da dieses Absinken in genau arithmetischer Progression erfolgt, läßt sich die absolute CO_2-Menge als genaues und verläßliches Maß der im Blute vorhandenen Säure verwenden. Auf Grund solcher Analysen sind wir zu der Überzeugung gekommen, daß das CO_2-Bindungsvermögen des arteriellen Blutes bei dyspnoischen Herzpatienten keinen durchgreifenden Unterschied gegenüber den Verhältnissen unter normalen Bedingungen zeigt, und daß es daher nicht angeht für die Dyspnoe eine Säuerung des arteriellen Blutes verantwortlich zu machen. STRAUB und MEIER[3]) wollten diese Zahlen nicht anerkennen, weil wir es verabsäumten, unsere Zahlen umzurechnen. Im Prinzip ist keine wesentliche Änderung zu erwarten, ob man die entsprechenden Werte in Spannung ausdrückt oder nur die CO_2-Bindung vergleicht. Trotzdem haben wir uns veranlaßt gesehen, neuerdings ein größeres Material auch nach dieser Richtung aufzuarbeiten. Die entsprechenden Zahlen sind von KORNFELD[4]) bestimmt worden. Tabelle I, die wir hier wiedergeben, ist seiner Arbeit entnommen. In 6 von 12 Fällen zeigt sich eine geringe Herabsetzung der Sauerstoffsättigung des arteriellen Blutes; sie ist wohl die Folge pulmonaler Veränderungen und hat wegen ihres geringen Grades wohl nur ganz geringe Bedeutung für das Zustandekommen der Dyspnoe. Nur im Falle Nr. 6 zeigt sich ein beträchtliches Sauerstoffdefizit — der Fall ging unter den Erscheinungen schwerster Herzinsuffizienz wenige Stunden später zugrunde.

Die Kohlensäurespannung dagegen als Maß der Alkalireserve hält

---

[1]) EPPINGER und SCHILLER: Wien. Arch. f. kl̇ln. Med. II. S. 581. 1921.

[2]) MORAWITZ und WALKER: Biochem. Zeitsch. 1914. 60, 395.

[3]) STRAUB und MEYER: Biochem. Zeitschr. 1921. 124, 259 und Arch. f. klin. Med. 1922. 138, 208.

[4]) KORNFELD: Klin. Wochenschr. 1923. 1739.

sich fast stets innerhalb normaler Grenzen. Besteht eine stärkere Bronchitis oder ein ausgesprochenes Emphysem, so findet sich eine erhöhte Alkalireserve (Fall 2 u. 4); nur in relativ seltenen Fällen zeigt sich tatsächlich eine Herabsetzung des CO_2-Bindungsvermögens (Fall 10, in geringem Grade auch bei Fall 12).

Wir haben in diesen Fällen auch die Kohlensäurespannung der Alveolarluft bestimmt und in den meisten Fällen eine Herabsetzung gesehen; eine Ausnahme bildeten bloß jene, wo gleichzeitig eine stärkere Bronchitis oder ein Emphysem bestand oder die Dyspnoe nicht sehr hochgradig war (Nr. 8). Das, was uns aber an diesen Zahlen am meisten interessiert, ist die Diskrepanz zwischen den Werten im Blute und jenen der Alveolarluft. Die Kohlensäurespannung des arteriellen Blutes ist fast stets um einen die Fehlergrenzen weit übersteigenden Betrag höher als diejenige der Alveolarluft. In manchen Fällen erreicht diese Differenz 29 mm Hg (z. B. Nr. 1 und 3). Nur in einem Falle, bei dem die Dyspnoe nur ganz geringgradig war, fehlte sie gänzlich. Man ist daher bei kardialen Patienten nicht imstande, aus der Qualität der Kohlensäurespannung der Alveolarluft irgendwelche Schlüsse auf die Acidität des arteriellen Blutes zu ziehen. Rechnet man nach der Hasselbalchschen Formel die Wasserstoffzahl aus, so zeigt sich bei 10 von den 12 Fällen eine normale Blutreaktion; eine abnorme saure Reaktion fand sich bloß in dem einen Falle, der kurz vor der Arterienpunktion eine Morphiuminjektion bekommen hatte.

Vergleichen wir die Werte, die der eine von uns (E) in einer Arbeit gemeinsam mit Schiller publiziert hat, mit den Ergebnissen, die jetzt Kornfeld erheben konnte, so zeigt sich ein völliger Parallelismus. Mittlerweile haben auch Peters, Barr und Rule[1]) dieselbe Frage mit analogen Methoden überprüft, und sind zu denselben Resultaten gekommen.

Als feststehende Tatsache können wir daher annehmen, daß es nicht angeht, im Sinne von Porges bei der kardialen Dyspnoe eine Acidose anzunehmen; die Herabsetzung der CO_2-Spannung der Alveolarluft ist nicht der Ausdruck einer Acidose, sondern vielmehr ein Zeichen dafür, daß die Lunge schwerer die Arterialisierung in entsprechender Weise in die Wege zu leiten vermag. Um trotzdem ihr Ziel zu erreichen, muß der Blasbalg rascher und intensiver arbeiten; der Endeffekt ist aber trotzdem derselbe wie unter nomalen Bedingungen, nämlich entsprechendes Abrauchen der Kohlensäure und optimales Aufnehmen von Sauerstoff.

Schließlich noch ein Wort über den Begriff der Acidose: Haggard und Henderson[2]) sowie Haldane[3]) und seine Mitarbeiter leugnen die

---

[1]) Peters, Barr und Rule: Journ. of biol. chem. 1921. 45, 489.
[2]) Haggard und Henderson: Journ. of biol. chem. 1920. 42, 15.
[3]) Haldane: Respiration. New Haven 1922.

Möglichkeit einer Änderung der Acidität des Blutes, was sich ja schon aus den Beobachtungen von SONNE ergeben hat. Kommt es z. B. primär tatsächlich zu einer Anreicherung des Blutes an sauren Valenzen (Milchsäure oder Oxybuttersäure), so geht selbstverständlich das CO_2-Bindungsvermögen herunter, aber das sagt noch lange nicht, daß tatsächlich das Blut in toto saurer geworden ist; denn dem Organismus stehen eine Menge Möglichkeiten offen (Nierensekretion von Säuren oder CO_2-Abgabe durch die Lunge) um durch Verschiebung alkalischer oder saurer Valenzen ein Gleichgewicht zwischen Gewebe und Blut herzustellen; jedenfalls stehen dem Körper viele Faktoren zur Verfügung, um innerhalb des Blutes die normale Reaktion aufrecht zu erhalten. In dem Sinne ist es auch nicht berechtigt, aus Untersuchungen über die Alkalireserve und die CO_2-Spannung allein Schlüsse auf den Entstehungsmodus einer Dyspnoe zu ziehen. Es hängt demnach das Problem der Pathogenese der Dyspnoe nach wie vor völlig in der Luft. Manches weist auf eine reflektorische Beeinflussung der Atmung, aber bis jetzt vermissen wir Tatsachen, die Hinweise sein könnten, um diesen Faktor aufzugreifen. Denn mit der rein theoretischen Annahme, daß die Dyspnoe bloß nervös zu erklären sei, ist uns nicht geholfen, solange sich nicht irgendwelche, vielleicht experimentelle, Bindeglieder ermitteln lassen, die zugunsten dieser Annahme verwertet werden könnten.

F. Zusammenfassung und Programmentwicklung. Aus dem hier Vorgebrachten ist wohl zu entnehmen, wie unklar unsere Vorstellung über die Entstehung der Dyspnoe ist. Keine Theorie kann uns völlig befriedigen; deswegen soll aber nicht vergessen werden, daß gewisse Tatsachen zu Recht bestehen, an denen wir nicht vorüber gehen können, mit denen wir vielmehr rechnen müssen, falls sich eine neue Anschauung Geltung verschaffen soll.

Wir haben bereits anfangs auf die mögliche Beeinflussung des kleinen Kreislaufes durch erhöhte Blutgeschwindigkeit hingewiesen. Soll diese Theorie Berechtigung haben, ernst genommen zu werden, so müssen sich dafür irgendwelche Beweise erbringen lassen; vorläufig liegt nur eine Tatsache vor und das ist eine klinische Beobachtung, nämlich die Änderung des Blutstromes in den Hautvenen während des Asthma cardiale-Anfalles; daraus aber irgendwelche bindende Schlüsse abzuleiten, geht ebensowenig an, wie es gestattet wäre, aus den Capillarbeobachtungen nach der Methode von OTTFRIED MÜLLER verallgemeinernde Folgerungen auf die Größe des gesamten Blutstromes abzuleiten. Wir waren daher bestrebt, zunächst einen Weg zu finden, wie man beim Menschen die Blutgeschwindigkeit messen könnte; die folgende Darstellung gibt eine historische Entwicklung unserer Bemühungen, uns diesem Ziele zu nähern. Nach der Lektüre der folgenden beiden

Abschnitte könnte so mancher sagen, es wäre vielleicht nicht notwendig gewesen, das hier Gebrachte so ausführlich zu schildern; es sind aber so viele Einzeldetails dadurch spruchreif geworden, daß wir uns doch entschlossen haben, die Resultate einer langen Arbeitsperiode nicht zu überschlagen.

Bei unseren Arbeiten gebrauchten wir zunächst folgende Methoden:

1. Die plethysmographische Methode: es wird mittels einer neuer Methode volumetrisch geprüft, wie viel Blut in der Zeiteinheit durch eine Extremität durchfließt.

2. Die blutige Methode: sie beruht darauf, daß wir auf den Sauerstoffunterschied zwischen arteriellem und venösem Blut achteten. Selbstverständlich ist auch dieses Verfahren im besten Falle nur ein Maß für die Geschwindigkeit des Blutes innerhalb einer Extremität.

3. Die Gasmethode, als ideale Methode, nachdem sie bestrebt ist, auf Grund der Sauerstoffdifferenzen zwischen rechtem und linkem Herzen das wahre Minutenvolumen festzustellen. Die Schwierigkeit dieser Methode liegt in ihrer Beschränkung; sie ist nicht bei allen Menschen, am wenigsten bei allen Patienten, anwendbar.

Jede dieser Methoden hat ihre Vorteile, aber auch ihre Schwächen; immerhin gewinnt man beim Studium der einzelnen Verfahren tiefen Einblick in die Kompliziertheit des Getriebes der Blutströmung und insofern in das Regulativ des peripheren Kreislaufes.

Zweiter Teil.

Die plethysmographische Methode.

A. Das Prinzip. Legt man eine obere Extremität in einen Plethysmographen, so zeigt sich, daß bei jeder Herzkontraktion das Volumen des Armes etwas größer wird; im Beginn der nächsten Systole ist dieser Unterschied scheinbar wieder ausgeglichen. Es ist wahrscheinlich, daß ein Teil des Herzblutes, das in den Arm hereingepreßt wird, vorübergehend nicht abfließen kann, d. h. nicht den entsprechenden Abfluß gegen die Venen findet und so die Vergrößerung des Armes bedingt. Auf ähnlichen Prinzipien beruht die Tachographie, mittels der man imstande ist, aus der Größe der pulsatorischen Volumsschwankungen auf die Blutgeschwindigkeit Rückschlüsse zu ziehen. Wir sehen davon zunächst ab und wollen ein neues Verfahren beschreiben, das uns geeignet erscheint, auf Grund von Vergleichswerten Rückschlüsse auf die Größe des Blutquantums zu ziehen, das in der Zeiteinheit das Capillargebiet einer Extremität durcheilt.

Komprimiert man einen Arm, aber nur so fest, daß zwar Blut einfließen, das venöse Blut aber gegen die Venen zu nicht abströmen kann, so ist die Volumszunahme — vor allem im Anfange des Versuches

— ein Maß für die Größe des Blutquantums, das von der arteriellen Seite her gegen das Venensystem getrieben wird. Es ist möglich, daß diese Vergrößerung z. T. auch auf eine Blutzunahme im arteriellen Gebiete beruht, doch glauben wir kaum, daß dieses Quantum eine wesentliche Rolle spielen dürfte gegenüber jenem, das tatsächlich die Capillaren passiert hat und sich in den größeren, und daher weniger elastischen Venen fängt.

B. Versuchstechnik. Die Versuchsanordnung, die wir wählten, war folgende (vgl. Abb. 1): Als Plethysmographen nahmen wir einen Lehmannschen Armbehälter. Zur Abdichtung verwendeten wir nicht eine Gummibinde, sondern einen langen Gummihandschuh, den die Versuchsperson zunächst anzieht, bevor sie mit dem Arm in den Stiefel hineinfährt. Sobald die Person die mit dem Gummihandschuh armierte Extremität in die entsprechende Lage gebracht hat, wird der

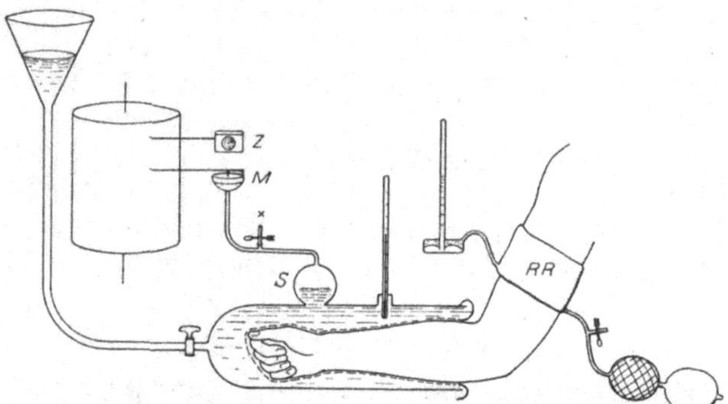

Abb. 1. Schematische Darstellung unserer Versuchstechnik.

Rand des Handschuhes um das Ende des Armplethysmographen herumgestülpt. Die Handschuhe waren so gewählt, daß der Fingeranteil relativ dünn ist, während die zentraleren Partien aus viel dickerem Gummi gebaut waren. Durch Festlegen des Ellbogens in eine gepolsterte und verstellbare Stütze wird der rechtwinklig gebeugte Arm dauernd in seiner Lage festgehalten. Der Plethysmographenstiefel ist mittels eines Schlauches und daran angebrachten Trichters leicht mit Wasser beliebiger Temperatur zu füllen; sind die zentralen Gummihandschuhpartien nicht fester gebaut, so kann sich die umgekrempelte Gummimanschette leicht durch den Wasserdruck im Apparate vorbuchten und so ungenaue Werte angeben. Die Füllung des Behälters mit Wasser darf nicht zu hoch getrieben werden; deswegen ist an dem Plethysmographen ein weiteres Steigrohr (S) angebracht, an dem sich der Stand der Flüssigkeit leicht ablesen läßt. Das Ende des Steigrohres ist gleichzeitig auch das Verbindungsstück für den Gummischlauch, der zu einer Marey-Kapsel führt. Um den Oberarm der

Extremität, die plethysmographisch geschrieben wird, legten wir eine breite Riva-Rocci-Binde (RR), die mit einem Quecksilbermanometer in Verbindung stand, an dem der jeweilige Druck, mit dem der Arm komprimiert werden soll, abzulesen ist. Der Marey-Schreiber zeichnet auf einem Kymographion die Volumsschwankungen des Armes vor und nach Kompression. Eine Zeitschreibung (Z) vervollständigt die ganze Apparatur.

Die eigentliche Versuchsanordnung gestaltet sich nunmehr folgendermaßen: Nachdem der Apparat mit Wasser von 27° C. gefüllt war, bedarf es geraumer Zeit, bis sich ein Temperaturausgleich gebildet hat, was daran zu erkennen ist, daß das Armvolumen — abzulesen an den Schwankungen des Marey-Schreibers (M) — nicht mehr abnimmt; der Ausgleich der Volumschwankungen geschieht durch Öffnen

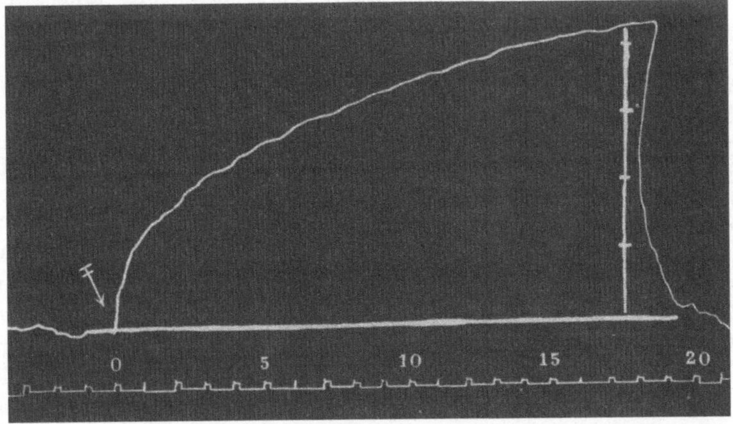

Abb. 2. **Plethysmographische Kurve eines normalen Menschen bei 27° C.**

einer Zweigleitung (x), die zwischen Plethysmographen und Marey-Kapsel angebracht ist; ist derselbe erfolgt, so zeichnet der Schreiber eine horizontale Pulskurve, vorausgesetzt, daß alle Verbindungen dicht schließen und der Patient den Arm ruhig liegen läßt. Wird nunmehr plötzlich die Riva-Rocci-Binde aufgeblasen, und zwar meist bis zu einem Druck von etwa 60 mm Hg, so steigt die Pulskurve ziemlich rasch an, nach wie vor deutlich Pulse schreibend. Allmählig verflacht sich die Kurve, was hauptsächlich von dem Bau der Marey-Kapsel abhängt, die nur eine gewisse Dehnung zuläßt. Durch Anwendung entsprechender Schreibvorrichtungen ließe sich dieser Übelstand vermeiden.

Das Prinzip der hier angeführten Methodik ist nicht neu; in der experimentellen Pathologie hat man sich schon öfter ähnlicher Anordnungen bedient; wir verweisen z. B. auf den Abschnitt von Frank (Handb. d. physiol. Methodik, 2. Bd. 4. Abt. S. 264).

C. Versuchsergebnisse. 1. Normale. Zunächst mögen die Ergebnisse bei einem anscheinend normalen Individuum beschrieben werden: Der Apparat wurde mit Wasser von 24° C. gefüllt; nachdem sich Gleichgewicht eingestellt hatte, wurde dort, wo der Pfeil angebracht ist (vgl. Abb. 2), die Riva-Rocci-Binde rasch aufgeblasen; sofort ging das registrierte Volumen in die Höhe und erreichte in 40 Sek. die Höhe von etwa 4 cm. Es ist selbstverständlich, daß diese Maße nur relativen Wert haben, wenn wir uns auch bemühten, stets unter gleichen Bedingungen zu arbeiten, wobei wir hauptsächlich auf die gleiche Wasserfüllung und gleiche Stellung der Mareyschen Trommel achteten. Wir haben unsere Mareyschen Trommeln geeicht, legen aber die entsprechenden Eichungskurven nicht bei, weil wir von der Verwendung absoluter Zahlen absehen wollen. Trotzdem sei betont, daß bei analogen Versuchen an derselben Versuchsperson, und zwar zu verschiedenen Zeiten, fast ganz dasselbe Bild der Kurve erreicht wurde.

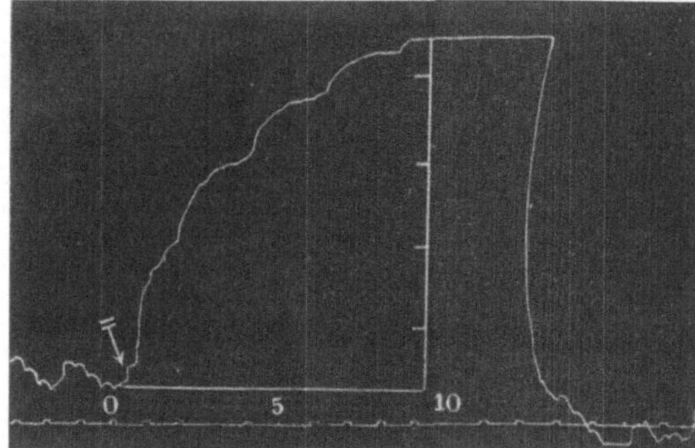

Abb. 3. Plethysmographische Kurve derselben Person (cf. Abb. 2) bei 32° C.

Die nächste Kurve (vgl. Abb. 3) ist unmittelbar nach dem ersten Versuch geschrieben worden; die Hand blieb in gleicher Stellung; geändert wurde nur die Wassertemperatur; als der Versuch begann, und die Pulskurve sich horizontal eingestellt hatte, zeigte das Thermometer im Armplethysmographen die Temperatur 32° C. Als Beweis der Wärmewirkung waren bereits größere Pulsausschläge zu bemerken; wurde nunmehr das Venennetz gestaut, so stieg die Volumkurve rasch in die Höhe und erreichte das Maximum von etwa 4 cm innerhalb 15 Sek.

Merkwürdig ist der Einfluß der Kälteeinwirkung, die unmittelbar nach dem Versuch mit heißem Wasser studiert wurde; trotz stärkstem subjektiven Kältegefühl zeigte sich (vgl. Abb. 4) nach Venenkompression kein wesentlicher Unterschied gegenüber der Norm; allerdings muß bemerkt werden, daß immerhin geraume Zeit verstrichen war, bevor sich die Pulskurve horizontal stellte und mit dem eigentlichen Versuche, d. i. der Kompression, begonnen werden konnte. Innerhalb 40 Sek. stieg die Kurve auf etwa 4 cm. Offenbar muß am Gefäßapparat eine durch die Kälte bedingte Schädigung stattgefunden haben, denn auch die nachfolgende neuerliche Erwärmung auf 32° (die Versuchsperson hatte trotz des warmen Wassers noch immer Kältegefühl) ließ kaum eine wesentliche Änderung erkennen (vgl. Abb. 5). Die Kurven 1, 3 und 4 zeigen untereinander kaum wesentliche Unterschiede.

Der hier gegebene Versuch ist öfter und zwar stets mit demselben Erfolge wiederholt worden. Er stellt nicht nur das Charakteristicum

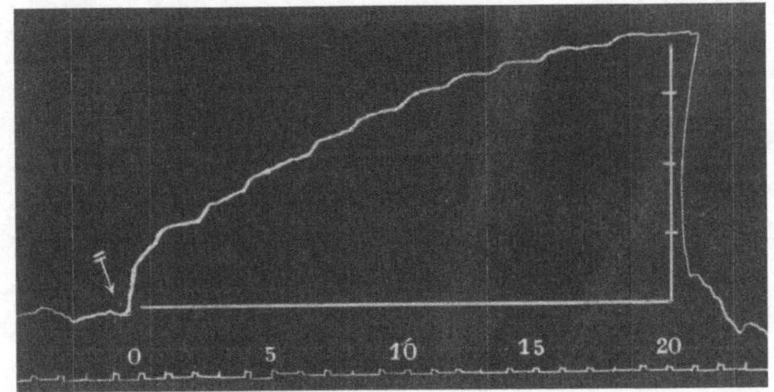

Abb. 4. Plethysmographische Kurve derselben Person (cf. Abb. 2) bei längerer Kälteeinwirkung.

dieser einen Person vor, sondern wie wir uns bei anderen gesunden Individuen überzeugen konnten, des normalen Durchschnittsmenschen.

2. Hypertonie. Ohne die Versuche, die wir bei normalen Menschen gefunden haben, weiter zu interpretieren, möchten wir jetzt

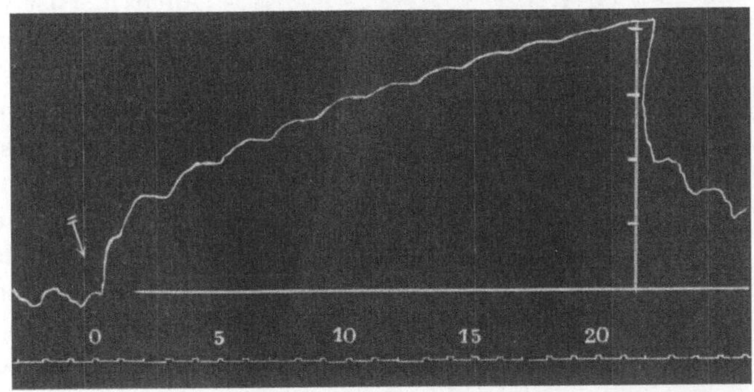

Abb. 5. Plethysmographische Kurve derselben Person (cf. Abb. 2) unter Wärme, nach vorangehender starker Abkühlung.

über Beobachtungen an Menschen mit hohem Blutdruck berichten. Die beiden folgenden Kurven (vgl. Abb. 6 und 7) stammen von einer völlig kompensierten Hypertonie; es bestand weder Albuminurie noch Zeichen einer Herzschwäche; zunächst wurde die Wirkung von indifferent warmen Wasser studiert und im Anschluß daran der Einfluß eines warmem Bades; könnte man sich auf feinere Unterschiede in den Ausschlägen der Kurven verlassen, so ließe sich bei indifferenter Temperatur (Abb. 6) eine geringere Beeinflussung der Venenkompression konstatieren als bei einem normalen Individuum; doch besteht bei Wärme-

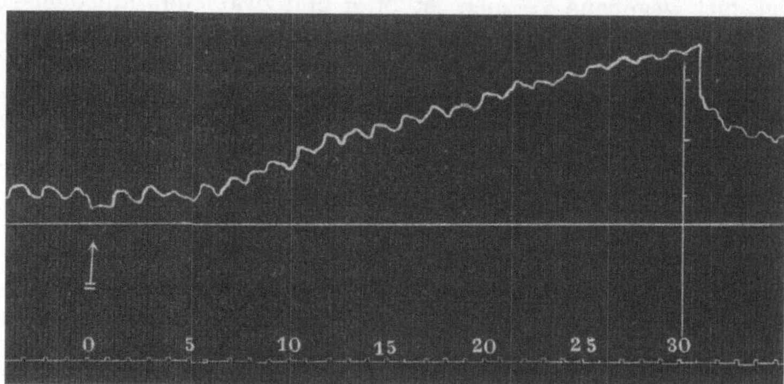

Abb. 6. Plethysmographische Kurve bei einem Hypertoniker (27° C).

applikation (Àbb. 7) prinzipiell nicht der mindeste Unterschied gegenüber der Norm; die Volumszunahme des Armes wird sogar ergiebiger, wobei allerdings zu berücksichtigen ist, daß gerade in diesem Falle die Temperatur des Armbades höher war als bei der normalen Versuchsperson. Auch hier ist der vorgeführte Fall nur ein Beispiel, aus vielen ausgewählt; auf die Beschreibung des Kälteversuches verzichten wir, weil es aus technischen Gründen sehr schwierig ist, unmittelbar nach der ersten Kältewirkung schon die Kompression auszuüben.

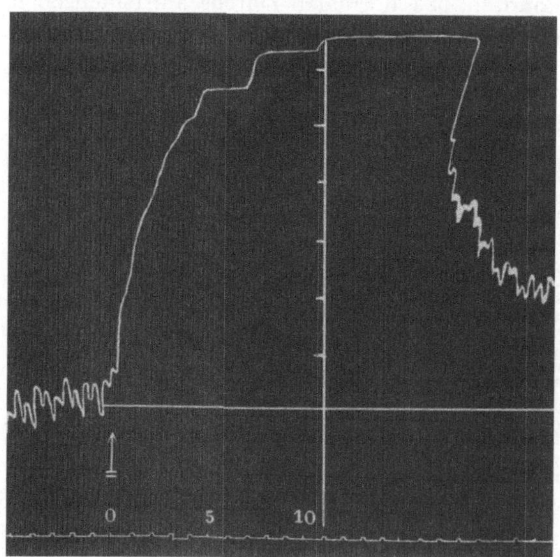

Abb. 7. Plethysmographische Kurve bei demselben Hypertoniker unter Wärmewirkung 35° C.

3. Myxödem und Basedow. Sehr eigentümlich gestalten sich die Verhältnisse bei Myxödem und bei Basedowscher Krankheit. Diese Krankheitsgruppen sollen deswegen ganz besonders herausgehoben werden, weil man erfahrungsgemäß bei der Hyperthyreose eine erhöhte Blutgeschwindigkeit

annimmt und dementsprechend auch vermuten kann, daß sich das Gegenteil beim Myxödemkranken zeigen dürfte; die Basedowkurve (vgl. Abb. 8) — die bei indifferenter Wassertemperatur erhoben wurde — zeigt eine beträchtliche Volumsteigerung des Armes; in etwa 20 Sek. ist die Höhe von 7 cm erreicht; wir würden darauf weniger Gewicht legen, wenn sich nicht gar so eigentümliche Werte bei dem Myxödemkranken ergeben hätten. Gleichgültig ob man indifferente Temperaturen wählt (Abb 9) oder die Venenkompression bei wärmerem (Abb. 11) oder kälterem Armbad (Abb. 10) durchführt, die Unterschiede bleiben außerordentlich gering; bei den zahlreichen Versuchen, die wir in dieser Richtung vorgenommen haben, konnten wir niemals ähnliche niedere Reaktionen nach Kompression des Oberarmes registrieren, wie eben gerade beim Myxödem. Es scheint sich hier tatsächlich um ein Charakteristikum der Schilddrüsen insuffizienz zu handeln.

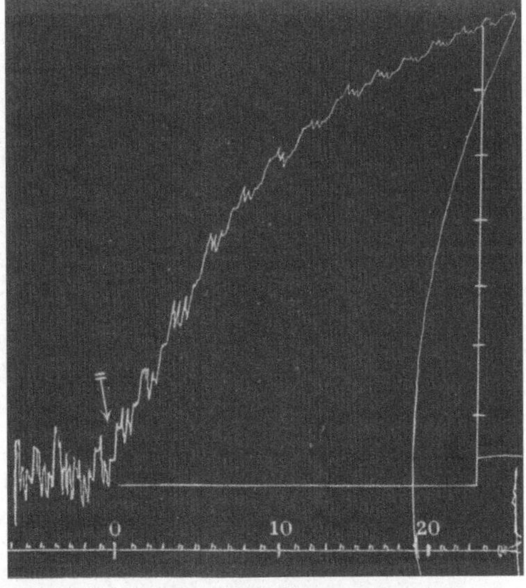

Abb. 8. Plethysmographische Kurve bei einem Basedowiker (27° C).

4. Asthma cardiale. Nunmehr zu dem eigentlichen Thema, das hier zur Diskussion stehen soll, zum Asthma cardiale. Die nächste Kurve stammt von einem Patienten (vgl. Abb. 12), der bereits öfter Anfälle von akutem Lungenödem überstanden hatte. Die Anfälle kamen

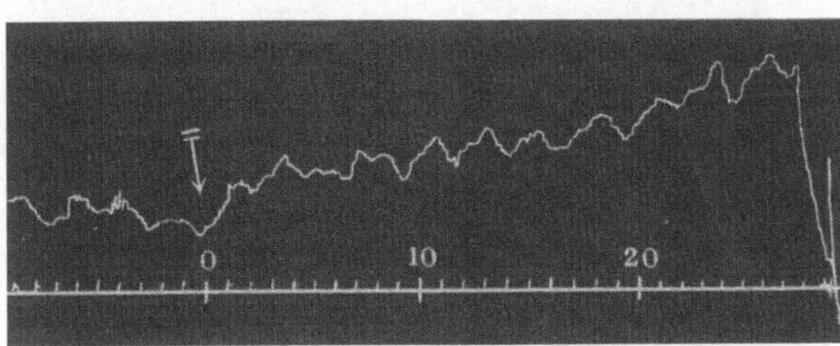

Abb. 9. Plethysmographische Kurve bei einem Myxödem (27° C).

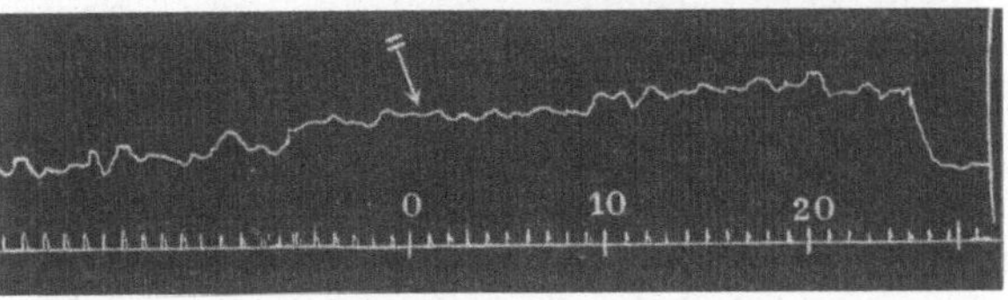

Abb. 10. Plethysmographische Kurve bei demselben Myxödem (13° C).

nicht nur in den Abendstunden, sondern auch tagsüber, oft im Anschluß an Aufregungen. In einem solchen Anfalle ist es uns gelungen, diese Kurve zu schreiben. Unmittelbar nach der Stauung stieg das Volumen maximal in die Höhe; bereits nach kürzester Zeit mußte die Luft wieder aus der Riva-Rocci-Binde herausgelassen werden, da sonst die Marey-Trommel einzureißen drohte. Die Durchführung solcher Versuche stößt natürlich auf größte Schwierigkeiten, da es oft aus rein menschlicher Rücksicht unmöglich ist, während eines heftigen Anfalles solche manchmal zeitraubende Versuche

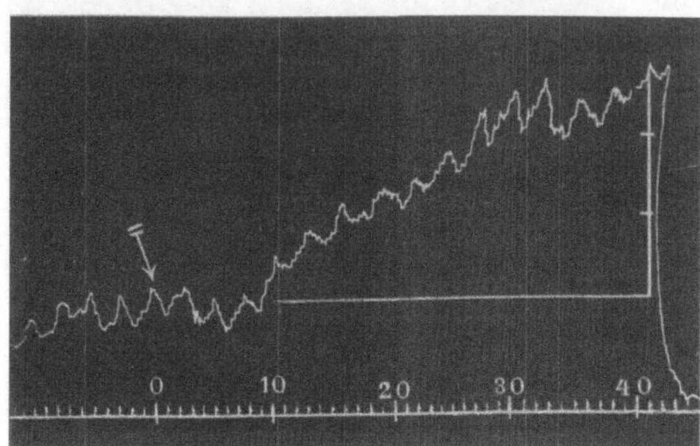

Abb. 11. Plethysmographische Kurve bei demselben Myxödem (38° C).

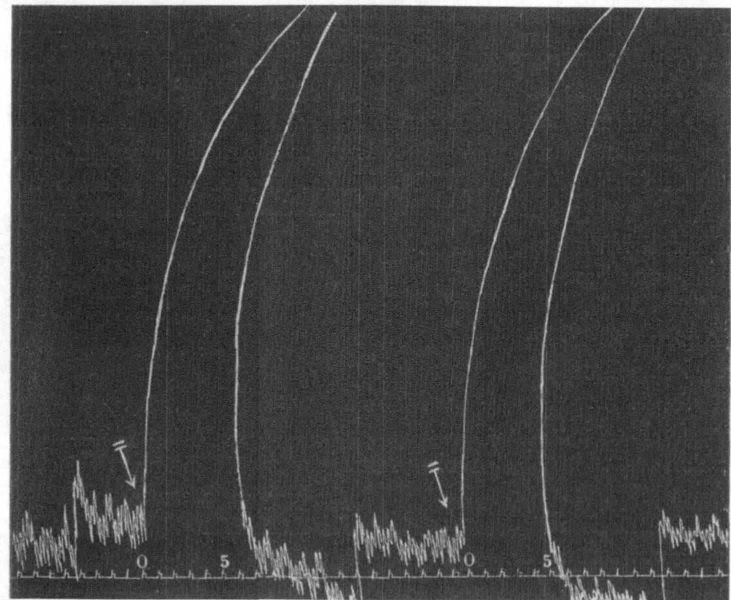

Abb. 12. Plethysmographische Kurve bei einem Asthma cardiale (bei 27° C).

durchzuführen. Trotzdem ist es uns mehrmals gelungen, in geeigneten Fällen ganz ähnliche Beobachtungen anzustellen, wie wir hier einen beschrieben haben.

Es wäre sicherlich wünschenswert gewesen, solche Beobachtungen in fortlaufender Aufeinanderfolge zu registrieren. Speziell bei Patienten,

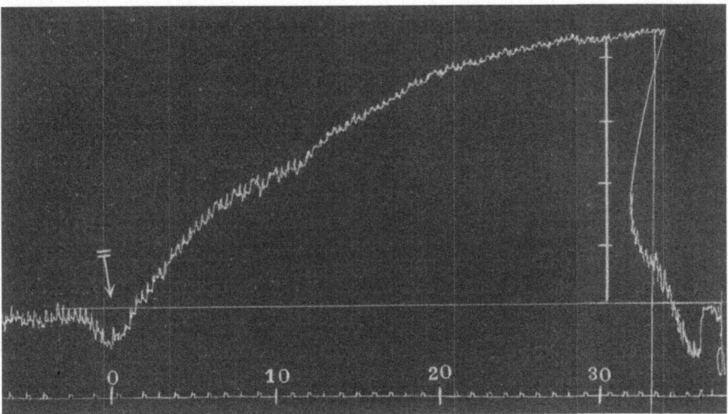

Abb. 13. Plethysmographische Kurve bei einem Patienten, der zu nächtlichen Asthma cardiale-Anfällen neigt. Im anfallfreien Stadium (27° C).

die zu Asthma cardiale disponieren, wäre es interessant, die Kurven in Zeiten verschiedenen Wohlbefindens aufzunehmen und diese miteinander zu vergleichen. Wenn man sich auch des Eindruckes nicht erwehren kann, daß die Kurven, die bei denselben Patienten und unter gleichen Bedingungen erhoben wurden, größte Ähnlichkeit untereinander zeigen, so erscheint es doch aus prinzipiellen Gründen ratsam, davon abzusehen; denn der Einwand, daß es fast ausgeschlossen ist, stets dieselben Versuchsbedingungen einzuhalten, muß stets mit in Kauf genommen werden. Insofern möchten wir die folgenden Kurven nur mit einiger Reserve publiziert wissen.

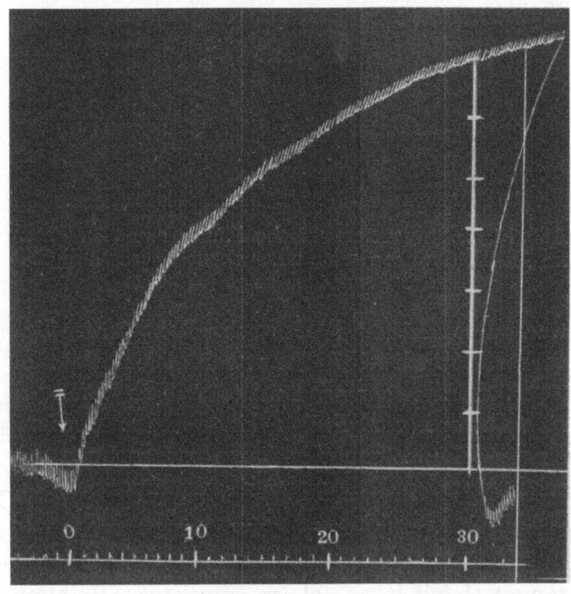

Abb. 14. Derselbe Patient, wie Abb. 13, in den Abendstunden bei schon bestehender Dyspnoe (27° C).

Es betrifft einen Fall mit schwerster Aortitis, der fast allabendlich Erscheinungen eines Asthma cardiale darbot. Die eine Kurve (Abb. 13) ist in den Vormittagsstunden aufgenommen worden, also zu einer Zeit, wo sich der Patient völlig wohlbefand. Die nächste Kurve (Abb. 14) zeigt uns die Verhältnisse in den Abendstunden, als sich der Patient bereits stark dyspnoisch zeigte. Wäre tatsächlich diese unsere Methode ein Maß für die Blutgeschwindigkeit und könnten wir unbedingt auf die Zuverlässigkeit der gleichen Versuchstechnik bauen, so wäre danach die Blutgeschwindigkeit im Anfalle doppelt so groß, wie in den Vormittagsstunden.

Fassen wir zunächst das bis jetzt Gesagte zusammen, so läßt sich sagen: die von uns gewählte Methodik zeigt Unterschiede, die geeignet sein könnten, einerseits den Wert unserer Untersuchungsmethode als Maß der Blutgeschwindigkeitsprüfung hinzustellen, andererseits unsere Vermutung zu bestätigen, daß es Fälle von Asthma cardiale gibt, bei denen die Blutgeschwindigkeit tatsächlich höher sein dürfte, als es unter normalen Verhältnissen vorzukommen pflegt. Weiter soll nicht verschwiegen werden, daß es auch hier Ausnahmen gibt. Der Fall, von dem die Kurve (Abb. 15) stammt, betrifft einen Patienten mit schwerem, allabendlich wiederkehrendem Asthma, wo trotz der sonst typischen Erscheinungen ein schnelles Ansteigen des Armvolumens nicht zu beobachten war. Das Phänomen des schnellen Zurückfließens des Blutes in eine vorher leergedrückte Vene war gleichfalls nicht zu beobachten.

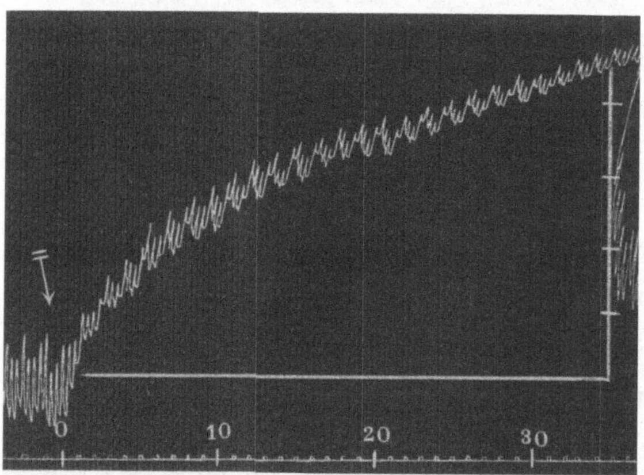

Abb. 15. Plethysmographische Kurve eines Patienten im Anfall, der aber keine wesentliche Geschwindigkeit des Armblutes zeigt (27° C).

5. Cyanose und Lungenemphysem. Schließlich soll noch auf eine Gruppe von Fällen hingewiesen werden, bei der scheinbar mit einem sehr trägen Blutflusse zu rechnen ist. Viele Patienten mit schwerstem, allerdings nicht inkompensiertem Emphysem können intensivste Cyanose darbieten, ohne dabei eine deutliche Füllung der größeren Venen zu zeigen. In dem Fall, von dem die Kurve (Abb. 16) stammt, handelt es sich um eine etwa 50 Jahre alte Frau mit schwerer Cyanose nicht nur des Gesichtes, sondern eigentlich des ganzen Körpers. Es betraf hier durchaus nicht einen präagonalen Zustand; wir

haben die Frau nach vielen Monaten noch einmal auf die Klinik aufgenommen; abermals waren es bronchitische Beschwerden, die die Frau veranlaßten, das Spital aufzusuchen. Auch hier liegt durchaus nicht eine isolierte Beobachtung vor; wir haben ähnliches auch bei einzelnen Formen von kompensierter Mitralstenose gesehen.

D. Kritik der Methode und Verallgemeinerung unserer Beobachtungen. Um unsere Methodik auf ihre Richtigkeit zu prüfen, haben wir den Einfluß von Wärme und Kälte auf die Permeabilität der Gefäße in den Vordergrund gerückt. Es gilt als allgemein anerkannte Tatsache, daß unter normalen Verhältnissen Abkühlung Gefäßverengerung und Erwärmen Erweiterung nach sich zieht; da die Blutströmung, also die Geschwindigkeit, mit der das Blut kreist, aufs engste mit den Widerstandsverhältnissen zusammenhängt, so sollte unter dem Einflusse von Hitze die Blutgeschwindigkeit zunehmen, während bei Kälteeinwirkung das Gegenteil eintreten sollte. Wenn wir unsere Versuche in dieser Richtung kontrollieren, so würden die Wärmeversuche, die wir mit unserer Methode durchgeführt haben, ganz in dem Sinne zu verwerten sein. Die Kälteversuche scheinen der früheren Annahme aber zu widersprechen, so daß man geneigt sein könnte, die Zuverlässigkeit der Methode anzuzweifeln. Die Hydrotherapeuten, die der Beeinflussung der Kapillaren durch Wärme und Kälte großes Interesse entgegenbringen, unterscheiden zwischen kalorischer Primär- und Sekundärwirkung. Bringt man eine Extremität in kaltes Wasser, so kommt es zuerst zu einer Anämisierung, der bald eine starke Rötung folgt. WINTERNITZ[1]) erkannte bereits die prinzipielle Bedeutung im Unterschied zwischen der — von ihm so benannten — reaktiven Kältehyperämie und der Wärmehyperämie. Die Rötung der Haut soll, wie vielfach angenommen wird, auf einer Ermüdung der Konstriktoren beruhen, wobei die Dilatatoren das Übergewicht bekommen. STRASSER[2]) diskutiert sogar die Möglichkeit einer Dilatatorenreizung. Er wollte den Unterschied gegenüber der Wärme-

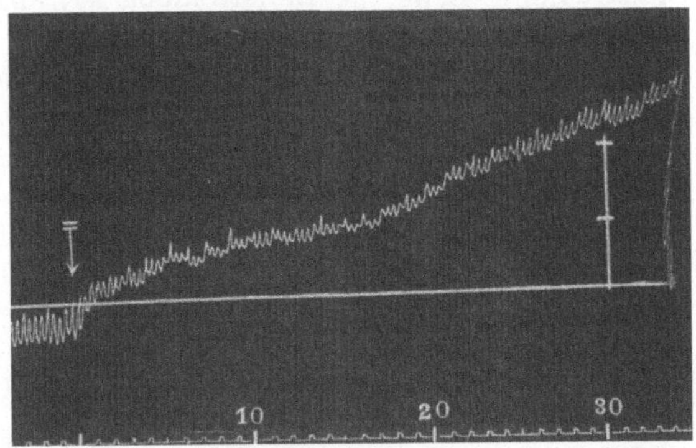

Abb. 16. Plethysmographische Kurve bei schwerer Cyanose (27° C).

[1]) WINTERNITZ: Hydrotherapie auf physiol. u. klin. Grundlage 1904.
[2]) STRASSER: Klin. Hydrotherapie 1920.

hyperämie auch nominell zum Ausdruck bringen und nannte die reaktive Kältehyperämie tonische Kongestion im Gegensatz zur atonischen, die unter dem Einflusse von Wärme einsetzt. Im Zusammenhang damit sei auch der Vorgang der sogenannten kalorischen Nachwirkung berührt; Funktionsstörungen, die den Organismus treffen, werden häufig wieder ausgeglichen; der Gefäßapparat pflegt nach Aufhören eines Reizes eine Zeitlang noch im zuletzt vorhandenen Zustande zu verharren (Ermüdungsstadium), worauf das Stadium der Erholung kommt, dem häufig eine Periode mit einer Art Überkompensation folgt, das wäre also der Umschlag ins Gegenteil. Diese Überkompensation ist sowohl nach Kälte- wie auch nach Wärmeeinwirkungen zu beobachten. In dem Sinne ist ja auch die günstige Beeinflussung des Fiebers durch kühle Bäder zu deuten; die Nachwirkungshypothermie beruht wahrscheinlich hauptsächlich auf der vermehrten Wärmeabgabe, die erst nach Eintritt der reaktiven Oberflächenhyperämie einsetzen kann. Die Hydrotherapeuten vermuten bei der Wärmehyperämie eine Beschleunigung der arteriellen Blutströmung; denn die Blutströmung ist, abgesehen von der Druckdifferenz im Anfang und Ende des Gefäßsystems, hauptsächlich vom Querschnitt der Widerstände abhängig; es ist nicht einzusehen, warum es nicht auch bei der reaktiven Kältehyperämie ebenfalls zu einer Zunahme der Blutströmung kommen sollte.

In dem Sinne sehen wir in der Beobachtung, daß sich bei unseren Versuchen nach intensiver Kälteeinwirkung die Blutgeschwindigkeit in der Hand nicht wesentlich ändert, sondern sich ähnlich wie unter normalen Verhältnissen verhält, keinen Widerspruch mit den Tatsachen und insofern erblicken wir darin auch kein Argument, das unsere Methode aus prinzipiellen Gründen diskreditieren sollte. Die Ursache, warum wir trotz Kältewirkung keine Verlangsamung der Blutgeschwindigkeit erzielen konnten, liegt offenbar in den zeitlichen Verhältnissen. Wäre es möglich, noch vor Eintritt der reaktiven Kältehyperämie die Venenstauung durchzuführen, so müßte es sicher gelingen, auch eine Verlangsamung im Blutstrome nachzuweisen. Wir glauben dies auch zeigen zu können: die beiden Kurven (vgl. Abb. 17 und 18) stammen von einem normalen Individuum; zuerst wurde der Plethysmograph mit relativ kühlem Wasser gefüllt und nach kurzer Zeit, ohne erst eine Konstanz der Abszisse abzuwarten, die erste Kurve geschrieben; sie unterscheidet sich schon äußerlich durch den ganz anderen, eben langsam ansteigenden Verlauf; als nunmehr der Behälter neuerdings mit heißem Wasser gefüllt wurde, zeigte sich ein ganz anderes Bild; jetzt sehen wir wieder die uns bereits bekannte Kurve.

Ein Faktor, der sicher zu berücksichtigen ist, scheint die Reichhaltigkeit der abführenden Venen zu sein. Menschen mit stark entwickelten Hautvenen dürften, wie wir glauben, höhere Ausschläge nach Venenkompression zeigen; sicherlich hängt dies auch mit der Verschiedenheit der Betätigung der Arme zusammen; Menschen, die gewohnt sind, ihre oberen Extremitäten bei der Arbeit intensiv zu betätigen, haben meistens ein reich entwikkeltes Venennetz. Wir halten es für möglich, daß, wenn die Abflußbedingungen aus dem Capillarbereiche günstigere sind, sich dies sicher auch in der Raschheit des Anstieges bemerkbar machen kann.

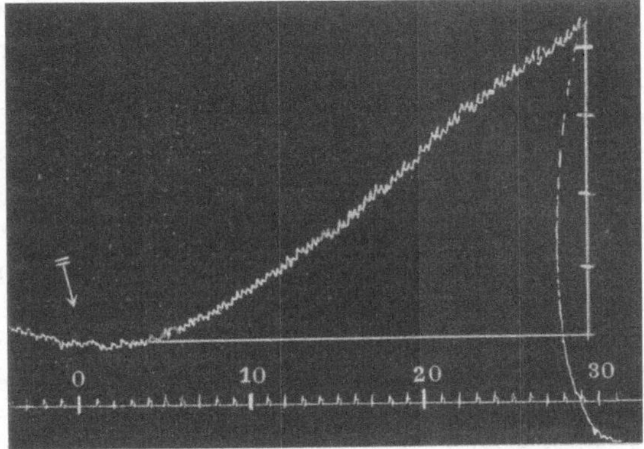

Abb. 17. Plethysmographische Kurve bei einem gesunden Menschen unmittelbar nach Kälteeinwirkung (13° C).

Im Zusammenhang damit käme als weiterer Faktor auch der Tonus der Venenwandungen in Betracht; je höher der Tonus, desto höher unter sonst gleichen Bedingungen der Venendruck, der dem Nachfließen des Blutes aus den Capillaren hinderlich gegenüber stehen kann. Selbstverständlich spielt hier auch die Abmagerung des die Venen umgebenden Gewebes eine Rolle.

Die Methode scheint uns geeignet, eine Reihe von Fragen, die im Rahmen der Gefäßpathologie zu besprechen wären, in Angriff zu nehmen. Weitere Untersuchungen, die wir uns vorbehalten, werden sich damit beschäftigen. Vorläufig soll uns diese Methode nur eine graphische Bestätigung unserer ursprünglichen, auf Grund rein klinischer Beobachtung bedingten Annahme sein, daß z. B. bei einzelnen Formen von Asthma cardiale tatsächlich das Venenblut rascher herzwärts strömt.

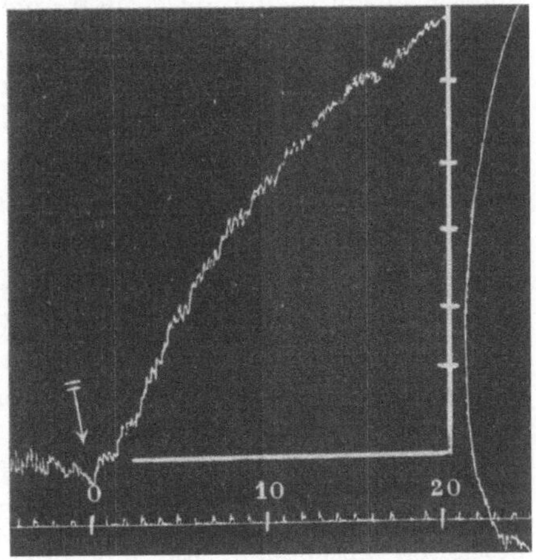

Abb. 18. Plethysmographische Kurve bei demselben Menschen (cf. Abb. 17) nach Hitzewirkung (38° C).

E. Zusammenfassung. Die Resultate, die wir mit dieser Methode zu erreichen glaubten, dürfen sicherlich nicht verallgemeinert werden. Vorläufig haben wir noch keine Berechtigung anzunehmen, daß tatsächlich beim Asthma cardiale das ganze Blut bei seinem Einströmen in den rechten Vorhof mit erhöhter Geschwindigkeit in das Herz gelangt; die angeführten Versuchsergebnisee sie sind vielleicht ein Hinweis, daß wir uns auf dem richtigen Wege befinden; mehr kann man aber zunächst nicht sagen.

Im menschlichen Körper haben wir bei Berücksichtigung der verschiedenen aktiven Gefäßbezirke im Sinne des Dastre-Morat'schen Gesetzes mit dem Körperinneren und der Peripherie zu rechnen. Zur Körperoberfläche zählen wir die Haut, die Subcutis, den Paniculus adiposus, die Fascien und die Muskulatur; außerdem gehören hierzu auch die äußeren Gebilde des Kopfes. Zum Körperinneren zählen die Baucheingeweide, also hauptsächlich das sogenannte Splachnicusgebiet. Bei starker Reizung peripherer sensibler Nerven kommt es im Tierexperiment, wie dies von BAYLIS[1]) gezeigt werden konnte, zu einer allgemeinen Blutdrucksteigerung infolge der Verengerung der Gefäße des Splanchnicusgebietes bei gleichzeitiger Erweiterung der Gefäße der Peripherie. Eine Ausnahmestellung genießt nur das Nierengefäßgebiet, das sich von den Eingeweiden weitgehend unabhängig erweist. Es existieren viele Beobachtungen aus der menschlichen Physiologie und Pathologie, die ganz in diesem Sinne zu sprechen scheinen; es stehen offenbar die beiden großen, den Blutdruck beherrschenden Gefäßgebiete in einem ständigen gesetzmäßigen Antagonismus. Es ist eben das Verdienst von DASTRE und MORAT, dieses wechselseitige Ineinandergreifen auch auf den menschlichen Organismus übertragen zu haben. Die sich daraus ergebende Blutverschiebung geht selbstverständlich mit einer Verschiedenheit der Gefäßweite einher. Nachdem die Blutgeschwindigkeit hauptsächlich vom Querschnitte der Blutgefäße abhängig ist, so muß sich auch der Antagonismus in dynamischer Beziehung äußern können. In dem Sinne wird man keine bindende Schlüsse aus der Größe des Blutstromes an der Peripherie auf die Geschwindigkeit im Zentrum ziehen dürfen. Besteht unsere Annahme zu Recht, daß es vielleicht beim Asthma cardiale tatsächlich zu einer beschleunigten Blutströmung durch die Lungen kommt und daß in weiterer Fortsetzung dieses Gedankens die eigentliche Ursache der Dyspnoe in dem Unvermögen des Herzens zu suchen sei, den ganzen Anschwall des Blutes, wie er von der Peripherie kommt, aufzuarbeiten, dann muß die Beweisführung mit eindeutigeren Methoden geschehen, als mit der bloßen Untersuchung der Blutgeschwindigkeit an der Peripherie.

Zu ähnlichen Resultaten hätte man auch mit der Tachographie kommen können; durch die Liebenswürdigkeit von Hofrat DURIG sind wir in die Lage versetzt worden, auch mit dem Tachographen

---

[1]) BAYLISS: Journ. of Physiol. 1894. 16, 10.

von KRIES zu arbeiten; trotz der allgemein anerkannten Brauchbarkeit der Methode haben wir davon Abstand genommen, uns intensiver mit der Kriesschen Apparatur zu beschäftigen; wir glauben, daß die ganze Technik von viel zu vielen Faktoren abhängig ist; außerdem wäre es nie möglich gewesen, solch abgestufte Unterschiede zu ermitteln, wie dies nach unserer Methode tatsächlich der Fall zu sein scheint.

Dritter Teil.

Die blutige Methode.

A. Das Prinzip. Das Problem der Blutgeschwindigkeit, das uns hier in erster Linie interessiert, ist hauptsächlich auch von der Weite der Capillaren abhängig. Das Lumen des peripheren Gefäßquerschnittes steht wohl ziemlich sicher unter der Herrschaft der Vasomotoren. Es gibt wahrscheinlich ein konstriktorisches und ein dilatatorisches Zentrum. Als einer der Grundversuche, die die Bedeutung der gefäßverengenden sowie gefäßerweiternden Nerven zur vollen Evidenz erhoben, kann wohl eine Beobachtung von CL. BERNARD angesehen werden: reizte er den peripheren Teil der durchschnittenen Chorda thympani, so kam es zu einer Erweiterung der Gefäße in der Glandula submaxillaris; die Vene schwoll, das dort strömende Blut erhielt eine immer hellere Farbe, und bald traten wirkliche Pulsationen auf. Wenn man die Vene durchschneidet, bevor der Nerv gereizt wird, so strömt das Blut verhältnismäßig langsam hervor; bei Beginn der Reizung wird der Blutausfluß sofort stärker und binnen weniger Augenblicke strömt das Blut aus der durchschnittenen Vene rhythmisch wie aus einer Arterie. So die Angabe CL. BERNARDS, die ich der bekannten Kreislaufphysiologie von TIGERSTEDT entnehme[1]).

Diesem Versuche hat man die längste Zeit relativ wenig Beachtung geschenkt, und doch, glaube ich, verbergen sich dahinter eine Menge Fragen.

Nachdem wir imstande sind, uns auch beim Menschen arterielles Blut zu verschaffen und die Gewinnung des venösen Blutes nicht die geringste Schwierigkeit bereitet, so war es sehr naheliegend, die Differenz im Sauerstoffgehalt zwischen arteriellem und venösem Blute als Maß der Blutgeschwindigkeit zu verwerten. Je langsamer das Blut die Capillaren passiert, desto mehr büßt es Sauerstoff ein, desto mehr empfängt es Kohlensäure. Es wäre auch möglich, die Differenzen im Kohlensäuregehalt zu verwerten; doch hängt dies von so vielen Faktoren ab, daß wir davon lieber Abstand genommen haben.

B. Versuchstechnik. Die Punktion der Arterie zur Ermittlung ar-

---

[1]) TIGERSTEDT: Physiol. d. Kreislaufes. I. Aufl., S. 494. 1893.

teriellen Blutes haben wir an anderer Stelle beschrieben (Wien. Arch. f. inn. Med. Bd. II, S. 582); im wesentlichen handelt es sich um das chirurgische Bloßlegen der Art. radialis durch einen ganz kleinen Schnitt ($^1/_2$—1 cm Länge). — Da die perkutane Punktion einer menschlichen Vene meist erst nach Stauung möglich ist, so gingen wir hier ähnlich vor, wie bei der Gewinnung arteriellen Blutes. Die Partie über der Vene wurde mit Schleichscher Lösung anästhetisch gemacht, inzidiert, so daß die Vene bloßliegt; unter diesen Voraussetzungen ist es jetzt leicht durchführbar, venöses Blut aus der Vene zu aspirieren, ohne vorher einen Stauungsdruck ausüben zu müssen. Wir haben dieses Verfahren sehr oft durchgeführt; zumeist wird der Eingriff weniger schmerzhaft empfunden, als wenn man mit einer gröberen Nadel die Punktion vornimmt.

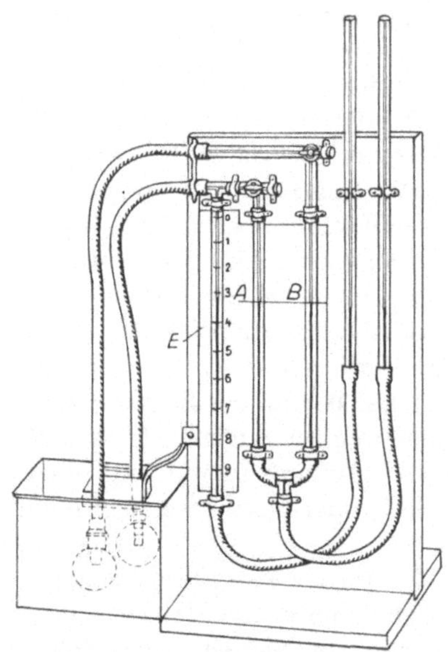

Abb. 19. Apparat nach HALDANE für Bestimmung der Blutgase.

Das so gewonnene Blut wird ebenso wie das entsprechende arterielle „anärob" unter Parafinum liquidum aufgefangen; auf den Boden des Gefäßchens, eventuell auch in die Spritze selbst kommen einige Kristalle Natrium oxalicum; durch Umrühren des Blutes wird die Gerinnung verhindert.

Zuerst haben wir zur Ermittlung des Sauerstoffgehaltes einen von uns selbst konstruierten Apparat verwendet. Der Apparat, wie er von HALDANE angegeben wurde, erweist sich aber als wesentlich zweckmäßiger, so daß wir nunmehr alle unsere Analysen mit diesem durchgeführt haben. Da die Angaben über die Konstruktion und auch über die Verwendung relativ schwierig zugänglich sind, so geben wir im folgenden eine Beschreibung desselben (vgl. HALDANE, Respiration, New Haven, Vale Univeristy Press 1922).

Statt des Schüttelgefäßes, wie es von HALDANE angegeben wurde, verwenden wir ein solches, wie Abb. 19 zeigt. Zuerst kommt in das Gefäßchen 1,5 ccm 3% Boraxlösung; nachher läßt man möglichst „anärob" — durch Untertauchen der Spitze der Pipette — 1 ccm Blut einfließen; wir verwendeten automatische Pipetten, die vorher mittels Quecksilber genau ausgeeicht waren. Zwecks Hämolyse kam noch eine kleine Portion Saponin dazu. Nachdem der Apparat entsprechend verschlossen wurde, wobei jegliches Schütteln tunlichst zu vermeiden ist, wird das Gefäß in das Wasserbad gebracht. Wir verwendeten bei unseren Versuchen ein wesentlich größeres Wassergefäß, als es in der Abbildung (vgl. Abb. 20, dieselbe ist der Haldaneschen Arbeit entnommen) angegeben ist.

Ein analoges Gefäß, wie das erst beschriebene wird nach Art eines Thermobarometers mit 2,5 ccm Boraxlösung gefüllt und ebenfalls in das Wasserbad gebracht. Die Schläuche und Glasröhren am Apparate besitzen alle ein Lumen von etwa 2 mm, damit beide Gefäße nach entsprechender Schließung der Hähne mit gleichen Luftquantitäten kommunizieren.

Bei geöffneten Hähnen wird die Sperrflüssigkeit (destilliertes, saures und etwas gefärbtes Wasser) auf ungefähr gleiche Höhe eingestellt und der Apparat bei gleichem atmosphärischem Druck geschlossen. Nach dem Temperaturausgleich in etwa 10 Minuten wird das Flüssigkeitsniveau in A und B durch Heben und Senken der Glasröhrchen C und D genau auf die Linie, die als Nullpunkt dient, eingestellt, und der Stand der Flüssigkeit in der Bürette E abgelesen. Die Bürette ist in 0,01 ccm geteilt, so daß bis zu Differenzen von 0,002 mit Sicherheit geschätzt werden kann. Es wird öfters auf den Nullpunkt eingestellt und wenn in der Bürette immer derselbe Wert abgelesen wird, beginnt erst die Bestimmung.

Das Gefäß mit dem Blute wird nunmehr im Wasser kräftig geschüttelt und dadurch das Blut völlig mit Sauerstoff (aber auch mit Stickstoff) gesättigt. Der Verlust an Sauerstoff wird nach wiederholtem Schütteln und genauem Einstellen als Volumsabnahme in der Bürette abgelesen. Aus der Differenz kann man nun den vom Hämoglobin absorbierten Sauerstoff (das reduzierte Hämoglobin) berechnen. Die Volumabnahme wird auf 0° und 760 mm Hg reduziert; die gefundene Zahl mit 100 multipliziert, um Volumprozente des reduzierten Hömoglobins zu erhalten. Die Temperatur ist am Apparate während des Versuches abzulesen. Außerdem ist noch zu berechnen, wieviel von dem abgelesenem Volumen der physikalischen Absorption zuzuschreiben ist. Das Blut im Körper wird mit Stickstoff in der Lunge beim Partialdrucke des Stickstoffes in der Alveolarluft gesättigt. Wir nehmen an, daß dieser Partialdruck 75% des atmosphärischen Druckes ausmacht. Der Absorptionskoeffizient des Stickstoffes ist für Blut nach BOHR bei 38° C 0,011. Bei gewöhnlichem atmosphärischem Druck wird in 100 ccm Blut in vivo 0,83 ccm Stickstoff gelöst sein. Das Blut im Schüttelgefäß wird bei ungefähr 15° C mit Stickstoff bei einem Partialdrucke von 78% gesättigt sein. Der Absorptionskoeffizient ist bei 15° C für Flüssigkeit 0,016; demnach wären in 100 ccm in vitro 1,25 ccm Stickstoff gelöst enthalten. In 100 ccm Blut wird also 0,42 ccm Stickstoff physikalisch absorbiert sein.

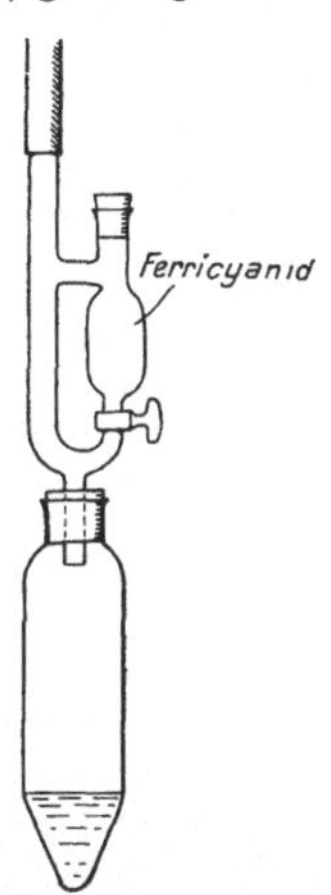

Abb. 20. Unser Schüttelgefäß zum HALDANEschen Apparat.

Für den Sauerstoff muß die Berechnung nach demselben Prinzip durchgeführt werden: wir finden das arterielle Blut beim Menschen ungefähr zu 96% mit Sauerstoff gesättigt, — das entspricht einem Partialdruck von 84 mm Hg — also 11% des atmosphärischen Druckes. Der Sauerstoffabsorptionskoeffizient im Blute ist bei 38° C 0,022. In 100 ccm sind 0,24 ccm Sauerstoff enthalten. Bei 15° C ist der Absorptionskoeffizient 0,031. Wir können also bei 20,5% Sauerstoff in der Zimmerluft für 100 ccm Blut 0,63 ccm Sauerstoff als physikalisch absorbiert annehmen, was einem Sauerstoffplus von 0,39 ccm gleichkommt.

Die beiden Werte (0,42 und 0,39) müssen also von der Volumsabnahme, auf 100 umgerechnet, abgezogen werden. Dieser Faktor von 0,81 (0,42 + 0,39) ist für 15° C berechnet. Bei höherer Temperatur ist für jeden Grad 0,038 von dieser Zahl abzuziehen und bei jedem Grad weniger ebensoviel dazuzurechnen. Diese Berechnung gilt eigentlich nur für das arterielle Blut, kann aber auch wegen nur minimaler Differenzen für das normale venöse Blut (60—70% Sauerstoffsättigung) angewendet werden. Für niedrigere Werte muß dies in Betracht gezogen werden, was die Zahl 0,81 z. B. bei 50% reduziertem Hämoglobin auf 0,96 erhöht. Bringt man diese Zahlen in Kurvenform, so läßt sich daraus leicht der jeweilige Wert berechnen.

Um den Wert des Oxyhämoglobins zu bestimmen, müssen wir auch die Totalkapazität kennen. Der Sauerstoff wird aus dem lackfarbigen Blute durch Schütteln mit einer gesättigten Ferricyanidlösung quantitativ ausgetrieben. Etwa 0,25 ccm, die in das Gefäß über dem kleinen Hahn gebracht werden, genügen, um den Sauerstoff quantitativ auszutreiben. Nach wiederholtem Schütteln, wobei sich das Blut mit dem Ferricyanid mischt, wird noch einmal abgelesen. Die Volumzunahme in der Bürette entspricht der Gesamtkapazität des Sauerstoffes für 1 ccm Blut. Der erhaltene Wert wird ebenso auf 0° und 760 mm Hg reduziert.

Folgendes Beispiel soll die Berechnung des reduzierten Hämoglobins, des Oxyhämoglobins und der Total-O_2-Kapazität erleichtern:

I. Reduziertes Hömoglobin. Nehmen wir an, die erste Ablesung wäre 0,321. Nach der Sauerstoffsättigung finden wir in der Bürette das Flüssigkeitsniveau auf 0,302. Der Unterschied ist somit 0,019 bei 18,6° C und 750 mm Hg. Auf 0° C und 76 mm Hg berechnet, ergibt sich 1,71 Volumprozent reduziertes Hämoglobin. Die Korrektur für die physkalische Absorption der Gase wird von diesem Werte abgezogen. Da das Wasserbad 16° C hat, so kommt folgender Wert in Abzug: 0,81 bei 15° C. Bei 16° C Wassertemperatur 0,038 von 0,81 abgezogen, folglich: 0,772. Also 1,71—0,77 = 9,94% reduziertes Hämoglobin.

II. Gesamt-O_2-Kapazität. Erste Ablesung 0,153, zweite und endgültige 0,354; Differenz 0,201; auf 0° C und 760 mm Hg reduziert und mit 100 multipliziert = 18,11% Sauerstoff.

III. Oxyhämoglobin = Totalkapazität — Reduziertes Hämoglobin: 18,11—0,94 = 17,17%. Wir briugen diese Werte in folgende Tabelle:

	Reduz. Hämogl.	% O_2 deficit	Oxy-hämogl.	%-Gehalt	Total-kapazität
Arterielles Blut	0,94	5,0	17,17	95	18,11

Die Bestimmung der CO_2 geschieht auf dieselbe Weise, wie die des Gesamtsauerstoffes. Statt Ferricyanid geben wir in das obere Gefäß eine 20%ige Weinsäure.

C. Kasuistik. Gasanalysen des venösen Blutes liegen in großer Menge vor; gleichzeitige Analysen des arteriellen Blutes stellen aber eine große Seltenheit dar. Wir möchten zunächst unser ganzes Material nach Krankheiten gesondert tabellarisch zusammengestellt wissen:

1. Normale Fälle:

Fall Nr.	Arterielles Blut					Venöses Blut					Differenz des O_2-Hämogl.
	reduz. Hämogl.	% O_2 deficit	O_2-Hämogl.	% O_2-Hämogl.	Total-Hämogl.	reduz. Hämogl.	% O_2 deficit	O_2-Hämogl.	% O_2-Hämogl.	Total-Hämogl.	
I	1,80	10	16,40	90	18,20	6,57	34	12,80	66	19,37	3,60
II	0,00	0,00	18,48	100	18,48	5,72	30	13,12	70	18,84	5,36
III	0,92	5,0	17,43	95	18,35	5,51	36	13,01	64	18,52	4,42
IV	1,08	6,5	16,90	93,5	17,98	7,04	39	11,00	61	18,04	5,90
V	0,90	4,8	17,87	95,2	18,77	7,17	38	11,70	62	18,87	6,17

Fall I ist ein 28 Jahre altes Mädchen, das wegen Hysterie aufgenommen wurde.

Fall II ein 30 Jahre alter Mann, der angeblich ein Ulcus duodeni haben sollte.

Fall III ein 48 Jahre alter Mann, mit angeblicher Apizitis.

Fall IV ein 38 Jahre alter Mann, völlig gesund.

Fall V ein 22 Jahre alter Mann mit abgeheilter Apizitis.

Berücksichtigen wir nun die Differenz in der %-Sättigung, so kommen wir zu folgenden Zahlen:

Fall Nr.	Arterielles Blut in %	Venöses Blut in %	Differenz
I	90	66	24
II	100	70	30
III	95	64	31
IV	93,5	61	32,5
V	95,2	62	33,2

Man kann sagen, daß beim Durchfließen des Blutes durch die Armvenen eines normalen Menschen durchschnittlich 30 % des Sauerstoffes verbraucht werden. Als weitere Tatsache glauben wir buchen zu können, daß das Sauerstoffdefizit im arteriellen Blute großen Schwankungen unterworfen sein kann; selbst 10 % des gesamten Hämoglobins können im arteriellen Blute beim normalen, also nicht dyspnoischen Menschen in reduzierter Form zirkulieren.

2. Fälle mit Kreislaufinsuffizienz:

a) Aortenfehler.

Fall Nr.	Arterielles Blut					Venöses Blut					Differenz des O_2-Hämogl.
	reduz. Hämogl.	% O_2 deficit	O_2-Hämogl.	% O_2-Hämogl.	Total-Hämogl.	reduz. Hämogl.	% O_2 deficit	O_2-Hämogl.	% O_2-Hämogl.	Total-Hämogl.	
I	0,72	5	13,92	95	14,64	7,74	53	6,73	47	14,47	7,19
II	0,05	0,3	14,93	99,7	14,98	3,49	23	11,52	77	15,01	2,51
III	0,0	0,0	16,81	100	16,81	4,10	25	12,60	75	16,71	4,21
IV	1,38	9,5	13,32	90,5	14,70	5,80	39	8,90	61	14,70	4,42
V	1,43	8,0	16,07	92	17,50	3,83	24	12,77	76	17,06	3,30
VI	3,35	28	8,37	72	11,72	8,64	73	3,27	27	11,8	5,08
VII	0,1	$^1/_2$	17,50	99,5	17,60	6,26	36	11,32	64	17,58	6,18
VIII	0,88	5	17,15	95	18,03	6,18	33	11,85	67	18,03	5,30
IX	2,01	14	10,82	86	13,83	11,12	85	2,71	15	13,83	8,11

Alle Fälle, die hier Aufnahme fanden, sind Aortenfehler; viele hatten Komplikationen, so daß es notwendig erscheint, bevor wir das entsprechende Material zu deuten versuchen, auch die Krankengeschichten zu berücksichtigen.

Fall I. 43 Jahre alter Mann: zunächst Zeichen, die an einen Lungenprozeß erinnerten, später kam Kurzatmigkeit hinzu, besonders in der Nacht. Er muß dabei zum Fenster laufen, um sich abzukühlen. Seither auch krampfartige Schmerzen in der Herzgegend. Seit einiger Zeit ein dumpfes Druckgefühl in der Lebergegend. Die nächtlichen Anfälle haben sich in der letzten Zeit gebessert. Objektiv die typischen Zeichen einer luetischen Aorteninsuffizienz; starke Stauungsleber, nur geringgradige Ödeme an den Beinen. Puls 130 p. M. Vorhofflimmern, deutliche Dyspnoe. Blutdruck normal. Starke Cyanose.

Fall II. 47 Jahre alte Frau, hatte vor 12 Jahren Gelenkrheumatismus; vor 3 Jahren eine schwere Grippe, seither immer Atembeschwerden, besonders bei größeren Anstrengungen. In letzter Zeit starke Ödeme der Beine. Atemnot bei den geringsten Bewegungen. Im Harn viel Eiweiß und Urobilin. Blutdruck 235/105. Puls 90 p. M. Röntgenologisch ein mächtiges Cor aorticum.

Fall III. 40 Jahre alt; hatte oft Halsentzündungen; er weiß, daß er bereits seit vielen Jahren einen Herzfehler hat, ebenso ist es ihm bekannt, daß er eine Nephritis hat (es besteht auch eine Retinitis alb.). Seit kurzer Zeit Herzbeschwerden und Atemnot. Mäßige Ödeme an den Beinen. Im Harn 10—15 % Eiweiß. Keine Dyspnoe. Blutdruck 215/108. Puls 120 p. M.

Fall IV. 49 Jahre alter Mann. Seit 20 Jahren Husten und Atemnot. In den letzten Jahren dauernd geschwollene Beine; oft Husten. Thorax emphysematös. Hochgradige Cyanose und Dyspnoe, dabei mächtige Ödeme, die bis über den Nabel reichen. Blutdruck 120. Bei der Sektion zeigt sich eine rezidivierende frische Endokarditis der Aorta. Hypertrophie des rechten und linken Herzens. Geringes Emphysem. Cor adiposum. Braune Induration der Lunge, Stauungsorgane. Die Arterienpunktion geschah 5 Tage ante exitum.

Fall V. 62 Jahre alter Mann. Im 18. Jahre Lues. Seit 10 Jahren Herzbeschwerden in Form von Erstickungsanfällen. Einmal ein besonders schwerer Erstickungsanfall. 4 Jahre später zum ersten Male geschwollene Beine, seither nie mehr ganz ödemfrei. Seit einem Jahre Häufung der Angstanfälle, die sowohl bei Tag als auch bei der Nacht auftreten. In der letzten Zeit wieder ein sehr starker Erstickungsanfall, so daß er mit der Rettungsgesellschaft nach Hause gebracht werden mußte. Er raucht sehr viel, bis 40 Zigaretten im Tag. Früher viel Wein. Objektiv ein Cor aorticum mit mächtiger Erweiterung der Aorta (wahrscheinlich Aneurysma). Fast jeden Abend Auftreten von dyspnoischen Anfällen, die unter Morphium rasch schwinden. Während des Anfalles Rasseln über der Lunge. Mäßig starke Cyanose, Ödeme bis zum Nabel reichend. Pulszahl 130 p. M. Blutdruck 120/70 mm Hg.

Fall VI. 45 Jahre alter Mann. Zuerst die Erscheinungen einer Apicitis. Gleichzeitig wurde auch ein Herzfehler entdeckt. Deswegen nicht kriegsdiensttauglich. Herzbeschwerden seit einer Grippe, die vor 5 Monaten bestand. Zuerst nur Kurzatmigkeit, später auch Ödeme der Beine. Da dieselben stärker wurden, Aufnahme auf die Klinik. Objektiv die Zeichen einer Aorteninsuffizienz mit Mitbeteiligung des rechten Herzens (Wassermann negativ); Exitus. Bei der Sektion chronische ulceröse Endokarditis der Aortenklappen mit Insuffizienz und Stenose des Aortenostiums. Geringe Beteiligung auch der Mitralklappen. Unmittelbare Todesursache; Pneumonie und frische akute Nephritis. Die Punktion geschah in einer Periode als der Patient noch nicht fieberte; gleichzeitig bestand starke Dyspnoe. Pulszahl 106 p. M. Blutdruck 140 mm Hg. Starke Cyanose. Hochgradige Bronchitis.

Fall VII. 60 Jahre alte Frau. Seit 20 Jahren Herzklopfen und Atemnot bei Anstrengungen. Vor 4 Jahren Verschlimmerung des Leidens. Häufig Anfälle von Kurzatmigkeit, besonders bald nach dem Einschlafen, oft verbunden mit Brustschmerzen, Angstgefühl. Seit einem Jahr wenig Urin und Schwellung der Beine. Vorübergehende Besserung. Mächtiges Cor aorticum, kleiner Flüssigkeitserguß in der Pleura. Leichtes Emphysem, keine auffällige Dyspnoe, beträchtliche Ödeme. Blutdruck 140 mm Hg. Puls 96 p. M.

Fall VIII. 47 Jahre alter Mann. In der Jugend Scharlach, seither immer etwas Eiweiß. Später Gelenkrheumatismus, im Anschluß daran entwickelt sich Herzleiden. Bis vor einem Jahr beschwerdefrei. In der Nacht bekam er plötzlich Atemnot, von nun an kann er sich nicht mehr erholen, er wird fast dauernd von Atemnot gequält. In letzter Zeit geschwollene Beine. Herzmittel sind ohne Wirkung. Objektiv die typischen Zeichen einer Aorteninsuffizienz. Puls 120 p. M. Blutdruck 126 mm Hg. Starke Dyspnoe. Deutliche Cyanose.

Fall IX. Es betrifft denselben Patienten, den wir bereits unter Fall VII beschrieben haben. Der Patient bekam plötzlich maximalste Dyspnoe und intensivste Cyanose. In einem solchen Anfall neuerliche Punktion der Arterie.

Aus den kurzen Angaben ist bereits zu ersehen, daß die einzelnen Fälle von Aorteninsuffizienz nicht miteinander zu vergleichen sind. Fälle III und VII sind relativ am besten kompensiert gewesen, die übrigen zeigten z. T. schwerste Inkompensationserscheinungen.

Berücksichtigen wir auch hier die Differenzen der %-Sättigung, so kommen wir zu folgenden Werten:

Fall Nr.	Arterielles Blut in %	Venöses Blut in %	Differenz
I	95	47	48
II	99	77	22
III	100	75	25
IV	90,5	61	29,5
V	92	76	16
VI	72	27	45
VII	99,5	64	35,5
VIII	95	67	28
IX	86	14	72

Sehen wir von den drei Fällen (I, VI und IX) ab, so zeigen die Differenzen keine wesentlichen Unterschiede gegenüber Normalwerten. Eher könnte man sagen, daß eine Neigung zu Beschleunigung besteht, denn vier Werte geben Differenzen unter 30 %. Auch hier sieht man, daß mit Ausnahme zweier Fälle (VI und IX) das arterielle Blut maximal mit Sauerstoff gesättigt erscheint. Dort, wo sich beträchtliche Mengen an reduziertem Hämoglobin zeigten, waren Komplikationen von Seite der Lunge nicht zu vermissen.

b) Mitralfehler (siehe Tabelle S. 44).

Auch hier möchten wir einen kurzen Auszug aus den Krankengeschichten angeschlossen wissen.

Fall I. 51 Jahre alte Frau, klagt zuerst über Beschwerden, die vom Arzt als Gallensteinkrankheit gedeutet wurden (Stauungsleber). Dauernd Schmerzen dortselbst, besonders wenn sie geht, oder auf der rechten Seite liegt. Seit kurzer Zeit Ödeme an den Beinen, Steigerung der Kurzatmigkeit. Objektiv mächtige Herzvergrößerung von mitralem Typus; beiderseitiger Hydrothorax; stark ausgeprägte Cyanose. Blutdruck 90 mm Hg. Sehr starke Dyspnoe.

Fall II. Es betrifft dieselbe Frau; ihre Beschwerden haben sich bedeutend gesteigert, sie verbringt den ganzen Tag sitzend in einem Lehnstuhl, Liegen unmöglich. Die Ödeme haben zugenommen. Tägliche Harnmenge 100—200 cm.

Fall Nr.	Arterielles Blut					Venöses Blut					Differenz des O_2-Hämogl.
	reduz. Hämogl.	% O_2 deficit	O_2-Hämogl.	% O_2-Hämogl.	Total-Hämogl.	reduz. Hämogl.	% O_2 deficit	O_2-Hämogl.	% O_2-Hämogl.	Total-Hämogl.	
I	0,0	0,0	16,04	100	16,04	6,60	40	9,66	60	16,26	6,38
II	0,0	0,0	13,85	100	13,85	5,72	42	7,86	58	13,58	5,99
III	1,2	8,0	14,75	92	15,95	10,81	68	4,39	32	15,75	10,36
IV	0,9	5,0	17,47	95	18,37	8,01	42	10,36	58	18,37	7,11
V	0,0	0,0	12,09	100	12,09	9,67	80	2,38	20	12,05	9,67
VI	1,00	6,0	16,40	94	17,40	11,73	69	5,43	31	17,18	10,97
VII	0,50	3,0	18,30	97	18,80	5,20	28	13,40	72	18,68	4,90
VIII	0,70	4,0	15,80	96	16,99	3,20	20	13,80	80	17,00	2,00
IX	0,00	0,0	19,00	100	19,00	8,78	46	10,30	54	19,08	8,70

Die Cyanose hat vielleicht noch zugenommen. Blutdruck 92 mm Hg. Wenige Tage später Exitus. Die Sektion zeigt Knopflochstenose, mit geringer Beteiligung der Aortenklappen, mäßiges Emphysem der Lungen, geringer Hydrothorax beiderseits, Stauungsorgane. Etwas Ascites.

Fall III. 58 Jahre alte Frau. In der Jugend Gelenksrheumatismus. Seit 6 Jahren Herzbeschwerden mit gelegentlichen Ödemen an den Beinen. Zeiten relativer Besserung wechseln mit solchen starker Inkompensation. Hat viel und oft Digitalis, Diuretin usw. bekommen. Seit 3 Monaten gar keine Besserung, Ödeme bleiben dauernd, außerdem Entwicklung eines mächtigen Ascites. Gelegentlich Anfälle von Schmerzen in der Herzgegend. Objektiv das typische Bild einer inkompensierten Mitralstenose. Hochgradige Zyanose und Dyspnoe. Großes Abdomen, in dem viel Flüssigkeit nachweisbar, trotzdem eine große tastbare Leber. Patientin vermag nicht im Bett zu liegen. Puls 98 p. M. Blutdruck 120 mm Hg. Das Abdomen muß punktiert werden. Tags darauf Arterienpunktion.

Fall IV. 62 Jahre alte Frau. Seit langer Zeit Kurzatmigkeit, oft mit Husten verbunden. Vor einem Jahr beiderseitige fieberhafte Bronchitis, in der Folge Zunahme der Beschwerden, die sich aber bei Ruhe bessern. Zuletzt Ödeme, besonders wenn sie längere Zeit außer Bett ist. Objektiv die Zeichen eines kombinierten Mitralfehlers. Puls 88 p. M. Deutliche Ödeme und Cyanose, bei Bettruhe kaum subjektive Beschwerden. Leber vergrößert, sie reicht 3 Querfinger über den Rippenbogen.

Fall V. 38 Jahre alte Frau, die seit ihrer Jugend an einem Herzfehler leidet, den sie im Anschluß an einen Gelenksrheumatismus aquiriert hatte. Sie war nie besonders leistungsfähig. Erst mit 20 Jahren Menses, die oft Monate lang ausbleiben. Vor einem Jahr wurde sie wegen Ödemen bettlägerig; hochgradige Kurzatmigkeit bei geringsten Bewegungen. Harnmenge sehr gering. Objektiv schweres Mitralvitium. Puls außerordentlich klein. Mächtige Stauungsleber. Hochgradige Cyanose (typische Blausucht). Die gewöhnlichen Herzmittel versagen völlig. Puls 72 p. M. Blutdruck 120 mm Hg. Harnmenge äußerst gering. Schließlich plötzlicher Exitus. Die Obduktion zeigt Knopflochstenose der Mitralklappe, Andeutung eines Vorhofthrombus, Stauungsorgane, beiderseitiger Hydrothorax.

Fall VI. 40 Jahre alte Frau, hatte als 9 jähriges Kind Gelenksrheumatismus, seither ein Vitium; zuerst keine subjektiven Beschwerden; heiratete und hatte 3 Kinder, jede Geburt mit schweren kardialen Beschwerden verbunden. Sonst subjektive Beschwerden nur bei stärkerer Arbeit (Stiegensteigen usw.).

Die letzte Schwangerschaft mußte wegen kardialer Störungen unterbrochen werden. Seit einem Jahre fast kontinuierlich Herzbeschwerden (Atemnot selbst bei kleinsten Anstrengungen). Gelegentlich bettlägerig. In letzter Zeit wurde ihr Gesicht deutlich blau; Harn sehr gering; kaum Andeutung von Ödemen. Objektiv das Bild einer Mitralinsuffizienz. Mächtige Stauungsleber, starke Dyspnoe, beiderseitiger Hydrothorax. Nach Digitalis wesentliche Besserung. Die Arterienpunktion wird noch vor der Darreichung von Digitalis durchgeführt. Puls 70 p. M. Blutdruck 170 mm Hg.

Fall VII. 43 Jahre alter Mann. Hatte in der Jugend Gelenkrheumatismus, vor 2 Jahren durch 5 Monate hindurch Grippe (hohes Fieber). Vor 1 Jahr heftiger Schreck, seither Herzbeschwerden. Oft bettlägerig. Vor einigen Wochen Einsetzen von Schwellungen an den Beinen, später auch des Bauches. Schmerzen in der Lebergegend. In der Nacht oft krampfartiger Husten, auf Tropfen Besserung. Beim Herumgehen bekommt der Patient Atemnot und Herzklopfen. Bei der Untersuchung zeigt sich ein Mitralfehler, vorwiegend Stenose. Relativ geringgradige Stauungserscheinungen. Mäßige Cyanose, aber deutliche Dyspnoe. Puls 98 p. M. Blutdruck 120 mm Hg.

Fall VIII. 53 Jahre alter Mann. In der Jugend Gelenksrheumatismus. Im Anschluß daran entwickelt sich ein Herzfehler (hat nicht turnen können). Stets Herzklopfen und Atembeschwerden beim Herumgehen. In letzter Zeit entschiedene Verschlechterung seines Zustandes. Vor 3 Jahren zum ersten Mal Schwellungen an den Beinen. Seither immer wieder Neigung zu Ödemen, die nie völlig verschwinden. Klinisch das typische Bild einer Mitralstenose, kleiner Puls. Keine wesentlichen Zeichen von Inkompensation. Geringe Ödeme, kaum Dyspnoe. Etwas Stauungsbronchitis. Puls 70 p. M. Blutdruck 130 mm Hg.

Fall IX. 34 Jahre alter Mann, der seit seinem 14. Jahre an einem Herzfehler leidet, den er im Anschluß an einen Gelenksrheumatismus aquiriert hatte. Er war nie besonders leistungsfähig, doch konnte er seinen Pflichten als Beamter gut nachkommen. Voriges Jahr eine Angina mit hohem Fieber, im Anschluß daran chronisches Herzsiechtum. Zuerst Dyspnoe beim Liegen, Husten in der Nacht, dann langsam auftretende Schwellungen an den Beinen; das Gesicht wird bläulich, Druckempfindlichkeit der Leber, wenig Harn, Zunahme des Umfanges des Bauches. Objektiv das schwere Bild eines inkompensierten Mitralfehlers; Puls klein, 104 p. M. Blutdruck 140 mm Hg. Vor Darreichung des Digitalis Arterienpunktion. Digitalis wird schlecht vertragen, nützt auch nichts. Auf Diuretin wesentliche Besserung.

Fall Nr.	Arterielles Blut in %	Venöses Blut in %	Differenz
I	100	60	40
II	100	58	42
III	92	32	60
IV	95	58	37
V	100	20	80
VI	94	31	63
VII	97	72	25
VIII	96	80	16
IX	100	54	46

Als Maß der Blutgeschwindigkeit kann der prozentische Verlust an Sauerstoff im arteriellen Blute gelten; legen wir diesen Maßstab an die besprochenen Fälle von Mitralfehlern, so läßt sich sagen, je stärker im allgemeinen die Inkompensation, desto langsamer das Fließen des Blutes. In allen Fällen haben wir Zahlen feststellen können, die weit höher erscheinen, als wir sie je bei unseren normalen Kontrollfällen sahen. Merkwürdig sind die Werte, die bei den relativ am wenigsten betroffenen Fällen erhoben werden konnten, da sie sich nicht einmal mit den niedrigsten Zahlen vergleichen lassen, die wir bei unseren Normalfällen fanden.

Weiter soll aus diesen Zahlen die Sauerstoffsättigung des Arterienblutes hervorgehoben werden. In keinem einzigen Fall sahen wir hohe Werte im Sinne einer Vermehrung des reduzierten Hämoglobins. Wenn man bedenkt, wie leicht sich bei Erkrankungen des linken venösen Ostiums Stauungszustände der Lunge zeigen, die doch zu den häufigsten Begleiterscheinungen von Mitralfehlern gehören, so muß man sich wundern, wieso es nicht doch gelegentlich zur Anoxyämie kam. Die langsame Blutbewegung durch die Lunge scheint dies zu verhindern.

3. Lungenemphyseme:

Fall Nr.	Arterielles Blut					Venöses Blut					Differenz des O_2-Hämogl.
	reduz. Hämogl.	% O_2 deficit	O_2-Hämogl.	% O_2-Hämogl.	Total-Hämogl.	reduz. Hämogl.	% O_2 deficit	O_2-Hämogl.	% O_2-Hämogl.	Total-Hämogl.	
I	1,60	12,0	13,17	88	14,77	5,72	42,0	8,92	58	14,64	4,25
II	4,04	30,0	10,34	70	14,38	8,05	60,0	6,83	40	14,88	3,51
III	3,95	22,0	15,08	79	18,03	7,57	42,0	10,42	58	17,99	4,66
IV	5,20	28,0	13,40	72	18,60	13,61	72	5,13	28	18,74	8,27
V	4,20	21,5	15,20	78	19,40	13,85	71	5,45	29	19,30	9,75
VI	0,00	0,00	14,80	100	14,80	5,01	34	9,59	66	14,66	5,21
VII	2,70	15,0	15,30	85	18,00	6,59	37	11,36	63	17,95	3,94
VIII	2,47	13,0	16,50	87	18,97	7,56	40	11,33	60	18,89	5,17

Aus den Krankengeschichten sei folgendes erwähnt:

Fall I. 71 Jahre alte Frau, die seit einem Jahr über starken Husten und Auswurf klagt, sowie über Erstickungsgefühl und Krampfanfälle in der Herzgegend. Seit kurzer Zeit geschwollene Füße und wenig Harn. Starke Kurzatmigkeit, besonders bei Bewegungen. Die Frau zeigte eine mäßige Alterskyphose, der Thorax typisch emphysematös gebaut. Über der ganzen Lunge Giemen und Pfeifen zu hören. Hochgradige Cyanose. Puls 80 p. M. Blutdruck 130 mm Hg, kein Fieber.

Fall II. 62 Jahre alter Mann. Immer gesund, aber bei jeder Erkältung Bronchitis. Beschwerden erst in den letzten Wochen: Atembeschwerden, Druck in der Herzgegend; Patient fühlt sich täglich schlechter und kurzatmiger. Früher starker Raucher, kein Alkohol. Leichte Ödeme an den Beinen. Etwas Leberschwellung, wenig Harn. Thoraxbefund der eines Emphysems. Hochgradigste Cyanose. Viel Sputum. Blutdruck 105 mm Hg. Puls 102 p. M.

Fall III. 75 Jahre alte Frau. Seit vielen Jahren unter den Erscheinungen ihres Emphysems leidend. Seit 3 Jahren auch Zeichen von Herzinsuffizienz, die sich aber regelmäßig durch Digitalis bessern lassen. In einem Anfall von neuerlicher Herzinsufficienz wird sie an die Klinik gebracht. Alle Zeichen eines hochgradigen Emphysems im Stadium kardialer Insuffizienz. Mächtige Stauungsleber. Enorme Cyanose. Dabei relativ geringe Dyspnoe. Nur wenn sie sich bemüht, aus dem Bett zu steigen, starke Kurzatmigkeit. Puls 115 p. M. Blutdruck 180 mm Hg.

Fall IV. 67 Jahre alter Mann. Seit Kindheit Atembeschwerden. Nie, auch jetzt nicht Gefühl von Herzklopfen. Seit 2 Jahren Schwellung der Beine, dabei Husten, gelegentlich Fieber und reichliche Expektoration. Mächtiges Emphysem. Der Thorax typisch faßförmig. Das Merkwürdige ist das Mißverhältnis zwischen hochgradiger Zyanose und fast völlig fehlender Dyspnoe. Der Patient liegt durch Wochen hindurch — so lange lag er bei uns an der Klinik — ganz eben, ohne erhöhten Kopf im Bett; er benötigt nur ein Kopfkissen. Blutdruck 120 mm Hg. 80—90 Puls. Im Bereiche der unteren Extremitäten starke Ödeme.

Fall V. Es betrifft den vorhergehenden Patienten. Wir haben ihn 6 Wochen später noch einmal punktiert, weil sich sein Zustand eher verschlechtert hat. Auch jetzt noch steht die Dyspnoe absolut nicht im Vordergrund. Nur wenn er aufgefordert wird, sich zu bewegen leichte Kurzatmigkeit. Nach wie vor höchste Cyanose, ohne das geringste Gefühl von Orthopnoe. 4 Tage später ist er gestorben. Bei der Sektion zeigte sich: chronisches z. T. bullöses Emphysem, diffuse eitrige Bronchitis. Beiderseitiger Hydrothorax. Die unteren Anteile der Lunge erscheinen komprimiert. Mächtige exzentrische Hypertrophie des rechten Herzens. Keine Zeichen einer Pulmonalsklerose. Chronische Stauung aller Organe.

Fall VI. Dieser 57 Jahre alte Mann ist aus der Ambulanz aufgenommen worden, ohne daß er über Erscheinungen von Seite seines Emphysems zu klagen hatte. Wir sehen in ihm ein völlig kompensiertes Emphysem. Trotzdem bestand mächtige Lungenblähung, doch ohne irgendwelche Zeichen von Bronchitis. Herz vollkommen intakt. Blutdruck 160 mm Hg. Pulszahl 88 p. M.

Fall VII. 64 Jahre alter Mann, der über Brustbeschwerden klagt; seit einem Trauma (Hufschlag) oft Husten und Expektoration von viel Sputum. Stärkere Beschwerden im Winter. Neigt leicht zu Katarrhen. Dabei jedesmal starke Atemnot. Seit einigen Wochen Druck in der Lebergegend, verbunden mit Atemnot, aber nur beim Herumgehen. Geringe Ödeme an den unteren Extremitäten. Deutlich cyanotisch. Blutdruck 158 mm Hg. 80 Pulse p. M. Äußerer Habitus der eines Emphysematikers.

Fall VIII. 51 Jahre alte Frau, die seit ihrer Jugend in staubiger Luft zu arbeiten hat, leidet bereits viele Jahre an Bronchitis. In der letzten Zeit öfter fieberhafte Anfälle verbunden mit Erstickungsgefühl. Seit einem Monat Schwellung der Beine, Druck in der Lebergegend. Auch ihrer Umgebung ist es aufgefallen, daß ihr Gesicht bläulich verfärbt wurde. Nach wie vor viel Husten und Expektoration eines eitrigen Sputums. Abgemagerte Frau mit typischem emphysematösen Thorax. Starke Cyanose, geringe Dyspnoe; nur beim Herumgehen Gefühl von Kurzatmigkeit. Puls 100 p. M. 154 mm Hg Blutdruck.

Die nächste Tabelle (siehe S. 48) bringt die Differenzen der prozentigen Sättigung zwischen arteriellem und venösem Blute.

Vergleichen wir diese Werte mit jenen bei Mitralstenose, resp. Insuffizienz, so ergibt sich ein bemerkenswerter Unterschied. Tatsächlich zeigt sich hier die Geschwindigkeit nur in zwei Fällen wesentlich herabgesetzt (eigentlich handelt es sich jedesmal um denselben Patienten), sonst sind die Werte gegenüber der Norm kaum verschoben. In dem

Fall Nr.	Arterielles Blut in %	Venöses Blut in %	Differenz
I	88	58	30
II	70	40	30
III	79	58	20
IV	72	28	44
V	78	29	49
VI	100	66	34
VII	85	63	22
VIII	87	60	27

einen Falle, wo die Differenz etwa 49 % betrug, hat es sich um eine ganz eigentümliche Form schwerster Insuffizienz des rechten Herzens gehandelt. Im Vordergrunde des Interesses steht aber die Überladung des arteriellen Blutes mit reduziertem Hämoglobin. Hier besteht tatsächlich das, was HALDANE[1]) Anoxyämie nennt. Offenbar ist beim vorgeschrittenen Emphysem die Lunge nicht imstande, die entsprechende Arterialisierung des venösen Blutes zu gewährleisten.

Mitralfehler und Fälle von Lungenemphysem können gleich intensiv cyanotisch aussehen; während es sich aber in dem einen Fall nur um eine scheinbar träge Zirkulation des Blutes innerhalb der Capillaren handelt, das Blut also zuviel seines Sauerstoffes verliert, kommt das arterielle Blut beim Lungenemphysem bereits sauerstoffarm in den Bereich der Capillaren, wo es neuerdings Sauerstoff einbüßt.

4. Pneumonien und Kyphoskoliosen (inklusive zwei Fieberfällen).

Fall Nr.	Arterielles Blut					Venöses Blut					Differenz des O_2-Hämoglobins
	reduz. Hämogl.	% O_2 deficit	O_2-Hämogl.	% O_2-Hämogl.	Total Hämogl.	reduz. Hämogl.	% O_2 deficit	O_2-Hämogl.	% O_2-Hämogl.	Total Hämogl.	
I	1,32	7,0	17,39	93	18,71	8,17	40	11,70	60	18,87	5,69
II	1,26	7,0	18,01	93	19,27	4,40	27	14,91	76	19,31	3,10
III	4,01	18,0	18,42	72	22,43	10,50	47	11,93	53	22,43	6,49
IV	1,00	7,0	14,10	93	15,10	2,30	15	12,90	85	15,20	1,20
V	5,07	29,0	12,02	71	17,07	5,96	36	11,11	64	17,07	0,91
VI	1,77	10,0	16,57	90	18,34	2,64	17	15,38	83	18,24	1,19
VII	1,30	8,0	15,71	92	17,01	4,71	27	11,98	73	16,89	3,73
VIII	0,80	4,0	18,77	96	19,57	2,28	12	16,98	88	19,24	1,79
IX	0,30	1,5	17,82	98,5	18,12	4,61	25	13,75	75	18,30	4,07
X	0,20	1,5	13,57	98,5	13,77	3,97	29	9,80	71	13,77	3,77

Aus den entsprechenden Krankengeschichten sei hervorgehoben:

Fall I. 22 Jahre alte Frau, die vor 6 Tagen an Lungenentzündung erkrankt ist; es besteht hohes Fieber (dauernd zwischen 39 und 40° C schwankend). Sie ist zeitweise bewußtlos, nicht auffallend kurzatmig, stark fiebergerötet, vielleicht

[1]) HALDANE: British med. Journal 1919, July 19.

etwas cyanotisch aussehend. Die Pneumonie lokalisiert sich bloß über dem rechten Unterlappen — hierselbst massive Dämpfung. Die Frau hat viel Digitalis bekommen. 2 Tage nach der Punktion kritischer Abfall und Heilung. Puls 110, Blutdruck 120 mm Hg.

Fall II. 63 Jahre alte Frau, die schon öfter wegen Anfällen von Herzinsuffizienz bei Hypertonie an der Klinik lag, kommt neuerdings, diesmal hochfiebernd, an die Klinik. Temperatur 39,6, Puls sehr frequent, gut gespannt. Mäßige Dyspnoe, leichte Cyanose; die Patientin erhält sofort größere Digitalisdosen. Am 3. Tage des hohen Fiebers wird die rechtsseitige Unterlappenpneumonie manifest. 3 Tage nach der Arterienpunktion Abfall der Temperatur und Heilung. Blutdruck 200 mm Hg. Pulszahl 98 p. M.

Fall III. 37·Jahre alter Mann, der als Kind schwere Rachitis überstand. Später Keuchhusten. Die starke Verkrümmung der Thorax seit frühester Kindheit. Litt häufig an Bronchitiden, wobei er stets zu Bett liegen mußte. Seit 3 Jahren gelegentlich auch Herzbeschwerden; vor etwa 8 Tagen begannen die Beine anzuschwellen, später Druckgefühl in der Lebergegend. Objektiv das typische Bild einer Insuffizienz des rechten Herzens bei Kyphoskoliose. Über den Lungen bronchitische Geräusche zu hören. Maximalste Cyanose und Orthopnoe. Er verbringt die Nächte sitzend. Starke Dyspnoe, Kein Fieber. Puls 98 p. M. Blutdruck 120 mm Hg. Trotz Digitalis keine Besserung. 3 Tage nach der Arterienpunktion Exitus.

Fall IV. 44 Jahre alter Mann, der seit 4 Tagen eine Pneumonie haben soll. Er kommt in desolatem Zustande an die Klinik. Der Puls ist außerordentlich frequent und weich. Die Temperatur schwankt zwischen 39,6 und 40,0. Fliegende Atmung. Im Bereiche beider Unterlappen Dämpfung und Bronchialatmen. Auch sonst über der Lunge Rasseln (beginnendes Lungenödem?). Trotz Campher, Strophantus in der folgenden Nacht Exitus. Der Mann war ein starker Potator.

Fall V. 50 Jahre alter Mann, starker Raucher und Potator, erkrankt mit Schüttelfrost, Fieber und Hustenreiz. 2 Tage später wird die Pneumonie erkannt und Patient an die Klinik gewiesen. Trotz entsprechender Maßnahmen verschlimmert sich das Krankheitsbild zusehends. Hohes Fieber, meist 39,6, Dyspnoe, Cyanose. Kleiner weicher Puls, 130 p. M. Blutdruck 105 mm Hg. 2 Stunden ante Exitum wird die Arterienpunktion vorgenommen.

Fall VI. 57 Jahre alter Mann, der an die Klinik wegen eines Lebertumors gebracht wurde. Die klinische Diagnose wurde auf primäres Ca hepatis gestellt — was sich nachträglich auch bei der Sektion bestätigte. Der Mann bekommt plötzlich Schüttelfrost mit nachfolgendem Fieber. Am 3. Tag ist die Pneumonie bereits deutlich ausgeprägt. Puls sehr beschleunigt, 140 p. M. Temperatur schwankt zwischen 38,9 und 40,0. Stark ausgeprägte Dyspnoe, deutliche Cyanose. Puls weich. Bei der Sektion zeigt sich eine beiderseitige Unterlappenpneumonie. Lungenödem.

Fall VII. 44 Jahre alte Frau, die wegen Fieber in die Ambulanz kam, sonst gar keine Beschwerden, außer Hustenreiz. Es wird eine Unterlappenpneumonie festgestellt und deswegen die Aufnahme auf die Klinik anempfohlen. Die Pneumonie dürfte laut Anamnese etwa 5 Tage alt sein. Trotz der typischen Erscheinungen einer Pneumonie auffallend geringe subjektive Beschwerden; Fieber zwischen 38,9 und 39,6 schwankend. Puls kräftig, etwas frequent, 120 p. M., aber von guter Spannung. Keine Dyspnoe, noch Cyanose. Am 2. Tage nach der Arterienpunktion kritischer Temperatursturz und Heilung.

Fall VIII. 54 Jahre alte Frau, die im Anschluß an eine Erkältung mit Schüttelfrost und Fieber erkrankte. Bereits am 2. Tage Delirien und hochgradige

Dyspnoe und Cyanose. Expektoration eines rostbraunen Sputums, das aber bald in ein grünliches, ziemlich flüssiges Sputum umschlägt. Am 3. Tag Collaps, der sich aber durch Campher, Coffein bannen läßt. Größere Digitalisdosen. Während einer Temperatur von 39,6 wird die Arterienpunktion vorgenommen. Puls sehr frequent, klein und weich. Atmung sehr oberflächlich, leicht benommen. Schließlich führt der Prozeß doch zur Heilung. Die klinische Diagnose lautete beiderseitige Unterlappenpneumonie.

Fall IX. 23 Jahre altes Mädchen, das wegen Typhusverdacht an die Klinik gebracht wurde. Alle typischen Erscheinungen eines Typhus. Doch erweist sich der Prozeß als Paratyphus. Die Temperaturen schwankten meist um 39,8. In einer solch hohen Fieberperiode wurde die Arterienpunktion vorgenommen. Puls 110 p. M. Blutdruck 120 mm Hg. Keine Dyspnoe, keine Cyanose.

Fall X. 40 Jahre alte Frau, die wegen Fieber, Leber- und Milzvergrößerung an die Klinik verwiesen wurde. Eine sichere Diagnose konnte nicht gestellt werden. Lymphogranulom oder Tuberkulose. Puls relativ langsam. Keinerlei subjektive Beschwerden. Während der Arterienpunktion betrug die Temperatur 39,3; 90 Pulse p. M. Blutdruck 120 mm Hg.

Zunächst die Differenzwerte der prozentuellen Sauerstoffsättigung:

Fall Nr.	Arterielles Blut in %	Venöses Blut in %	Differenz
I	93	60	33
II	93	76	17
III	72	53	19
IV	93	85	8
V	71	64	7
VI	90	83	7
VII	92	73	19
VIII	96	88	8
IX	98,5	75	23,5
X	98,5	71	27,5

Folgen wir unseren Voraussetzungen und nehmen wir an, daß die Differenz in den Sauerstoffwerten als Maß der Blutgeschwindigkeit angenommen werden kann, dann lassen sich beträchliche Unterschiede bei den verschiedenen Pneumonien nicht hinwegleugnen. Von den sieben Pneumonien, über die wir hier berichten können, zeigen drei Beschleunigungen des Blutes, wie sie eventuell auch bei normalen Menschen vorkommen. Immerhin zeigen davon auch zwei (Fall II und VII) recht niedrige Werte, so daß es sich auch hier um beträchtliche Geschwindigkeiten im Armblute handeln muß. Die vier übrigen Fälle (Fall IV, V, VI und VIII) fallen aber ganz aus dem Rahmen unserer Beobachtungen. Merkwürdigerweise handelt es sich hier gerade um die schwereren Formen, und zwar um Patienten, die Neigung zu Lungenödem darboten. Nachdem alle die hier angeführten Fälle hohes Fieber zeigten, dürften die Unterschiede damit nicht allein zusammenhängen. Wenn man bedenkt, daß wir uns im Rahmen der Asthma cardiale-Frage speziell für die erhöhte Blutgeschwindigkeit interessiert haben, und daß gerade bei diesem Zustande das Lungenödem ebenfalls im Vordergrunde steht, so wird man es verstehen, wenn wir auf diese Befunde besonderes Gewicht legen. Die beiden Fälle ohne Pneumonie, aber mit hohem Fieber, bieten kaum wesentliche Unterschiede gegenüber der Norm.

Was nun die Sauerstoffsättigung des arteriellen Blutes betrifft, so konnten wir eine deutliche Anoxyämie nur bei einer Pneumonie beobachten (Fall V). Die Behauptung von Haldane, daß dies als Signum mali ominis anzusehen sei, bewahrheitete sich auch hier, denn der Mann ist bald nachher gestorben. Der Fall von Kyphoskoliose ist an dieser Stelle nur kursorisch angeführt; er lehrt, daß es auch hier zu beträchtlichen Graden von Anoxyämie kommen kann. Bezüglich der etwas erhöhten Geschwindigkeit erinnert der Patient an die Fälle mit Emphysem.

5. Hypertonien.

Fall Nr.	Arterielles Blut					Venöses Blut					Differenz des O_2-Hämoglobins
	reduz. Hämogl.	% O_2 deficit	O_2-Hämogl.	% O_2-Hämogl.	Total-Hämogl.	reduz. Hämogl.	% O_2 deficit	O_2-Hämogl.	% O_2-Hämogl.	Total Hämogl.	
I	0,30	1,5	18,7	98,5	19,01	6,17	33,0	13,03	67	19,13	5,68
II	1,12	5,0	21,23	95,0	22,35	9,60	42,0	12,90	58	22,50	8,33
III	0,00	0,0	20,08	100	20,08	3,60	18,0	16,55	82	20,15	3,53
IV	0,70	5,0	16,01	95	16,71	4,92	29,0	11,98	71	16,89	4,03
V	0,80	5,0	17,27	95	18,07	4,87	27,0	13,20	73	18,07	4,07
VI	0,80	4,0	18,10	96	18,90	4,24	22,0	14,66	78	18,90	3,44
VII	0,38	2,0	17,22	98	17,60	5,10	29,0	12,40	71	17,60	4,82
VIII	1,47	8,0	16,68	92	18,15	4,80	27,0	13,23	73	18,03	3,45

Kurzer Auszug aus den Krankengeschichten:

Fall I. 51 Jahre alter Mann. Seit Jahren Atemnot und Herzklopfen; im letzten Jahre Nykturie. Nie Nierenentzündung. Vor kurzer Zeit Grippe, seither leichte Sprachstörungen und Vergeßlichkeit. Potus und Nikotin mäßig, keine Lues. Objektiv mächtiges Cor aorticum mit diffuser Erweiterung der Aorta. Nierenfunktion ausgezeichnet; gelegentlich Spuren Eiweiß. Blutdruck weit über 250 mm Hg, Puls 70 p. M. Nach einigen Tagen Bettruhe, völliges Wohlbefinden, ausgezeichneter Schlaf. In dieser Periode Arterienpunktion.

Fall II. 47 Jahre alter Mann. Kommt wegen Ischiasbeschwerden an die Klinik. Hat keine Ahnung, daß er eine Hypertension hat. Fühlt sich kardial vollkommen wohl, macht angestrengte Fußpartien. Im Harn eine Spur Eiweiß. Nierenfunktion vollkommen intakt. Blutdruck dauernd 240 mm Hg. Puls rhythmisch 90 p. M.

Fall III. 52 Jahre alter Mann, der vor etwa 8 Tagen Zeichen eines Schlaganfalles darbot, sich aber nach 24 Stunden wieder erholte, soweit es sich um Lähmungserscheinungen handelte; seither Neigung zu Verworrenheit. In letzter Zeit Auftreten leichter Ödeme, gelegentlich Dyspnoe, ohne direkt die Zeichen von Asthma cardiale darzubieten. Fortschreitender cerebraler Verfall.

Fall IV. 64 Jahre alter Mann. Bis vor 1 Jahr gesund. Neigung zu nächtlichem Asthma. Großes Durstgefühl, Polyurie besonders bei Nacht. Häufig Kopfschmerzen. Gelegentlich leichte Ödeme an den Beinen, die über Nacht wieder verschwinden. In der letzten Zeit Demenz und Verwirrungszustände. Wegen dieser cerebralen Störungen wird er ins Spital gebracht. Fortschreitende Verblödung. Schließlich Cheyne-Stokes-Atmung und agonale Pneumonie. Blutdruck dauernd über 240 mm Hg. Im Harn stets Eiweiß, relativ gute Nierenfunktion, im Konzentrationsversuch gelingt es, das spezif. Gewicht bis auf 1023 zu treiben. Die Arterienpunktion wurde vorgenommen, bevor sich Zeichen von Cheyne-Stokes zeigten. Die Sektion ergibt arteriosklerotische Schrumpfniere.

Fall V. 63 Jahre alter Mann. Seit 3 Jahren Atemnot und neuralgische Schmerzen in den Extremitäten, die ihn zwangen, seinen Beruf aufzugeben (Leichenträger). Hie und da Atemnot, besonders in den Abendstunden, guter Schlaf. Blutdruck weit über 240 mm. Pulszahl 60 p. M. Großer linker Ventrikel und Erweiterung der Aorta. Nierenfunktion normal, zeitweilig Spuren von Eiweiß. In letzter Zeit Neigung zu Kurzatmigkeit, selbst bei den geringsten Bewegungen.

Fall VI. 62 Jahre alter Mann, war immer gesund, seit 1 Jahre fühlt Pat. Atembeschwerden, besonders bei der Arbeit und beim Stiegensteigen. Er mußte in der Nacht oft plötzlich aus dem Bette heraus, da er keinen Atem hatte und das Gefühl von lebhaftem Herzklopfen verspürte. Dauernd leichte Dyspnoe, etwas Cyanose. Im Harn stets Spuren von Eiweiß. Blutdruck konstant über 215 mm Hg. Im späteren Verlauf starke Verschlechterung und schließlich Exitus unter den Erscheinungen von Lungenödem. Die Arterienpunktion fällt noch in eine Zeit relativen Wohlbefindens. Puls 86 p. M.

Fall VII. 60 Jahre alter Mann. Schon als Kind oft Atembeschwerden. Nie Ödeme, oft gehustet. Vor einem Jahr plötzlich auf der Gasse zusammengestürzt, mußte mittels Rettungswagen nach Hause gebracht werden; er hat sich wieder vollkommen erholt, klagt aber seither öfter über Atemnot und Herzklopfen. Gelegentlich Bewußtseinstrübungen, doch kam es nie zu einer Ohnmacht. In der letzten Zeit etwas abgemagert, seither auch öfter Ödeme an den Beinen, die aber über Nacht wieder vergingen. Typisches Bild einer Hypertonie, gelegentlich Spuren von Eiweiß im Harn. Dauernd hoher Blutdruck. Beim Herumgehen deutliche Atemnot. Relativ gute Nächte. Der Blutdruck schwankt zwischen 240 bis 260 mm Hg. Pulszahl meistens nur 60 p. M. Derzeit keine Ödeme, keine Leberschwellung, allerdings nach einer Digitaliskur. Angedeutete Nykturie.

Fall VIII. 58 Jahre alte Frau. War immer gesund. Vor einem Jahr Operation der Hämorrhoiden, unmittelbar danach Grippe mit hohem Fieber, seither Herzbeschwerden. Der Arzt schickt die Patientin an die Klinik mit dem Verdachte einer Nephritis. Die Nierenfunktion erweist sich aber völlig normal, so daß die Diagnose einer Hypertonie gestellt werden konnte. Blutdruck andauernd hoch: 240—260 mm Hg. Zuweilen klagt sie über Anfälle von plötzlichem Rotwerden im Gesicht. Beim Gehen deutliche Dyspnoe. Keine Cyanose, keine Ödeme. Puls um 100 herum schwankend. Wenige Wochen später Exitus unter den Erscheinungen von Lungenödem.

Die tabellarische Zusammenstellung der Differenzwerte zwischen arteriellem und venösem Blute ist auf S. 53 wiedergegeben.

Berücksichtigen wir zunächst die Fälle, die eine Differenz über 30 darbieten, so betrifft dies ausschließlich Patienten, die sich des besten Wohlbefindens erfreuen. Je kleiner sich die Differenz gestaltet, desto mehr treten die Beschwerden in den Vordergrund, d. h. vorausgesetzt,

Fall Nr.	Arterielles Blut in %	Venöses Blut in %	Differenz
I	98,5	67	31,5
II	95,0	58	37,0
III	100,0	82	18,0
IV	95,0	71	24,0
V	95,0	73	22,0
VI	96,0	78	18,0
VII	98,0	71	27,0
VIII	92,0	73	19,0

daß unsere Methode richtig ist; ein gewisser Paralellismus zwischen erhöhter Blutgeschwindigkeit und Neigung zu Kurzatmigkeit scheint zu bestehen. Zwei von den Fällen, die die niedrigsten Werte darboten (Fall VI und VIII) sind schließlich an Lungenödem zugrunde gegangen. Auf weitere Konsequenzen wollen wir uns nicht einlassen.

6. Nephritiden.

Fall Nr.	Arterielles Blut					Venöses Blut					Differenz des O_2-Hämogl.
	reduz. Hämogl.	% O_2 deficit	O_2-Hämogl.	% O_2-Hämogl.	Total-Hämogl.	reduz. Hämogl.	% O_2 deficit	O_2-Hämogl.	% O_2-Hämogl.	Total-Hämogl.	
I	0,0	0,0	10,14	100,0	10,14	3,01	30,0	7,13	70,0	10,14	3,01
II	1,10	9,0	11,20	91,0	12,30	2,11	17,0	10,05	83,0	12,16	1,15
III	0,79	6,0	11,42	94,0	12,21	2,03	16,0	10,18	84,0	12,21	1,24
IV	1,40	10,0	12,40	90,0	13,80	2,19	16,0	11,52	84,0	13,71	1,49
V	0,19	2,0	9,73	98,0	9,92	0,77	7,76	8,15	92,2	9,92	1,58
VI	0,0	0,0	9,30	100,0	9,30	0,70	7,44	8,70	92,6	9,40	0,6
VII	0,0	0,0	16,05	100,0	16,05	2,53	15,0	13,70	85,0	16,23	2,35

Aus den Krankengeschichten möchten wir folgendes herausheben:

Fall I. 49 Jahre alte Frau, seit $1^1/_2$ Jahren in der Menopause. Im 21. Jahre eine Myomoperation. Seit 6 Wochen Erbrechen und Kopfschmerzen, Sehstörungen (Retinitis albuminurica), sehr blaß; Gesichtsausdruck wie von einem Myxödem, an den Beinen relativ geringe Ödeme. Blutdruck 219 mm Hg. Keine wesentliche Herzerweiterung. Albumen stark positiv, im Sediment auch Erythrocyten. Isosthenurie. Harnmenge groß. Rest-N über 100 mg $^0/_0$. Schließlich Exitus unter den Erscheinungen einer Harnvergiftung. Zur Zeit der Arterienpunktion geringgradige Dyspnoe, sonst aber keine schweren Symptome von Urämie.

Fall II. 40 Jahre alte Frau berichtet, in ihrer Jugend eine Nephritis gehabt zu haben, von nun an nie ganz eiweißfrei. Bis vor $^1/_2$ Jahr keine Beschwerden. Seither öfter Kopfschmerzen. Sie hat immer blaß ausgesehen. Völlige Inappetenz, großer Durst, Neigung zu Diarrhoen. Früher nie Ödeme, jetzt gedunsenes Gesicht, Retinitis albuminurica. Blutdruck 215 mm Hg, Rest-N 160 mg $^0/_0$. Viel Eiweiß im Harn. Isosthenurie. Schließlich Perikarditis und Exitus unter urämischen Symptomen. Puls 98 p. M.

Fall III. 48 Jahre alter Mann. Kam wegen Augenstörungen auf Anraten eines Augenarztes an die Klinik. Typische Retinitis albuminurica. Sonst wenig Beschwerden. Mächtige Blutdrucksteigerung 230 mm Hg. Isostenurie. Ziemlich viel Eiweiß im Harn. Beträchtliche Dilatation des linken Ventrikels. Zur Zeit der Arterienpunktion klagt Patient viel über Kurzatmigkeit. Oft hört man diffuses Rasseln über der Lunge. Puls 105 p. M.

Fall IV. 41 Jahre alter Mann hatte Lues, wurde mit Salvarsan behandelt, seither immer etwas Eiweiß im Harn. Seit einem Jahr Kopfschmerzen. Gelegentlich Blut im Harn. Vor $^1/_2$ Jahr eine schwere Beinhautentzündung, im Anschlusse daran Verschlimmerung seines Zustandes. Hie und da Erbrechen, Ekel vor Fleisch, Durst, Neigung zu Diarrhoen. Er war immer blaß. Gleichzeitig Verschlimmerung seines Sehvermögens. Beträchtliche Albuminurie. Blutdruck 205 mm Hg. Puls 90 p. M. Großes Herz. Isosthenurie. Oft Anfälle von Beklemmungen und Schmerzen hinter dem Sternum. Nächtliches Husten. Schließlich Exitus unter den Erscheinungen einer schweren Urämie.

Fall V. 38 Jahre alter Beamter. Seit Jahren Nierenleiden. In letzter Zeit Kopfschmerzen und Inappetenz. Abends geschwollene Füße. Augenhintergrund zeigt beginnende Retinitis albuminurica. Reststickstoff 108 mg $^0/_0$. Blutdruck 200 mm Hg. Puls 98 p. M. Neigung zu Diarrhoen. In der Nacht oft Kurzatmigkeit, nach Digitalis Besserung. Isosthenurie. Der Patient verläßt relativ gebessert die Klinik.

Fall VI. 32 Jahre alter Mann, der im Krieg eine Nephritis aquirierte und seither immer Eiweiß im Harn hatte. Gedunsenes Aussehen, keine hochgradigen Ödeme an den unteren Extremitäten. Großer, kräftiger Mensch. Blutdruck 240 mm Hg. Puls 108 p. M. Das spezifische Gewicht schwankt stets um 1010. Rest-N 180 mg $^0/_0$. Retinitis albuminurica. Der Patient geht teils unter den Erscheinungen der Urämie, teils des Lungenödems zugrunde. Anatomisch schweres Lungenödem, sonst sekundäre Schrumpfniere.

Fall VII. 27 Jahre alter Bursche, der im Anschluß an eine Halsentzündung vor 3 Wochen unter den Erscheinungen einer akuten Nephritis erkrankte. Derzeit noch immer Ödeme. Blutdruck 160 mm Hg. Puls 88 p.M. Im Harn viel Eiweiß und Blut, das spezifische Gewicht schwankt zwischen 1015—1023. Rest-N 48 mg $^0/_0$. Der Patient ist später vollkommen geheilt entlassen worden. Die Arterienpunktion geschah auf der Höhe der akuten Nephritis.

Die Differenzwerte zwischen arteriellem und venösem Blute sind in der folgenden Tabelle zusammengestellt:

Fall Nr.	Arterielles Blut in %	Venöses Blut in %	Differenz
I	100	70	30
II	91	83	8
III	94	84	10
IV	90	84	6
V	98	92,2	5,8
VI	100	92,6	7,4
VII	100	85	15

Wir haben auf Grund unserer Untersuchungen dann von einer hohen Blutgeschwindigkeit gesprochen, wenn sich die Differenzen des Sauerstoffgehaltes zwischen 15 und 20 bewegten. Jetzt kommen wir plötzlich zu Werten, die diese Beschleunigungen noch weit überholen. In Anbetracht solcher Zahlen könnte man fast geneigt sein, an der Wertigkeit unserer Methode zu zweifeln. Jedenfalls ist es sehr beachtenswert, daß in zwei dieser Fälle, wo die Differenzen zwischen Sauerstoffgehalt des arteriellen und venösen Blutes besonders gering waren, die Patienten schließlich unter den Erscheinungen eines Lungenödems zugrunde gingen.

7. Anämien.

Fall Nr.	Arterielles Blut					Venöses Blut					Differenz des O_2-Hämogl.
	reduz. Hämogl.	% O_2 deficit	O_2-Hämogl.	% O_2-Hämogl.	Total-Hämogl.	reduz. Hämogl.	% O_2 deficit	O_2-Hämogl.	% O_2-Hämogl.	Total-Hämogl.	
I	0,19	6	2,77	94	2,96	1,81	64	1,05	36	2,90	1,72
II	0,00	0	5,70	100	5,70	1,06	19	4,47	81	5,65	1,23
III	0,00	0	3,42	100	3,42	1,16	32	2,43	68	3,59	0,99
IV	0,00	0	8,13	100	8,13	2,46	30	5,73	70	8,19	2,40

Kurzer Bericht aus den Krankengeschichten:

Fall I. 60 Jahre alte Frau. Das Leiden begann vor etwa 6 Monaten mit Atemnot beim Stiegensteigen. Das Blutbild der sehr blassen Frau ergibt: 0,400 Mil. Erythrocyten, 2400 Leukocyten, Sahliwert 30. Subikterus. Mäßige Herzvergrößerung, laute systolische (akzidentelle) Geräusche über der Aorta. Bei der Sektion das typische Bild einer perniziösen Anämie. Die Arterienpunktion geschah 3 Wochen ante exitum. Pulszahl 120 p. M. Blutdruck 120 mm Hg. Temperatur zur Zeit der Punktion 37,3.

Fall II. 52 Jahre alte Frau kommt schwer anämisch an die Klinik. Das Blutbild ergibt: 0,97 Mil. Erythrocyten, 4100 Leukocyten, 33 Sahliwert. Typisches Blutbild einer perniziösen Anämie. Subikterus, Urobilinurie. Blutdruck 123 mm Hg. Pulszahl 85 p. M. Temperatur 37. Nach einer Blutinfusion wesentliche Besserung. Vor derselben geschah die Arterienpunktion. Patientin wurde relativ gebessert entlassen.

Fall III. 27 Jahre alte Frau, die das Bild der aplastischen Anämie darbot; Neigung zu Blutungen aus den Schleimhäuten. Rein anämisch, ohne ikterisch zu erscheinen. Blutbild: 25 Sahli, 1,67 Mil. Erythrocyten, 1870 Leukocyten. Serum sehr blaß. Puls 100 p. M. Temperatur oft über 37. Thrombocyten vermindert. Nachblutungszeit bis 20 Minuten. Stauungsversuch positiv. Blutinfusion zu therapeutischen Zwecken erzielte ein ausgezeichnetes Resultat. Vor derselben wird die Arterienpunktion vorgenommen.

Fall IV. 48 Jahre alter Mann, der bereits zum zweiten Male wegen seiner Perniziosa an die Klinik kam. Blutbild: 0,98 Mil. Rote, 3500 Weiße, 35 Sahli. Stets subikterisch. Sehr starke Obstipation. Herz ziemlich vergrößert, deutliche anämische Geräusche. Der Patient konnte nach Arsenmedikation wesentlich gebessert entlassen werden. Pulszahl 98 p. M. Temperaturen um 37 schwankend. Blutdruck 138.

Die Differenzwerte der prozentischen Sauerstoffsättigung zwischen arteriellem und venösem Blute ergeben:

Fall Nr.	Arterielles Blut in %	Venöses Blut in %	Differenz
I	94	36	58
II	100	81	19
III	100	68	32
IV	100	70	30

Als wir früher die hohen Geschwindigkeitswerte bei urämischen Nephritiden besprachen, hätte man einwenden können, es wäre die Ursache vielleicht in der Verminderung des zirkulierenden Hämoglobins zu suchen. Wir haben es absichtlich vermieden, diesen Punkt zu berühren, weil wir zunächst die Verhältnisse bei bloß anämischen Zuständen ansehen wollten. Unter unseren vier Fällen befinden sich drei hämolytische und eine aplastische Anämie. Die Differenzen in der Sauerstoffsättigung sind lange nicht so hochgradig wie eben bei den Urämien. Allerdings muß zu bedenken gegeben werden, daß wir es mit sehr niedrigen Hämoglobinwerten zu tun haben und daß dementsprechend die eventuellen Fehler, wenn sie sich einmal eingeschlichen haben, große Konsequenzen nach sich ziehen müssen. Immerhin besteht, wie wir glauben, doch ein prinzipieller Unterschied zwischen Anämie und den Verhältnissen bei der chronischen Nephritis.

8. Fälle von sogenannter Myodegeneratio, Myxödem und Nephrose. Der eine von uns hat bereits einmal Gelegenheit gehabt, die Aufmerksamkeit auf den peripheren Kreislauf im Verlaufe jener Krankheitsbilder zu lenken, die sich unter dem Krankheitsbilde der sogenannten Myodegeneratio zusammenfassen lassen. Bekanntlich handelt es sich hier um Zustände, die äußerlich das Gepräge von Herzfehlern zeigen, die aber relativ wenig Veränderungen am Herzen erkennen lassen. Auch die Obduktion ist häufig nicht imstande, das Mißverhältnis zwischen den Folgeerscheinungen vor allem in Form hochgradiger Ödeme und den geringen Anomalien am Herzen zu deuten. Da es sich hier um Krankheiten handelt, die gelegentlich ausgezeichnet durch Verfütterung von Schilddrüsentabletten beeinflußt werden, so stellen sich diese Affektionen vielleicht in ein gewisses Verwandtschaftsverhältnis zum Myxödem oder wenigstens zu milden Formen desselben. Ein weiteres Krankheitsbild, das gleichzeitig damit zur Sprache gebracht werden kann, ist die Nephrose. Auch hier wird es oft schwer, die Ursache der mächtigen Ödemansammlung zu finden; es ist doch bekannt, daß z. B. einerseits die N-Ausscheidung bei den Nephrosen nicht im mindesten beeinträchtigt ist und anderseits die

Fall Nr.	Arterielles Blut					Venöses Blut					Differenz des O_2-Hämogl.
	reduz. Hämogl.	% O_2 deficit	O_2-Hämogl.	% O_2-Hämogl.	Total-Hämogl.	reduz. Hämogl.	% O_2 deficit	O_2-Hämogl.	% O_2-Hämogl.	Total-Hämogl.	
I	0,59	3	17,51	97	18,10	9,67	52	8,93	48	18,6	8,58
II	1,20	6,5	18,50	93,5	19,17	8,87	45	10,20	55,5	19,07	8,30
III	0,60	3,0	18,57	97	19,17	8,46	55	10,78	45	19,24	7,79
IV	0,00	0,0	18,87	100	18,87	9,23	50	9,37	50	18,66	9,50
V	0,83	5,0	15,77	95	16,60	9,57	58	6,94	42	16,51	8,83

schwersten Urämien mit völliger Zerstörung der Nieren kaum mit Retention von Wasser oder Kochsalz einhergehen müssen. Dies der Grund, warum wir im folgenden Abschnitt diese drei Affektionen gemeinsam zur Sprache bringen.

Kurzer Auszug aus den Krankengeschichten:

Fall I. 60 Jahre alte Frau. Seit einem Jahr Atemnot und Schwellungen an den Beinen. Große Schläfrigkeit. Haut an den unteren Extremitäten sehr verdickt, auch die Abdominalhaut ödematös. Nabelhernie. Leichte Struma. Kurze dicke Finger mit sehr brüchigen und dicken Nägeln. Geringe Nahrungsaufnahme. Über dem Herzen keine Geräusche zu vernehmen. Beiderseitiger Hydrothorax. Starker Haarausfall. Beträchtliche Cyanose. Oligurie; im Harn Eiweißspuren. Spezifisches Gewicht meist über 1025. Blutdruck 120 mm Hg. Pulszahl 92 p. M. Die Frau ist einige Wochen später gestorben. Außer geringgradiger Arteriosklerose und leichtem Emphysem nichts Sicheres nachweisbar. An den Nieren keine wesentlichen Veränderungen.

Fall II. 65 Jahre alte Frau. Struma. Seit mehreren Jahren Ödem der Beine; die Schwellungen haben im letzten Halbjahr zugenommen. Die Frau ist kurzatmig, aber nur beim Herumgehen, das ihr allerdings wegen der mächtigen Schwellungen Schwierigkeiten bereitet. Äußerlich sieht die Frau, schon wegen der Cyanose, wie ein Herzfehler aus; objektiv ist aber über dem Herzen keinerlei Geräusch. Im Harn kein Eiweiß, Blutdruck 145 mm Hg. Pulszahl 80 p. M. Die Frau hat sehr gut auf Verfütterung von Thyreoidea reagiert, die Ödeme haben abgenommen; auch die Psyche hat sich wesentlich gebessert. In dem Maße, wie die Ödeme geringer wurden, hat die Kurzatmigkeit beim Herumgehen abgenommen.

Fall III. Kleiner, immer schon korpulent veranlagter Mensch, der seit einem Jahr abends immer Ödeme an den Beinen zeigt. Großes, dickes Abdomen, in dem etwas Flüssigkeit zu sein scheint. Kurze, dicke Finger, stupiden Gesichtsausdruck, Genitale klein angelegt; struppiges Haar, beim Herumgehen Kurzatmigkeit. Starke Neigung zu Schlafen (Schnarchen). Rotes, deutlich cyanotisches Gesicht. Die Ödeme haben in den letzten Wochen stark zugenommen, Appetit gering. Blutdruck 145 mm Hg. Puls langsam. Dyspnoe nur beim Herumgehen. Keine Stauungsleber. Über dem Herzen, das kaum vergrößert erscheint, keine Geräusche. Im Harn nie Eiweiß. Wesentliche Besserung auf Thyreoid.

Fall IV. 67 Jahre alter Mann, der uns seit vielen Jahren wegen seiner Nephrose bekannt ist. Die Hauptbeschwerden sind langsam zunehmende Ödeme, die dann so hochgradig werden können, daß ihm das Herumgehen die größten Beschwerden bereitet. Die Eiweißwerte im Harn schwanken zwischen 2—3%; im Beginn seiner Krankheit haben wir Werte bis 3,8 % beobachtet. Das spezifische Gewicht des Harns ist stets hoch, gelegentlich bis 1045 ansteigend. Nie Hämaturie. Reichlich Lipoide im Harn. Im Anfange ausgezeichnete Wirkung auf Thyreoid, später mit noch besserem Erfolg Novasurol. Blutdruck 150 mm Hg. Die Arterienpunktion wurde vor der Novasuroldarreichung gemacht.

Fall V. Ein 40 Jahre alter Mann, der der Klinik schon seit längerer Zeit als Myxödem bekannt ist. Greisenhaftes Gesicht mit pastösem Habitus der ganzen Haut. Haare struppig, langsam wachsend. Deutlich cyanotisch aussehendes Gesicht, dabei leicht anämisches Kolorit. Mangelhaftes Gebiß. Blutdruck 130 mm Hg. Pulszahl etwa 80. Reagiert ausgezeichnet auf Thyreoid. Das Gesicht bekommt ein anderes Exterieur, das Gewicht nimmt ab.

Wir fügen nunmehr die Differenzen der Sauerstoffsättigungen zwischen arteriellem und venösem Blute bei:

Fall Nr.	Arterielles Blut in %	Venöses Blut in %	Differenz
I	97	48	49
II	93,5	55,5	38
III	97	45	52
IV	100	50	50
V	95	42	53

Wenn man die hier gefundenen Zahlen mit den bis jetzt ermittelten Werten vergleicht, so lassen sich dieselben nur mit jenen bei Mitralfehlern in Parallele stellen. Nicht nur die klinische Beobachtung, und der gute Erfolg einer eingeleiteten Thyreoidtherapie, sondern auch die langsame Blutgeschwindigkeit, die sich aus unseren Zahlen ergibt, rechtfertigt unser Vorgehen, wenn wir die drei Krankheitsbilder: „Sogenannte“ Myodegeneratio cordis, Nephrose und Myxödem gemeinsam betrachtet haben. Offenbar handelt es sich hier um Krankheiten, bei denen das Blut sehr langsam durch das Capillarsystem des Armes rollt und dementsprechend viel von seinem Sauerstoff verliert.

9. Fälle von Basedowscher Krankheit.

Fall Nr.	Arterielles Blut					Venöses Blut					Differenz des O_2-Hämogl.
	reduz. Hämogl.	% O_2 deficit	O_2-Hämogl.	% O_2-Hämogl.	Total-Hämogl.	reduz. Hämogl.	% O_2 deficit	O_2-Hämogl.	% O_2-Hämogl.	Total-Hämogl.	
I	0,51	3	16,65	97	17,16	5,98	35	11,11	65	17,09	5,54
II	0,84	5,5	14,50	94,5	15,34	3,22	21	12,09	79	15,31	2,41
III	0,65	4	15,58	96	16,23	3,08	19	13,12	81	16,20	2,46
IV	0,29	2	17,49	98	14,78	3,69	25	11,05	75	14,74	6,44

Die Fälle, die hier analysiert wurden, unterschieden sich symptomatisch wenig von den gewöhnlichen Formen; dementsprechend wollen wir die dazugehörigen Krankengeschichten nur ganz kurz berühren.

Fall I. 30 Jahre alte Frau, die seit $1^1/_2$ Jahren an den typischen Erscheinungen eines Basedow leidet; Tachykardie, Schweißausbrüche, Diarrhöen, Abmagerung. Tremor der Finger — ein Moment, das bei der Punktion der Arterie sehr störend wirkt. Blutdruck 120 mm Hg. Harn normal. 46 kg.

Fall II. 18 Jahre altes Mädchen, das seit 5 Monaten an Basedow leidet; typische Augensymptome, Tachykardie, gelegentlich leichte Temperatursteigerungen, starke Abmagerung, Schweiße. Kein auffallender Tremor. Blutdruck 110 mm Hg. Harn normal. 41 kg. Grundumsatz erhöht.

Fall III. 27 Jahre alter Mann, seit kurzer Zeit wesentliche Verschlimmerung seiner Nervosität. Symptomatisch kein vollwertiger Basedow. Keine starke Abmagerung, aber Grundumsatz erhöht. Tachykardie deutlich, besonders bei Aufregungen. Beträchtliche Struma. Keine typischen Augensymtome, bloß Glanzauge. Blutdruck 140 mm Hg. 65 kg.

Fall IV. 46 Jahre alte Frau, die vor $^{1}/_{2}$ Jahr die Menses verloren hatte, seither Abmagerung, Unruhe, Zittern, Herzklopfen, Diarrhöen. Pulsfrequenz dauernd 110. Aussehen das eines Basedow; stark ausgeprägter Tremor. Gelegentlich Schweißausbrüche. 47 kg. Blutdruck 150 mm Hg.

Die tabellarische Zusammenstellung der Differenzen der Sauerstoffsättigung zwischen arteriellem und venösem Blute ergibt:

Fall Nr.	Arterielles Blut in %	Venöses Blut in %	Differenz
I	97	65	32
II	94,5	79	15,5
III	96	81	15
IV	98	75	23

In zwei Fällen (II und III) ist der Unterschied in der Sauerstoffsättigung sehr gering; das würde bedeuten, daß hier die Blutgeschwindigkeit im Bereiche der oberen Extremität sehr groß war. In den beiden anderen weichen die Werte kaum von der Norm ab; vielleicht ist in den beiden letzten Fällen der Tremor zu berücksichtigen, ebenso mußte man mit dem erhöhten Grundumsatz rechnen. Diese Befunde würden also im wesentlichen das bestätigen, was wir auch mit der plethysmographischen Methode gefunden haben.

10. Fälle von schwerem Asthma cardiale. Bei der Besprechung der unterschiedlichen Ergebnisse, die wir durch die blutige Methode gewonnen haben, ist bis jetzt unser eigentlicher Gegenstand nur wenig berührt worden. Wir haben gelegentlich gesehen, daß speziell bei Krankheiten, die gern zu Lungenödem ausarten, wie z. B. manche Hypertonien und Nephritiden, die Blutgeschwindigkeit, mit unserer Methode gemessen, sehr beschleunigt erscheint; aber wirkliche Fälle von Lungenödem, sowie Fälle von Asthma cardiale sind bis jetzt nicht besprochen worden. Wir möchten nun unsere Ergebnisse auch in dieser Richtung mitteilen. Es ist selbstverständlich, daß es nicht leicht ist, solche Fälle immer im richtigen Moment zu untersuchen; trotzdem ist es uns gelungen, Patienten mit schwerem Asthma cardiale im Anfalle zu punktieren.

Der erste Fall betrifft einen 68 Jahre alten Mann, der schon öfter, nicht immer, bei Nacht plötzlich von schwersten Anfällen, verbunden mit höchster Atemnot, befallen wurde. Oft im Anschluß an eine Aufregung, manchmal aber auch scheinbar grundlos, erfaßt ihn zuerst ein Unruhegefühl. Das Gesicht verändert sich, oft wird es ganz rot, Schweiß tritt auf, die Atmung beschleunigt sich, es kommt zu Hüsteln, das zu nur geringer Expektoration führt, binnen kürzester Zeit tritt Rasseln über der Lunge auf. Der Zustand größter Todesangst hält verschieden lange an. Meist wird der Arzt rasch herbei gerufen, der ihm dann eine Morphiuminjektion gibt, worauf rasch Besserung eintritt. In der letzten Zeit haben sich solche Anfälle gehäuft. Aus diesem Grunde kam er an die Klinik.

Im anfallsfreien Stadium zeigt das Herz eine leichte Vergrößerung sowohl nach rechts als auch nach links. Spitzenstoß hebend, kein auffallendes Emphysem. Herztöne rein. 2. Aortenton akzentuiert. Blutdruck 180 mm Hg. Pulszahl 88 p. M. Venen nicht auffallend gefüllt. Keine Ödeme, keine Stauungsleber, im Harn kein Eiweiß. Neigung zu Nykturie. Nachmittags während der Besuchszeit bekommt der Patient ziemlich unvermittelt die ersten Erscheinungen eines Asthmaanfalles, innerhalb einer Viertelstunde war der Anfall auf dem Höhepunkt angelangt. Der Patient saß halb ohnmächtig am Bette. Auf Distanz schon war lautes Rasseln über der Lunge zu vernehmen. Bei der Auskultation vernimmt man dichtes klein- und mittelblasiges Rasseln über der ganzen Lunge, daneben großblasiges in den größeren Bronchien und der Trachea. Der Körper war schweißbedeckt. Das Gesicht rötlich-cyanotisch.

Es wurde rasch die Arterienpunktion und gleichzeitig die Blutentnahme aus der V. cubitalis vorgenommen. Bei dieser Gelegenheit wurde auch der Venendruck bestimmt. Sobald die entsprechenden Blutproben erlangt waren, bekam der Patient Morphium. Binnen wenigen Minuten war das Ärgste überstanden. Nach etwa 15 Minuten trat Besserung ein, der Patient begann zu schlafen; nach weiteren 10 Minuten war über der Lunge kaum mehr ein Rasseln zu vernehmen. Jetzt wurde eine neuerliche Arterien- und Venenpunktion vorgenommen. Die dabei ermittelten Zahlen geben wir in der folgenden Tabelle:

	Arterielles Blut					Venöses Blut					Differenz des O_2-Hämogl.
	reduz. Hämogl.	% O_2 deficit	O_2-Hämogl.	% O_2-Hämogl.	Total-Hämogl.	reduz. Hämogl.	% O_2 deficit	O_2 Hämogl.	% O_2-Hämogl.	Total-Hämogl.	
Ante	4,2	26	11,81	74	16,09	4,84	30	11,36	70	16,15	0,45
Post	4,6	28	11,70	72	16,20	11,48	73	5,11	27	16,40	6,59

Morphium	Arterielles Blut in %	Venöses Blut in %	Differenz
Ante	74	70	4
Post	72	27	45

Die Unterschiede zwischen arteriellem Blute und dem der Venen waren auf der Höhe des Anfalles so minimale, daß man fast von einer Verwechslung hätte sprechen können. Um diesem Einwand zu begegnen, war es sehr erwünscht, gleichzeitig eine Venendruckbestimmung vorzunehmen. Derselbe betrug vor der Morphiumdarreichung, also auf der Höhe des Anfalles 17—18 cm H_2O, nach der Morphiumdarreichung, wo der Anfall bereits abgeklungen war, 10 cm H_2O. Merkwürdig war auch das rasche Herausfließen des Blutes aus der Venenkanüle während des Anfalles; nach Aufhören der Beschwerden sickerte das Blut nur langsam heraus. Es sei ausdrücklich betont, daß wir zu jeder Venenpunktion frische Kanülen nahmen, und daß von einer Thrombosierung absolut nicht die Rede sein konnte.

Bei oberflächlicher Betrachtung könnte es befremdend wirken, daß sich im arteriellen Blute so reichliche Mengen an reduziertem Hämoglobin nachweisen ließen. Wenn man aber bedenkt, ein wie hochgradiges Lungenödem hier vorgelegen hatte, so darf das nicht wundernehmen. Jedenfalls sind die Unterschiede, wie sie sich aus den Blutanalysen ergeben, so eindeutig, daß wohl kein Zweifel an einer enorm beschleunigten Blutzirkulation durch das Gebiet der Armcapillaren bestehen konnte. Wenn man gleichzeitig sieht, wie mit dem Abklingen des Anfalles auch die Blutgeschwindigkeit gradatim geringer wird, so wird man wohl in der Annahme bestärkt, es wäre das akute Lungenödem, wenigstens in diesem Falle, nicht so sehr durch Herzstauung als vielmehr, wie wir es uns zunächst vorgestellt hatten, durch zu großes Andrängen des Blutes gegen den linken Ventrikel entstanden, der nicht mehr imstande ist, das ganze Angebot zu bewältigen. Auf die Tatsache, daß auf der Höhe des Anfalles das Venenblut nicht nur fast arteriell, sondern auch pulsierend aus der Kanüle floß, werden wir noch später zurückkommen.

Der Fall II betrifft einen 59 Jahre alten Mann; er war stets sehr nervös und hatte oft unter sogenannten Nervenanfällen zu leiden. Vor etwa 5 Wochen begann das jetzige Leiden. Zuerst eine heftige Aufregung und von dieser Stunde an datieren die Beschwerden. Nach einem Zornausbruch mußte er plötzlich stark nach Luft schnappen. Druckgefühl über der Herzgegend, dabei Hüsteln, ohne aber etwas expektorieren zu können. Je länger das Druckgefühl anhielt, desto mehr steigerte sich die Kurzatmigkeit, er mußte aufspringen, zum Fenster laufen, es öffnen; die Umgebung bemerkte wie es in seiner Brust „kochte“. Der Kopf und der ganze Körper war mit Schweiß überdeckt, dabei furchtbare Angst. Im Laufe von Stunden — mittlerweile kamen eine Menge Ärzte — besserte sich der Zustand etwas. Völlig frei von Beschwerden war er aber erst nach 24 Stunden. Seither große Aufregung und er fürchtet sich, daß ein ähnlicher Anfall wieder kommen könnte. Bevor er auf die Klinik kam, hatte er noch drei analoge Herzanfälle. In so einem Anfalle wurde er an die Klinik gebracht.

Der Patient zeigte sich enorm aufgeregt, konnte keine Ruhe im Bett finden, sprang heraus und saß die ganze Zeit am Bettrand, den Kopf in die Hände gestützt, die sich auf dem Nachtkästchen auflehnten. Im ganzen Zimmer war die Atmung zu hören, außerdem das Rasseln in der Lunge. Der Blutdruck betrug 180 mm Hg, die Pulszahl 88 p. M. Die Atmung war sehr beschleunigt. Der Thorax schien maximal gebläht, die unteren Lungengrenzen tief nach abwärts gerückt. Herzdämpfung war kaum nachweisbar; die Leber zu tasten, an den Beinen geringgradige Ödeme. Das Gesicht war gerötet, etwas cyanotisch.

Analog wie im ersten Falle nahmen wir die Arterien- und Venenpunktion vor, und gaben ihm dann Morphium. Die Wirkung war eine minimale, so daß wir nach einer weiteren halben Stunde ihm neuerdings eine größere Dosis Morphium geben mußten (zuerst bekam er 0,01, beim zweiten Male 0,03 Morphium); jetzt schien sich der Patient zu beruhigen. Erst nach $1^1/_2$ Stunden war er so weit, daß er wieder im Bett Ruhe finden konnte und unter langsamem Nachlassen der Atembeschwerden einschlief. Am anderen Tage ging es ihm ausgezeichnet. Der Blutdruck betrug am Tage nachher 230 mm Hg. Nunmehr die entsprechenden Blutzahlen.

Arterielles Blut					Venöses Blut					Differenz des O_2-Hämogl.
reduz. Hämogl.	% O_2 deficit	O_2-Hämogl.	% O_2-Hämogl.	Total-Hämogl.	reduz. Hämogl.	% O_2 deficit	O_2-Hämogl.	% O_2-Hämogl.	Total-Hämogl.	
0,0	0,0	18,99	100	18,99	0,89	5	18,10	95	18,99	0,89
0,0	0,0	18,99	100	18.99	1,85	13,3	17,14	86,7	18,99	1,85
—	—	—	—	—	3,04	16,0	15,99	84,0	19,03	3,04
0.57	3,0	18,48	97	19,05	4,57	24,0	14,48	76,0	19,05	4,00

Morphium	Arterielles Blut in %	Venöses Blut in %	Differenz
Ante	100	95	5
Nach 20 Min.	100	86,6	13,3
Nach 50 Min.	100	84	16
Nach 90 Min.	97	76	21

Das Auffällige, das sich aus diesen Zahlen herauslesen läßt, ist der Parallelismus zwischen fortschreitender Besserung und Abnahme der Sauerstoffwerte im venösen Blute. Auch hier hätte man sich fast die Analysen des venösen Blutes ersparen können, so deutlich erwies sich das Venenblut arteriell. Wenn die Blutproben nicht äußerlich gekennzeichnet worden wären, so hätte man sie sicher auf Grund der bloßen Betrachtung verwechseln müssen. Der Venendruck wurde auch hier fortlaufend bestimmt; auf der Höhe des Anfalles betrug er 23, allmählich fiel er bis auf 13 cm. Unter einer entsprechenden Digitaliskur hatte der Patient sich rasch erholt und konnte wesentlich gebessert die Klinik verlassen. Außer Cardiaca bekam er große Mengen Brom.

Fall III. Eine 46 Jahre alte Frau wird wegen angeblicher Gallensteinbeschwerden an die Klinik gewiesen. Hie und da soll sie Anfälle von Gallensteinkolik haben, die aber merkwürdigerweise immer mit Kurzatmigkeit und Husten einhergingen. Wir konnten keine Anhaltspunkte für eine Cholelithiasis

Arterielles Blut					Venöses Blut					Differenz des O_2-Hämogl.
reduz. Hämogl.	% O_2 deficit	O_2-Hämogl.	% O_2-Hämogl.	Total-Hämogl.	reduz. Hämogl.	% O_2 deficit	O_2-Hämogl.	% O_2-Hämogl.	Total-Hämogl.	
0,0	0,0	7,3	100	7,30	0,5	7	6,5	93	7,28	0,3
0,0	0,0	7,26	100	7,26	3,04	42	4,2	58	7,24	3,04

Morphium	Arterielles Blut in %	Venöses Blut in %	Differenz
Ante	100	93	7
Post	100	58	42

finden und hatten bereits die Absicht, die Frau in den nächsten Tagen nach Hause zu schicken. Plötzlich bekam sie — möglicherweise im Anschluß an einen Streit mit ihrer Umgebung — einen typischen Anfall von Asthma cardiale. Die früheren „Gallensteinkolikanfälle" waren — wie uns jetzt die Frau angab — ganz ähnlicher Art. Röcheln über der ganzen Lunge, starke Dyspnoe, Tiefstand der Lungengrenzen. Absolute Herzdämpfung verschwunden. Blutdruck 130 mm Hg. Puls 100 p. M. Auch bei diesem Falle gelang uns die Arterienpunktion, so daß wir imstande waren, die arteriellen und venösen Sauerstoffwerte zu vergleichen. Anbei die entsprechenden Zahlen. Morphium kupierte ebenfalls den Anfall.

Die Ergebnisse sind fast dieselben wie in den beiden vorangehenden Fällen. Das venöse Blut zeigt sich auf der Höhe des Anfalles fast arteriell, weiter läßt sich auch hier die Wirkung des Morphiums erkennen. Nachdem der Anfall abgeklungen, was nach etwa 20 Minuten eingetreten war, zeigte sich das venöse Blut wieder dunkel gefärbt, entsprechend einer Verlangsamung des Blutstromes durch die Capillaren. Von einer Anoxyämie war hier selbst auf der Höhe des Anfalles, trotz nachweisbarer Zeichen eines Lungenödems, nichts zu bemerken. In dieser Beziehung verhält sich dieser Fall analog wie die Beobachtung II. Die Frau ist nach Hause gegangen, aber wenige Wochen später gestorben.

Fall IV. 38 Jahre alter Mann, der vor 20 Jahren eine Lues aquirierte. Bis vor einem Jahr fühlte er sich vollkommen beschwerdefrei und machte große Bergtouren. Er raucht stark und trinkt viel Bier. Gelegentlich eines größeren Bierkonsums bekam er abends beim Nachhausegehen plötzlich Kurzatmigkeit und Hüsteln. Er kam nur mit Mühe nach Hause. Die Atemlosigkeit quälte ihn noch die ganze Nacht. Ähnliche Beschwerden haben sich noch einige Male eingestellt. Da auch die Harnmenge geringer wurde und er selbst leichte Schwellungen an den Beinen bemerkte, kam er an die Klinik, wo er Aufnahme fand. Objektiv zeigen sich die typischen Zeichen einer luetischen Aorteninsuffizienz. Wassermann positiv. Die Ödeme an den Beinen schwinden, doch zeigten sich allabendlich Atembeschwerden. Sobald es gegen 8 Uhr abends wurde, bekam er Kurzatmigkeit, er wurde ängstlich. Meist war die Nacht sehr schlecht. Auf Morphium rasche Besserung und sehr guter Schlaf. Blutdruck bei Tag

Arterielles Blut					Venöses Blut					Differenz des O_2-Hämogl.
reduz. Hämogl.	% O_2 deficit	O_2-Hämogl.	% O_2-Hämogl.	Total-Hämogl.	reduz. Hämogl.	% O_2 deficit	O_2-Hämogl.	% O_2-Hämogl.	Total-Hämogl.	
0.0	0.0	7,87	100	7,87	1,15	14,5	6,64	85,5	7,79	1,23
0.0	0.0	7,81	100	7,81	2,28	30	5,47	70	7,75	2,34

Morphium	Arterielles Blut in %	Venöses Blut in %	Differenz
Ante	100	85,5	14,5
Post	100	70,0	30,0

180 mm Hg, in den Abendstunden öfter tiefere Werte. Pulszahl 120 p. M. Vor Morphium die Zahl der Atemzüge 24, nach Morphium 18. Auch hier gelang es uns den Einfluß des Morphiums auf die Blutverhältnisse zu verfolgen.

Wenn man bedenkt, daß es sich hier keineswegs um einen schweren Anfall gehandelt hatte — zum mindesten kam es nie bis zu Zeichen von Lungenödem —, so erscheinen diese Zahlen sehr beachtenswert, da sie sich vollkommen in den Rahmen des bis jetzt Gesagten einbeziehen lassen.

Es erscheint uns wichtig zu betonen, daß analoge Verhältnisse nicht in allen Fällen von scheinbarem Asthma zu beobachten waren. Schon klinisch gibt es so viele Unterschiede, daß man sich nicht wundern darf, wenn auch in äthiologischer Beziehung die verschiedensten Möglichkeiten existieren. Denn wenn auch viele Asthma cardiale-Anfälle so entstehen dürften, wie wir es uns vorgestellt haben, so soll absolut nicht geleugnet werden, daß tatsächlich ein primäres anfallsweises Versagen des Herzens ohne gleichzeitige Blutbeschleunigung ebenfalls denkbar sein muß. Vielleicht kann hier die Untersuchung des Blutes von entscheidender Bedeutung sein. Die folgenden beiden Fälle könnten, wenn man der Blutanalyse das Schwergewicht beimessen wollte, so gedeutet werden.

Fall V. 71 Jahre alter Mann. Mit 45 Jahren Gelenkrheumatismus. Vor 2 Jahren anläßlich einer psychischen Aufregung zum ersten Male ein Anfall von Atemnot. Der Anfall dauerte eine Stunde, seit jener Zeit öfter Anfälle von Kurzatmigkeit. Wassermann negativ. Im Harn Spuren Eiweiß. Herz ziemlich vergrößert. Blutdruck 200 mm Hg. Puls 90 p. M. In den Nachmittagsstunden bekommt er Atemnot. Die Cyanose, die schon immer bestand und an das Gesicht eines Emphysematikers erinnerte, nahm sichtlich zu, der Puls wurde frequenter. Über der ganzen Lunge, die immer schon etwas gebläht war, Rasselgeräusche. Blutdruck 180 mm. Der Anfall hatte kaum $^1/_2$ Stunde gedauert, als die Arterienpunktion bereits durchgeführt werden konnte. Anbei die Resultate:

Arterielles Blut					Venöses Blut					Differenz des O_2-Hämogl.
reduz. Hämogl.	% O_2 deficit	O_2-Hämogl.	% O_2-Hämogl.	Total-Hämogl.	reduz. Hämogl.	% O_2 deficit	O_2-Hämogl.	% O_2-Hämogl.	Total-Hämogl.	
3,6	26	10,10	73	13,70	9,16	67	4,35	33	13,61	5,75
4,83	35	8,97	65	13,80	10,24	74	3,60	26	13,84	5,37

Morphium	Arterielles Blut in %	Venöses Blut in %	Differenz
Ante	73	33	40
Post	65	26	39

Die Blutwerte zeigen folgendes: im Gegensatz zu den bis jetzt angeführten Anfällen von Asthma cardiale zeigt sich hier im arteriellen

Blute bereits eine hochgradige Anoxyämie. Weiter ist der Unterschied zwischen arteriellem Blut und venösem ein sehr beträchtlicher; so hohe Werte konnten wir nur bei den Mitralfehlern und bei den Fällen von sogenannter Myodegeneratio cordis beobachten. Vor allem ist aber trotz scheinbarer subjektiver Besserung nach Morphium eher eine Verschlimmerung bezüglich der Anoxyämie zu bemerken. Jedenfalls verschlechtert sich die Zusammensetzung des venösen Blutes. Der Patient ist in der darauf folgenden Nacht gestorben. Die Sektion ergab hochgradige Arteriosklerose der Aorta und der peripheren Gefäße. Arteriosklerotische Schrumpfnieren. Mächtige Hypertrophie des rechten und linken Herzens. Concretio cordis und Emphysem. Lungenödem.

Auch der nächste Fall zeigt ein analoges Verhalten:

Fall VI. 62 Jahre alter Mann. Immer gesund. In den letzten Jahren abgemagert. Seit einem Jahre Atembeschwerden, besonders bei der Arbeit und beim Stiegensteigen. Er mußte in der Nacht oft plötzlich aufspringen und nach Atem ringen. In der letzten Zeit hie und da Ödeme an den Beinen, die aber über Nacht wieder schwinden, Nykturie. Objektiv die Zeichen einer Hypertonie mit relativ viel Albumen im Harn. Das spezifische Gewicht schwankt zwischen 1010—1025. Augenhintergrund frei. Rest-N 29 mg. Blutdruck 215 mm Hg. Pulszahl 88 p. M. Der Mann fühlt sich nach einer Digitaliskur wesentlich besser. Während der Morgenvisite hört man über der ganzen Lunge Rasselgeräusche; starke Kurzatmigkeit, kleiner Puls, Blutdruck 170 mm Hg. Ängstliches Gesicht. Wenig Harn, etwas cyanotisch. Er wurde rasch zur Arterienpunktion vorbereitet; die jetzt gewonnenen Werte erscheinen uns deswegen so wichtig, weil wir 4 Tage vorher, also zu einer Zeit, wo er sich noch wohl fühlte, ebenfalls das Blut untersucht hatten. Die entsprechenden Zahlen folgen:

	Arterielles Blut					Venöses Blut					Differenz des O_2-Hämogl.
	reduz. Hämogl.	% O_2 deficit	O_2-Hämogl.	% O_2-Hämogl.	Total-Hämogl.	reduz. Hämogl.	% O_2 deficit	O_2-Hämogl.	% O_2-Hämogl.	Total-Hämogl.	
4 Tage vor dem Anfall	0,8	4,0	18,10	96	18,9	4,24	22	14,66	78	18,90	3,44
Im Anfall . .	2,88	16,0	15,22	84	18,0	7,43	45	10,87	55	18,30	4,35
Nach Morph.	3,71	20,0	14,35	80	18,06	9,0	50	9,0	50	18,00	5,35

	Arterielles Blut in %	Venöses Blut in %	Differenz
4 Tage vor dem Anfall	96	78	18
Im Anfall . . .	84	55	29
Nach Morph. .	80	50	30

Der Zustand hat sich nach der Morphiuminjektion entschieden verschlechtert, in der Nacht darauf erfolgte der Exitus. Die Sektion zeigte eine sogenannte arteriosklerotische Schrumpfniere. Mächtige Herzhypertrophie, sowohl rechts als links. Mäßiges Emphysem. Ausgedehntes Lungenödem; schwere Veränderungen an den Coronargefäßen. Myomalacische Schwielen.

Die Zahl unserer Beobachtungen ließe sich noch um ein beträchtliches vermehren; unser Bestreben war es, Typen herauszuheben. Das eine scheint uns aber sicher zu sein, daß sich diese Methode bewährt, um die Geschwindigkeit in einem Gewebsabschnitt festzustellen. Beim Überblick all unserer Zahlen möchte man glauben, daß man von den entsprechenden Analysen des arteriellen Blutes absehen könnte. Wir wollen das z. T. zugeben. In vielen Fällen — wir denken hier vor allem an die letzterwähnten — würde man aber zu irrtümlichen Anschauungen gedrängt werden, wenn man auch hier das arterielle Blut mit Sauerstoff gesättigt annimmt.

Bei allen unseren Analysen haben wir selbstverständlich auch die Kohlensäure bestimmt. Die Schwankungen, die sich dabei ergeben, gehen vielfach parallel mit den Sauerstoffzahlen. Wir haben sie aber weggelassen, weil sich große Schwankungen im respiratorischen Quotienten zeigen. Das Studium dieser Frage erfordert eine gesonderte Besprechung.

11. **Rückblick auf die Kasuistik.** Bevor wir unsere Beobachtungen zusammenfassen, wollen wir noch einmal unsere ganzen Ergebnisse in einer gemeinsamen Tabelle übersichtlich zusammenstellen.

	Arterielles Blut		Venöses Blut		Differenz der proz. Sauerstoffsättigung
	O_2-Hämogl.	% Sättigung	O_2-Hämogl.	% Sättigung	
Normalfälle	etwa 18	90—100	11 —13	60—70	25 —33
Aortenfehler	8 —17	90—100	6 —12	47—77	16 —48
Mitralfehler	12 —19	92—100	2,3—13	30—80	20 —80
Lungenemphysem	10 —16	70—100	5,1—11,3	28—60	22 —44
Pneumonien	12 —18	70—98	10 —17	53—88	7 —33
Hypertonien	16,6—21	92—100	12 —16,5	58—82	18 —37
Nephritiden	9,3—16	91—100	8,1—13,7	70—92	5,8—30
Anämien	2,7— 8,1	94—100	1,0— 5,7	36—81	19 —58
Hypothyreosen?	15,7—18,8	93—100	6,9—10,7	42—55	38 —53
Asthma cardiale					
a) nervöse Form	7,3—18,9	74—100	6,5—18,1	70—95	1,1—7
b) rein cardiale Form	7,8—15,2	84—100	6,6—10,8	55—85	14,5—29

Wir sind bei unseren Untersuchungen von einer rein klinischen Beobachtung ausgegangen; wir glaubten beobachtet zu haben, daß das Venenblut, welches in den oberflächlichen Hautvenen zirkuliert — selbstverständlich unter stets gleichen Bedingungen untersucht — bei manchen Fällen von Asthma cardiale schneller herzwärts zu fließen scheint, als unter normalen und anderen krankhaften Bedingungen.

Diese Beobachtung brachte uns auf die Idee, ob das Lungenödem, das sich manchen Anfällen von Asthma cardiale anschließen kann, nicht so sehr durch Stauung auf Grund eines erlahmenden linken Herzens zu erklären sei, als vielmehr vielleicht durch zu großen und zu schnellen Zufluß. In dem ersten Abschnitt, der sich mit einer plethysmographischen Methode beschäftigt hatte, die vielleicht geeignet sein könnte, die Blutgeschwindigkeit zahlenmäßig festzustellen, haben wir uns davon überzeugen können, daß unsere zunächst rein klinische Methode der bloßen Besichtigung einiges für sich hat; denn tatsächlich zeigte sich auch hier die Blutfüllung, die uns als Maß der Blutgeschwindigkeit dienen sollte, größer.

In Anbetracht der Wichtigkeit der ganzen Frage haben wir noch eine zweite Methode aufgegriffen, die uns instand setzt, uns über die Blutgeschwindigkeit im Arme ein Urteil zu bilden. Überblicken wir die Resultate dieser viel einwandfreieren Methode, so läßt sich auf Grund derselben ebenfalls feststellen, daß unsere ursprüngliche Annahme viel für sich hat. Wenn man einmal Gelegenheit gehabt hat, zu sehen, wie während eines schwersten sogenannten „Herzanfalles“ das Venenblut hellrot, fast arteriell aus der Kanüle spritzt, dann bedarf es kaum mehr genauer Analysen. Diese Tatsache ist ganz augenfällig. Ganz abgesehen von theoretischen Erwägungen glauben wir das eine als gesicherte Tatsache hinstellen zu können, daß bei einzelnen Formen von Asthma cardiale das Blut in den Armvenen schneller herzwärts strömt als unter normalen Bedingungen. Überblicken wir sonst noch unsere Zahlen, die wir mit der Blutgasanalyse erlangt haben, so zeigen sich ähnlich hohe Werte nur noch bei Pneumonien, Hypertonien und Nephritiden, also gerade bei jenen Krankheiten, die teils zu Lungenödem disponieren, teils in einer Verfassung punktiert wurden, die sich bereits dem Lungenödem genähert hatte. Die plethysmographische Methode wies auf eigentümliche Verhältnisse beim Myxödem und beim Basedow. Wir sprachen uns für eine auffallende Verlangsamung des Blutstromes bei Myxödem und für eine Beschleunigung bei Basedowscher Krankheit aus; die Resultate, die wir mit der blutigen Methode erzielt haben, sprechen ganz im selben Sinne. Fast könnte es so scheinen, als würden sich diese beiden Methoden gegenseitig ergänzen, bzw. sich in ihrer Beweiskraft bestätigen.

D. Beurteilung und Funktionsprüfung des Capillarkreislaufes. Eine der wichtigsten Aufgaben des Kreislaufes ist die Bewerkstelligung der Ernährung der Gewebe. Sie zerfällt in zwei Teile, Zutransport von Baumaterial und Wegführen von Stoffwechselschlacken. Dieser ganze Mechanismus spielt sich nur innerhalb des Capillarbereiches ab. W. R. Hess[1]), der in letzter Zeit ein sehr ansprechendes

[1]) Hess, R. W.: Ergeb. d. inn. Med. Bd. 23, S. 1. 1923.

Referat über den peripheren Kreislauf zusammengestellt hat, sagt: „Die Entscheidung, ob der ganze Kreislauf seine Funktion wirklich erfüllt oder nicht, fällt im Capillarbereiche". Der Träger des Sauerstoffes, der zum Leben der Gewebe unentbehrlich, ist das Hämoglobin. Der gesunde Organismus stellt den Geweben Sauerstoff in Überfluß zur Verfügung; physiologisch wird fast nie der ganze Sauerstoff, der an die Zellen heranstrebt, völlig aufgezehrt; das venöse Blut enthält noch immer große Mengen Sauerstoff, in denen das Leben vieler Zellen noch eine Zeit lang aufrecht erhalten werden könnte. Am besten ist das daran zu erkennen, daß, wenn an irgend einer Stelle — wie z. B. bei der Arbeit — tatsächlich der Bedarf an Sauerstoff ein sehr großer ist, ein Überfluß herangeleitet wird; in nicht wenigen Fällen strömt das Blut trotz des Mehrbedarfes fast hellrot aus den Venen ab, als Zeichen, wie freigebig der Organismus ist, wenn es gilt, bestimmte Partien reichlich mit Nahrung zu versorgen. Entsprechend dem Bedarf haben sich daher die Gefäßquerschnitte einzustellen.

Unter den Strömungsbedingungen spielt die Blutgeschwindigkeit die Hauptrolle. Wie bereits des öfteren betont, ist sie neben anderen Faktoren hauptsächlich von der Größe des Widerstandes, also von der Weite der Capillaren abhängig. Es ist oft die Frage diskutiert worden, ob von einem höheren Zentrum aus die Öffnung der Capillaren erfolgt, wenn an gegebener Stelle, wie wir es früher gesagt haben, sich die Notwendigkeit ergibt, manche Gewebe unseres Körpers mit einem Plus an Blut zu versorgen — wir denken dabei hauptsächlich an die Arbeit. Man nimmt teils eine zentrale Regulierung an, teils glaubt man im Gewebe selbst die Ursache suchen zu müssen, das gleichsam habgierig Blut ansaugt und dementsprechend automatisch die Schleusen öffnet, so daß jetzt der Blutstrom aus einer Gegend höheren Druckes gleichsam spontan an die Stelle des Bedarfes fließt. Sicherlich spielen die Vasomotoren dabei eine große Rolle, doch scheinen sie allein nicht von ausschlaggebender Bedeutung. Die Kompliziertheit dieses ganzen Mechanismus drängt uns die Frage auf, warum es unter krankhaften Bedingungen nicht gelegentlich zu Störungen kommen kann. Wie sehr z. B. in der Pathologie dieser Apparat hinfällig werden kann, glauben wir beim Asthma cardiale zu erkennen. Wäre diese Ansicht richtig, so bestände eine Hauptstörung des Capillarapparates darin, daß sich gelegentlich die Schleusen öffnen, wenn sie geschlossen sein sollen, und umgekehrt ein Verschluß zustande kommt in einem Moment, wo die Capillaren dem Bluteinstrom keine Schwierigkeiten entgegenstellen sollen. Wie könnte man dies prüfen? und wäre nicht unsere Methode geeignet, darüber entsprechenden Aufschluß zu geben?

1. Einfluß des heißen und kalten Bades. In dem Abschnitte, in dem wir die plethysmographische Methode diskutiert haben, be-

nützten wir als Prüfstein den Einfluß von Kälte und Wärme. Wir konnten uns davon überzeugen, daß z. B. beim Füllen des Plethysmographen mit heißem Wasser, das Blut leichter die Capillaren passiert und umgekehrt kaltes Wasser den Durchtritt eher hemmt. Beruht dies tatsächlich auf Richtigkeit, so müßte auch die blutige Methode ähnliche Ergebnisse zeitigen. Die Versuchsanordnung war eine sehr einfache. Wir legten den Vorderdarm, dessen V. cubitalis, wie wir es bei unseren Venenpunktionen immer taten, bloßgelegt war, in eine Armbadewanne, vorsichtig darauf bedacht, daß bei den weiteren Versuchen der Arm keine Verschiebung erfuhr und daß auch durch die Lagerung keine Stauung im Armbereiche möglich war. Um eine eventuelle Infektionsmöglichkeit nach Tunlichkeit auszuschalten, kann man zum Füllen der Armwanne verdünnte Borsäurelösung oder ganz diluierte Sublimatflüssigkeit verwenden. Nachdem der Arm eine Zeit in völliger Ruhe gelegen war, wurde die bloßliegende Vene punktiert. Bezüglich der Technik der anaeroben Blutentnahme verweisen wir auf den methodischen Abschnitt. Nachdem dieser erste Teil des Versuches beendigt war, wurde in die bis dahin leere Armwanne heißes Wasser von bestimmter Temperatur geschüttet. Meist kam es zu einer raschen Rötung der ganzen Extremität, die Venen schwollen an. Nunmehr wurde die bloßliegende Vene neuerlich punktiert. Beim Herausziehen der Punktionsnadel war es oft schwer, selbst wenn noch so dünne Nadeln gewählt wurden, die Nachblutung zu stillen. Wir deuteten dieses immer wieder zu beobachtende Phänomen im Sinne einer beschleunigten Blutströmung. Als bestes Mittel, die Blutung zum Stillstand zu bringen, erwies es sich, die Hand aus dem heißen Wasser zu nehmen. Diese Versuchsanordnung haben wir bei einer Reihe von Patienten angewendet; im Folgenden wollen wir über unsere zahlenmäßig erhobenen Ergebnisse berichten.

Fall I. 35 Jahre alter Mann, der wegen Ulcusverdacht auf die Klinik aufgenommen wurde. Als einziges objektiv nachweisbares Krankheitssymptom zeigte sich Obstipation. Der Mann hatte sehr schöne Armvenen, so daß er schon deswegen geeignet erschien.

	reduz. Hämogl.	% O_2 deficit	O_2-Hämogl.	% O_2-Gehalt	Total-Hämogl.	Venendruck
Venenblut (normal)	8,26	64,0	5,12	36	13,38	8 cm
Heißes Bad (37°)	0,51	5,0	12,36	96	13,03	17 cm
Kaltes Bad (15°)	4,98	40,0	8,03	60	13,01	10 cm

Als Ergebnis dieses Versuches können wir festlegen, daß es durch ein lokales heißes Handbad (das heiße Wasser reichte in der etwas schräg gehaltenen Extremität höchstens bis zur Hälfte des Vorderarmes) gelingt, das venöse Blut fast zu arterialisieren. Der Sauerstoffgehalt des Hämoglobins erreicht eine Sättigung, wie sie von uns fast in jeder Arterie gefunden wurde. Zum mindesten steigt der Sauerstoffgehalt um 260% in die Höhe. Als nunmehr kaltes Wasser zugesetzt wurde (um Temperaturen von etwa 15° zu erreichen, mußten Eisstückchen dem Wasser beigegeben werden), wurde das Blut wieder dunkler, doch erreichte es kaum mehr seinen ursprünglichen Anfangswert. Der Sauerstoffgehalt war noch immer um 166% höher als im Vorversuche. Sehr beachtenswert sind auch die Venendruckwerte. Selbstverständlich beanspruchen diese Zahlen nur relative Bedeutung, nachdem die zu punktierende Stelle kaum der Vorschrift von Moritz entsprechend in der Höhe des rechten Vorhofes gelegen war. Nachdem weder der Arm noch der Patient die ursprünglich eingenommene Stellung geändert hatten, so können die so gewonnenen Werte miteinander verglichen werden. In dem Maße, wie das Blut arterieller wird, steigt der Venendruck in die Höhe, um sich im kalten Wasser der Abnahme des Sauerstoffwertes entsprechend wieder auf ein niedrigeres Niveau einzustellen.

Die plethysmographischen Untersuchungen schienen darauf hinzuweisen, daß der Gefäßapparat unter dem Einflusse eines zu heißen und vielleicht zu lang anhaltenden Bades irgendwie eine Läsion erfährt, nachem sich auch dort gezeigt hatte, wie schwer es fällt, im Anschluß an eine Hitzewirkung die Gefäße durch Kälte wieder zur Kontraktion zu bringen. Wir versuchten daher zuerst die Kälteapplikation, um zu sehen, ob sich tatsächlich auf diese Weise noch eine weitere Kontraktion der ohnehin schon physiologisch engen Capillaren erreichen läßt.

Fall II. 30 Jahre alter Mann; abermals ein Magendarmkranker; einige Zeichen verrieten Anhaltspunkte, die an Vagotonie denken ließen. Wir studierten zunächst die Wirkung des kalten Wassers und setzten erst nachher den Vorderarm heißen Temperaturen aus; die Punktion nach der Einwirkung der Kälte geschah sehr bald nach dem Eingießen des kalten Wassers.

Venenblut	reduz. Hämogl.	% O_2 deficit	O_2-Gehalt	% Sättigung	Total-Hämogl.	Venendruck
Normal	3,01	16	16,29	84	19,30	10 cm
Kaltes Wasser	9,26	48	10,38	52	19,64	7 cm
Heißes Wasser	1,25	6	17,76	93	19,30	15 cm

Das, was wir auf Grund unserer plethysmographischen Beobachtungen erwartet haben, hat sich auch tatsächlich eingestellt. Unter dem Einflusse der Kälte ist das Venenblut noch venöser geworden, d. h. es ist noch langsamer durch die Capillaren durchgeflossen und hat dementsprechend mehr an Sauerstoff eingebüßt. Umgekehrt kam es unter dem Einflusse von heißem Wasser auch hier zu einer Erweiterung des Capillarnetzes. Der Sauerstoffgehalt hat sich unter dem Einfluß von Kälte um 300% verringert; fast könnte man veranlaßt werden zu sagen, daß das Blut dreimal so langsam durch die Capillaren durchgeflossen sei. Die Wirkung des heißen Wassers ist ganz analog wie bei Fall I.

Auch hier wird das venöse Blut fast arteriell; ein Sauerstoffdefizit von nur 6% ist sehr häufig im normalen arteriellen Blute zu finden. Jedenfalls enthält das Blut 2,4 mal so viel Sauerstoff als in der Ruhe. Der Venendruck zeigt analoge Schwankungen; unter dem Einflusse der Kälte fällt er zuerst, um im heißen Wasser wieder in die Höhe zu gehen. Wollte man versuchen, aus diesen Beobachtungen und den analogen Veränderungen, die sich mittels der plethysmographischen Methode ermitteln ließen, irgendwelche bindende Schlüsse abzuleiten, so könnte man folgendes sagen: läßt man eine Extremität längere Zeit in heißem Wasser, so dürfte es vielleicht zu Änderungen kommen, die die Einflußnahme des nachfolgenden kalten Bades im Sinne einer Verengerung verhindern oder jedenfalls nicht so zur Geltung kommen lassen, wie es zu erwarten wäre, wenn primär der Vorderarm in kaltes Wasser gebracht wird.

Es war interessant nachzusehen, ob sich unter pathologischen Bedingungen, vor allem bei der Hypertonie, prinzipielle Verschiedenheiten erkennen lassen. Dazu schien uns folgender Fall geeignet:

Fall III. 51 Jahre alter Mann, mit den Erscheinungen einer hochgradigen Hypertonie. Blutdruck über 250 mm Hg. Druck — mit den gewöhnlichen Apparaten kaum meßbar. Herz deutlich dilatiert, sonst aber kaum kardiale Beschwerden. Im Harn Spuren Eiweiß. Das spezifische Gewicht schwankt zwischen 1002—1026. Früher starker Raucher. Die Resultate des von uns ausgeführten Versuches waren folgende:

	reduz. Hämogl.	% O_2 deficit	O_2-Gehalt	% Sättig.	Total-Hämogl.	Venen-druck
Ohne Wasser	6,17	33	13,03	67	19,20	9 cm
Wasser von 27°	7,72	41	11,50	59	19,22	8 cm
Wasser von 41°	1,01	5	18,59	95	19,60	13 cm
Wasser von 10°	0,50	3	19,40	97	19,60	11 cm

Bei der plethysmographischen Untersuchung haben sich kaum nennenswerte Unterschiede gegenüber der Norm erkennen lassen. Bei Hitzeeinwirkung auf normale Gefäße schienen sich die peripheren Widerstände zu lösen. Hier sehen wir eigentlich Analoges. Der Sauerstoffgehalt geht unter dem Einflusse eines indifferenten Bades nicht in die Höhe, eher kommt es zu einer geringgradigen Kontraktion; im heißen Bade dagegen wird das venöse Blut auch bei der Hypertonie genau so arteriell, wie wir es bei normalen Menschen gesehen haben. Sehr auffällig dokumentiert sich jetzt das Versagen des peripheren Kreislaufes, sobald wir im Anschluß an das warme Bad Kälte einwirken ließen. Die sogenannten Capillaren verengern sich nicht nur nicht, sondern es bleibt die Erweiterung auch weiter bestehen; fast sieht es so aus, als hätte das Capillarsystem konträr reagiert. Auch die pressorischen Verhältnisse gestalten sich ganz analog. Der Druck geht unter der Wirkung der Wärme in die Höhe; die Kälte ist kaum von nennenswertem Einflusse.

Die einzelnen Punktionen geschahen in zeitlichen Abständen von ungefähr 5 Minuten. Im folgenden Falle wollten wir — ebenfalls bei einer Hypertonie — nachsehen, wie rasch nach Einwirkung von Hitze die Arterialisierung stattfindet.

Fall IV. 45 Jahre alter Hypertoniker; Nikotin und Lues kommen als äthiologische Faktoren in Betracht. Ursache der Spitalsaufnahme sind stenokardische Beschwerden. Im Harn Spuren Eiweiß, das spezifische Gewicht schwankt zwischen 1002—1030. Blutdruck 205—210 mm Hg. Pulszahl 90 p. M.

	reduz. Hämogl.	% O_2-deficit	O_2-Gehalt	% Sättig.	Total-Hämogl.	Venendruck
Normal	9,60	42	12,90	58	22,50	10 cm
Wasser 37°	0,37	1,5	21,69	98	22,05	11 cm
idem, 5 Minuten später	2,13	9,5	19,84	90	22,00	12 cm

Das periphere Kreislaufsystem scheint auch bei hochgradigen Hypertonien, also bei Zuständen, denen man vielfach einen peripheren Krampf der Gefäße zumutet, auf Hitzeeinwirkung ebenso rasch wie unter normalen Umständen zu reagieren. Wir sehen in diesem Fall binnen einer Minute das venöse Blut arteriell werden. Merkwürdig ist die Veränderung bei längerer Einwirkung des heißen Wassers, indem wir z. B. in diesem Falle nach weiteren 5 Minuten das Blut wieder etwas von seinem Sauerstoff verlieren sehen. Der momentanen maximalen Dilatation scheint ein Stadium zu folgen, in der sich die Gefäße offenbar wieder etwas erholen. Der Venenblutdruck zeigt in diesem Falle keine hochgradigen Schwankungen.

Der folgende Fall betrifft einen schweren Arteriosklerotiker. Die Hände waren immer kalt; es handelt sich um ein Individuum, das vielleicht gelegentlich eine Gangrän der peripheren Teile bekommen könnte.

Fall V. 64 Jahre alter Beamter, der durch die äußeren Verhältnisse sehr heruntergekommen war. Es bestanden cerebrale Störungen, die von neurologischer Seite als die Folge einer cerebralen Arteriosklerose gedeutet wurden. Hochgradige Rigidität der peripheren Gefäße. Hände eigentümlich bläulich verfärbt, dann wieder Perioden, wo sich die Finger eiskalt anfühlten und die Farbe der Hand ganz bleich erschien. Blutdruck 180 mm Hg. Pulsfrequenz 100 p. M. Meist Untertemperaturen. Leichte Ödeme an den unteren Extremitäten. Im Harn kein Eiweiß. Der Patient ist schließlich an einer Schluckpneumonie zugrunde gegangen.

	reduz. Hämogl.	% O_2-defizit	O_2-Gehalt	% Sättig.	Total-Hämogl.	Venen-druck
Normal	3,60	18	16,55	82	20,15	23 cm
Wasser 20°	7,78	39	12,23	61	20,01	28 cm
Wasser 30°	6,59	33	13,41	67	20,00	23,5 cm
Wasser 40°	0,74	4	19,36	96	20,10	22 cm
Wasser 10°	3,10	15	17,00	85	20,10	23 cm

Das auf 20° temperierte Wasser wirkt hier wie ein Kältereiz; das ohnehin schon sehr sauerstoffreiche Blut wird dunkler, d. h. es kommt zu einer Verengerung der maßgebenden Gefäßabschnitte. 30grädiges Wasser zeigt noch keine wesentliche Erweiterung, während die Hand, in Wasser von 40° getaucht, sofort mit maximalster Dilatation reagiert. Kommt jetzt die Extremität neuerdings in kaltes Wasser, so kontrahieren sich die Gefäße — wenigstens soweit unsere Erfahrung lehrt — besser als unter normalen Bedingungen. Im Organismus dieses schwer arteriosklerotischen Menschen reagieren die Faktoren, die die Gefäße an der Peripherie bald im Sinne einer Erweiterung, bald einer Verengerung beeinflussen sollen, nicht anders als bei den gesunden Menschen, die wir zu untersuchen Gelegenheit hatten. Die Fähigkeit, sich kalorischen Änderungen anzupassen, ist offenbar eine viel zu vitale Funktion, als daß sie bei Zuständen, wie wir sie bei Hypertonien oder bei schweren Arteriosklerosen sehen, irgendwie deletär ausgeschaltet sein sollte.

Es gibt Menschen, die konstant kalte Hände haben; sie akkomodieren sich schwer der Temperatur ihrer Umgebung, stets haben sie unter dieser lästigen Erscheinung zu leiden. Manchmal sind die Hände auch bläulich-zyanotisch verfärbt. In nicht wenigen Fällen sind solche Erscheinungen bei „nervösen“ Menschen zu beobachten. Dies der Grund, warum wir den Einfluß des heißen Wassers bei einem Neuropathen untersucht haben.

Fall VI. 28 Jahre alter Neuropath. Hatte im Kriege während seiner Gefangenschaft psychisch schwer zu leiden. Ist derzeit völlig unfähig, irgendeine Arbeit zu leisten. Im übrigen zeigen sich an ihm viele Stigmen, die man als vagotonisch deuten könnte.

	reduz. Hämogl.	% O_2 deficit	O_2-Hämogl.	% Sättig.	Total-Hämogl.	Venen-druck
Normal	3,31	17	15,19	83	18,50	20 cm
Heißes Wasser (40°)	2,30	11	17,02	89	19,00	12 cm
Nach 10 Minuten	2,21	11	17,75	89	19,66	12 cm
Nach weiteren 5 Minuten	2,10	10	17,58	90	19,68	15 cm

Bläulich-zyanotische Hände sieht man gelegentlich auch bei Menschen, die Erfrierungen überstanden haben; daß es unter solchen Umständen zu einer Gefäßlähmung kommen kann, wäre verständlich; nachdem etwas Ähnliches bei unserem Patienten in der Anamnese kaum zu ermitteln war, so muß es sich hier um einen vielleicht angeborenen oder erworbenen Dauerzustand im Gefäßapparat gehandelt haben. Eine analoge schwere Schädigung sahen wir bei sonstigen pathologischen Zuständen kaum noch.

Auch in einer anderen Richtung haben wir bei nervösen Menschen ein atypisches Verhalten des Gefäßapparates bei Einwirkung von Kälte und Hitze gesehen.

Fall VII. 28 Jahre alte Person; hochgradig nervös; intensiver Dermographismus; Vomitus ohne anatomische Grundlage; dysmenorrhoische Beschwerden; spastische Obstipation; Schlaflosigkeit; vor Jahren Morphinismus usw.

	reduz. Hämogl.	% O_2 deficit	O_2-Hämogl.	% Sättig.	Total-Hämogl.	Venen-druck
Normal	2,88	19	13,52	81	16,40	10 cm
Kaltes Wasser (15° C)	0,70	5	15,81	95	16,51	12 cm
Noch 5 Minuten	0,70	5	15,89	95	16,70	10 cm
Aus dem Wasser heraus . . .	1,80	12	14,60	88	16,40	8 cm
Heißes Wasser (40° C)	2,40	.16	14.60	84	16,84	14 cm

Im vorigen Fall war die Ursache der minimalen Reaktion scheinbar verständlich, indem sich auch sonst Zeichen einer lokalen Störung wenigstens im Bereiche der Haut erkennen ließen. Hier war aber weder eine Schweißhaut noch eine Erythrodermie zu sehen, und doch dieses ganz atypische Verhalten. Kälte wirkte hier erweiternd und Hitze paradox verengernd. Wir haben ein ähnliches merkwürdiges Verhalten sonst nicht mehr gesehen. Scheinbar sind sogenannte nervöse Einflüsse für ein normales Reagieren der peripheren Gefäße auf Kälte und Wärme von größerer Bedeutung, als vermeintliche anatomische Veränderungen, die wir wenigstens bei Hypertonien und Arteriosklerosen anzunehmen geneigt waren.

Schließlich möchten wir noch zwei Beobachtungen über die Temperatureinwirkung im fiebernden Organismus erwähnt wissen.

Fall VIII. Hochfiebernde Pneumonie, mit trockener heißer Haut. 37 Jahre alte Frau. Der Lungenprozeß dürfte 4—5 Tage lang bereits gedauert haben. Die Patientin ist später geheilt entlassen worden. Zur Zeit des Versuches Temperatur 39,4. Puls 120.

	reduz. Hämogl.	% O_2 deficit	O_2-Hämogl.	% Sättig.	Total-Hämogl.	Venen-druck
Normal	4,71	27	11,98	73	16,69	15 cm
Wasser 27°	3,99	23	13,03	77	17,01	13 cm
Wasser 40°	2,01	12	14,75	88	16,76	16 cm

Trotz des Fiebers zeigt sich keine wesentliche Änderung gegenüber der Norm. Die Gefäße scheinen nicht so ideal zu reagieren, wie wir es bei normalen Menschen gesehen haben, aber immerhin nähert sich der Sauerstoffwert fast dem arteriellen.

Daß auch hier individuelle Unterschiede existieren müssen, belehrt uns folgender Fall.

Fall IX. 30 Jahre altes Mädchen, mit Paratyphus. Zur Zeit der Punktion 39,7 Temperatur. Das Krankheitsbild ist später vollkommen ausgeheilt.

	reduz. Hämogl.	% O_2 deficit	O_2-Gehalt	% Sättig.	Total-Hämogl.	Venen-druck
Normal	4,61	25	13,75	75	18,30	13 cm
Heißes Wasser (40°, nach 1 Minute)	5,59	30	12,61	70	18,20	12 cm
Nach 5 Minuten	4,70	25	13,48	75	18,18	11 cm
Kaltes Wasser (5°)	3,01	17	15,09	83	18,10	11 cm

Der Gefäßapparat reagiert völlig paradox, so wie wir es bei der einen nervösen Frau gesehen haben.

Die Zahl der hier angeführten Beobachtungen könnten wir um ein beträchtliches vermehren; auf prinzipiell neue Veränderungen sind wir sonst nicht gestoßen. Jedenfalls verdient diese Methode als scheinbar exakte Funktionsprüfung des peripheren Kreislaufes an einem noch größeren Material ausprobiert zu werden.

Die von uns erhobene Tatsache, daß venöses Blut einer Extremität, die in heißes Wasser getaucht wurde, offenbar durch Gefäßerweiterung und erhöhte Blutgeschwindigkeit kaum Sauerstoff verliert und daher aus den Venen arteriell herausströmt, schien uns neu. Trotzdem existiert bereits in der Literatur eine Angabe, die dies zu bestätigen scheint. In dem Buche von W. Ostwald (Große Männer) findet sich die Notiz, daß R. Meyer, als er in Holländisch-Indien einen Matrosen venaepunktierte, fast arterielles Blut aus der Vene spritzen sah. Zunächst glaubte er, er hätte eine Arterie verletzt, bis er von einheimischen Ärzten belehrt wurde, wie häufig dies in den Tropen, also bei heißer Temperatur, zu beobachten sei.

Die von uns hier empfohlene Methode, die Blutgeschwindigkeit aus der Differenz des Sauerstoffwertes zwischen arteriellem und venösem Blute zu berechnen, scheint auf richtiger Grundlage aufgebaut. Die Versuche mit der Beeinflussung von Kalt und Warm stellen gleichsam den Beweis am Exempel vor. Daß sich unter pathologischen Bedingungen Änderungen ergeben, ist, wie wir glauben, von größter Wichtigkeit. Als sehr beachtenswert glauben wir die gute Ansprechbarkeit des Gefäßapparates bei Hypertonien und Arteriosklerosen buchen zu müssen. Bei Berücksichtigung eines großen Materials werden sich auch hier Unterschiede demonstrieren lassen; die Methode stellt aber solche Anforderungen, daß man es begreifen wird, wenn die Zahl unserer Beobachtungen sich in bescheidenen Grenzen bewegt. Sehr auffällig ist das atypische Reagieren von sicheren Neuropathen. Wenn sich diese Beobachtung tatsächlich verallgemeinern ließe, so dürfte dies von großer ätiologischer Bedeutung sein. Das merkwürdige Verhalten des Fiebers ließe sich in diesem Rahmen vollkommen verstehen. Das Fieber stellt doch die größten Anforderungen an den Vasomotorenapparat. Die Frage, wie der Wärmereiz auf den Gefäßapparat Einfluß nimmt, wollen wir noch später diskutieren.

2. Der nervöse Einfluß beurteilt an gelähmten Extremitäten. Das eigentümliche Verhalten der Durchblutungsgeschwindigkeit bei verschiedenen Wärmegraden, wie wir es bei Neuropathen verfolgen konnten, lenkte unsere Aufmerksamkeit auf die Beeinflussung der Gefäße durch das Nervensystem. Wenn wir auch — wie wir noch später sehen werden, gar nichts Sicheres über die Entstehung der Arterialisierung unter der Einwirkung von Hitze aussagen können, so war es immerhin wert, nachzusehen, wie heiße Bäder z. B. bei gelähmten Extremitäten wirken. Als Vorfrage mußte zunächst entschieden werden, ob sich nicht in gelähmten Extremitäten schon an und für sich Unterschiede in der Blutgeschwindigkeit, gemessen mit unserer Methode, erkennen lassen. Aus dem ziemlich großen Beobachtungsmaterial möchten wir folgendes herausgreifen.

Fall I. 63 Jahre alte Frau wird von der Rettungsgesellschaft in die Klinik gebracht; sie ist plötzlich auf der Straße zusammengestürzt. Die Patientin war bewußtlos; der rechte Facialis schien schlechter innerviert; die rechte Seite war schlaffer gelähmt als die andere, in der sich doch etwas Tonus erkennen ließ. Blutdruck 180 mm Hg. Puls 80 p. M. Die Patientin kam wenige Tage später zur Obduktion; im Gehirn fand sich ein großer alter Erweichungsherd links, daneben einige frischere kleinere. Die getrennte Venenuntersuchung ergab folgende Werte:

	reduz. Hämogl.	% O_2 deficit	O_2-Hämogl.	% O_2-Gehalt	Total-Hämogl.	Venendruck
Gelähmte Seite (rechts)	2,78	16	15,10	84	17,88	20 cm
Andere Seite (links)	12,92	73	4,96	27	17,88	10 cm

Aus den Zahlen ließe sich ableiten, es wären entweder auf der gelähmten Seite sämtliche Capillaren offen, oder es bestände auf der scheinbar weniger betroffenen ein Gefäßkrampf. Die Veränderungen des Venendruckes wären konform zu erklären.

Bevor wir auf unsere weiteren Beobachtungen bei einseitigen Lähmungen eingehen, sei zunächst die Frage aufgeworfen, ob wir überhaupt berechtigt sind, aus Differenzen zwischen den beiden Seiten Schlüsse zu ziehen. Sicherlich zeigen sich Schwankungen, die sich aber vermeiden lassen, wenn man sich bemüht, die Venenpunktion möglichst ohne Stauung und ohne Schmerzen für den Patienten durchzuführen. Deshalb führten wir unsere Venenpunktionen nur an bloßgelegten Venen durch. Der Patient kann bei entsprechender Kokainisierung der Haut, die der Präparation der Haut immer vorausging, ruhig zusehen; auch wenn man in die Vene hineinsticht, so wird dies nicht im mindesten als Schmerz empfunden; diese Bemerkungen erscheinen uns wichtig, weil alle Schmerzempfindungen und Erregungszustände, wie wir glauben, geeignet sind, die Permeabilität der Capillaren zu erhöhen oder zum mindesten zu modifizieren.

In Anbetracht dieser Einwände, die bei Außerachtlassung entsprechender Vorsichtsmaßregeln geeignet sein könnten, die ganze blutige Methodik zur Bestimmung der Blutgeschwindigkeit zu diskreditieren, wollen wir bei der Beurteilung der Beobachtungen an Gelähmten nur auf große Ausschläge Gewicht legen. Differenzen, die innerhalb 10% schwanken, können wir nicht berücksichtigen.

Fall II. 70 Jahre alte Frau, die immer gesund war, wurde vor kurzem im Zimmer zusammengestürzt gefunden; sie hat angeblich das Bewußtsein nie verloren, doch versagt ihr die Sprache. Rechsseitige spastische Lähmung, links normal; auf der gelähmten Seite ist die Sensibilität herabgesetzt. Puls 74 p. M. 128 mm Blutdruck. Der Zustand hat sich später wesentlich gebessert.

	reduz. Hämogl.	% O_2 deficit	O_2-Hämogl.	% O_2-Gehalt	Total-Hömogl.	Venendruck
Arterielles Blut	0,68	4	16,03	96	16,71	
Venöses Blut (normale Seite)	7,10	41	9,61	59	16,71	12 cm
Venöses Blut (gelähmte Seite)	3,01	18	13,70	82	16,71	13 cm

Ganz anders zeigten sich die Blutunterschiede bei dem nächsten Falle.

Fall III. 70 Jahre alte Frau. Vor 6 Tagen plötzlich ein Schwindelanfall ohne Bewußtseinsstörung. Patientin konnte nicht gehen und seither ist sie auf der rechten Seite gelähmt; ebenso Sprachstörung. Motilität des rechten Armes und Beines aufgehoben. Babinski positiv, Sensibilität unsicher. Lähmung schlaff. Blutdruck auf der gelähmten Seite höher als auf der gesunden (150:130).

	reduz. Hämogl.	% O_2 deficit	O_2-Hämogl.	% O_2-Gehalt	Total-Hämogl.	Venendruck
Arterielles Blut	0,39	2	16,81	98	17,22	
Venöses Blut	11,68	70	5,64	30	17,32	5 cm
(Normale Seite)	5,99	35	11,17	65	17,16	2 cm

Während in den beiden vorangehenden Fällen das Blut auf der gelähmten Seite entschieden arterieller war als auf der gesunden, sind hier die Verhältnisse gerade umgekehrt. Deshalb war es wichtig, noch auf andere Lähmungen zu achten.

Fall IV. 45 Jahre alter Mann, der zu seinem alten Leiden (Melanosarkomatose im Anschluß an eine Nävusoperation) plötzlich eine Hemiplegie bekam. Die Sektion zeigte eine große Metastase im Felsenbein links mit Durchbruch in den linken Schläfenlappen nebst Blutung hierselbst. Außerdem noch eine Metastase im Bereiche der linken Corticalis. Das rechte Bein war vollkommen gelähmt, die rechte Hand nur paretisch, etwas spastisch. Später ging er unter dem Bilde einer Jacksonepilepsie zugrunde. Der Arteriendruck war auf der gelähmten Seite 105, auf der gesunden 85 mm Hg. Puls 90 p. M.

	reduz. Hämogl.	% O_2 deficit	O_2-Hämogl.	% O_2-Hämogl.	Total-Hämogl.	Venendruck
Venenblut (gelähmte Seite) . . .	6,95	48	7,62	52	14,57	10 cm
Venenblut (gesunde Seite). . . .	2,69	18	11,88	82	14,57	8 cm

Auch hier führt die gelähmte Seite sauerstoffärmeres Venenblut als die gesunde.

Fall V. 9 Jahre altes Mädchen, das auf der neurologischen Klinik mit der Diagnose Tuberkel im Pons aufgenommen wurde. Die Hand war kühl, cyanotisch und spastisch-paretisch. 85 mm Hg. auf der gesunden und 95 mm Hg. auf der gelähmten Seite.

	reduz. Hämogl.	% O_2 deficit	O_2-Hämogl.	% O_2-Hämogl.	Total-Hämogl.	Venendruck
Venenblut (normale Seite). . . .	1,32	9	13,97	91	15,29	8 cm
Venenblut (gelähmte Seite) . . .	2,74	18	12,49	72	15,23	8 cm

Auch dieser Fall fügt sich funktionell den beiden vorangehenden Beobachtungen an. Die gelähmte Seite enthält in ihrem Venenblut viel weniger Sauerstoff als die gesunde.

In einer Reihe von Fällen, die mit Lähmung der oberen Extremität einhergingen, kombinierten wir die getrennte Analyse der beiden Extremitäten mit Beeinflussung durch ein heißes Bad. Die Ergebnisse sind ebenfalls nicht eindeutig.

Fall VI. 69 Jahre alte Frau. Vor 13 Tagen zusammengestürzt; Bewußtsein und Sehvermögen blieben erhalten; sie bemerkte selbst die Lähmung ihres rechten Armes und Fußes. Blutdruck auf der gelähmten rechten Seite 218 mm Hg, auf der gesunden 192 mm Hg. Kein Fieber, Puls 70 p. M.

		reduz. Hämogl.	% O_2 deficit	O_2-Hämogl.	% O_2-Hämogl.	Total-Hämogl.
Vor dem Handbad	gesunde Seite	3,20	15	18,00	85	21,20
	gelähmte Seite	1,11	5	20,05	98	21,16
Beide Hände in heißem Wasser (40°)	gesunde Seite	1,20	5,5	20,40	95	21,61
	gelähmte Seite	2,16	10,0	19,04	90	21,30
Beide Hände in kaltem Wasser (15°)	gesunde Seite	1,03	4,5	21,00	96,5	22,03
	gelähmte Seite	1,00	4,5	20,70	98,5	21,70

In der Vene der gelähmten Seite fließt das Blut offenbar schneller, denn der Gehalt des reduzierten Hämoglobins ist geringer als in der gesunden Partie. Kommen nun beide Hände in heißes Wasser, so verhält sich die gesunde Extremität wie sonst unter normalen Bedingungen, das Blut wird arterieller. In der gelähmten Seite erfolgt aber eine paradoxe Reaktion. Kommen nunmehr beide Extremitäten in sehr kaltes Wasser, aber gleicher Temperatur, so reagiert die gesunde Seite kaum — auch das haben wir bereits bei unseren normalen Kontrollfällen gesehen —, während in der gelähmten Seite das Blut scheinbar noch schneller ins Rollen kommt.

Fall VII. 58 Jahre alter Mann, bekam vor 36 Jahren eine Apoplexie, war mehrere Tage vollkommen bewußtlos, erholte sich aber schließlich langsam; die ganze rechte Seite zeigt sich gelähmt; die Lähmung ist schlaff. Deutliche Dyspnoe. Pulszahl 100 p. M. Auf der Seite der Lähmung etwas höherer Druck; aber keine Hypertonie. In der Anamnese Lues.

		reduz. Hämogl.	% O_2 deficit	O_2-Hämogl.	% O_2-Hämogl.	Total-Hämogl.
Vor dem Handbad	gesunde Seite	6,86	34	13,12	66	19,98
	gelähmte Seite	2,06	10	18,22	90	20,28
Beide Hände in heißem Wasser (40°)	gesunde Seite	2,33	11	18,05	89	20,38
	gelähmte Seite	0,50	3	20,06	97	20,45

Die Geschwindigkeitsverhältnisse gestalten sich ganz anders wie im vorangehenden Fall, obwohl die Sauerstoffwerte vor der Einwirkung des heißen Bades ziemlich ähnlich waren. Unter der Einwirkung der Hitze lösen sich die peripheren Widerstände sowohl auf der gesunden wie auf der gelähmten Seite.

Die Fälle, die bei halbseitiger Lähmung auf der gesunden Seite eine Verminderung des Sauerstoffgehaltes darbieten, sind entschieden leichter zu erklären, nachdem bei der Tätigkeit der Muskulatur O_2 verbraucht wird. Das läßt sich am besten auch mit unserer Methode demonstrieren. Untersucht man zuerst den Sauerstoffwert im abfließenden Venenblute und läßt nunmehr des öfteren Faustmachen, so wird das Blut dunkler, gleichzeitig strömt es aber auch mit größerem Druck aus der Kanüle heraus. Wir verfügen über einige mit Zahlen belegte Beobachtungen, von denen wir hier eine anführen möchten:

		reduz. Hämogl.	% O_2 deficit	O_2-Hämogl.	% O_2-Hämogl.	Total-Hämogl.
Vor der Arbeit der rechten Faust	links	5,02	30,7	11,28	69,3	16,30
	rechts	5,83	35,0	10,53	65,0	16,36
Während der Arbeit der rechten Faust	links	5,32	32,0	10,94	68,0	16,26
	rechts	14,16	87,0	2,18	13,0	16,34

Auch scheint uns eine Beobachtung an einer Patientin beachtenswert, der wir in Hypnose (die Hypnose wurde von Kollegen KOGERER, Assistent der Klinik Wagner-Jauregg durchgeführt) schwere Arbeit mit der rechten Hand suggerierten. Es wurde ihr im tiefen Schlaf die Aufgabe gestellt, einen dicken Holzblock zu durchsägen. Sie bekam dabei, wie es auch von anderer Seite vielfach beschrieben wurde, Dyspnoe und erhöhte Herztätigkeit. Anbei die entsprechenden Zahlen.

	reduz. Hämogl.	% O_2 deficit	O_2-Hämogl.	% O_2-Hämogl.	Total-Hämogl.
Im Schlaf, vor der Arbeit . . .	0,74	4,5	16,19	96,5	16,93
Während der Suggestion: Sägen. .	2,97	17	13,91	83	16,88
Während der Suggestion: Ausruhen	0,65	3,5	16,30	96,5	16,95

Aus all den Zahlen, die wir hier zusammengestellt haben, ist wohl ziemlich eindeutig zu erkennen, einen wie großen Einfluß nervöse Störungen auf die Geschwindigkeit des Blutes nehmen können, wenn es sich darum handelt, den Blutstrom durch das Gebiet der peripheren Capillaren durchzutreiben. Vor allem waren es die eigentümlichen Verhältnisse bei cerebralen Lähmungen, die uns sehr daran denken ließen, daß der periphere Kreislauf vielleicht unter der Herrschaft des Cerebrums stehen dürfte. Diese Annahme ist ja nicht neu, denn vasomotorische Störungen hat man ja bei cerebralen Lähmungen schon oft gesehen und eigentlich immer so gedeutet. So hat ja z. B. KAHLER[1]) die Blutdrucksteigerung auf der gelähmten Seite, die auch wir einige Male beobachten konnten, folgendermaßen erklärt: vielleicht — so meint er — kommt ein erhöhter Tonus der Vasokonstriktoren von dem tiefer liegenden Vasomotorenzentrum aus dadurch zustande, daß eine Hemmung von Seite des Großhirns in Wegfall kommt; offenbar spielen hier subkortikal gelegene Herde eine Rolle. Der eine Fall von uns scheint diese Annahme KAHLERS zu stützen, der ein wichtiges Gefäßzentrum in der Gegend der Stammganglien für möglich hält. Leider haben wir bei unseren sieben Fällen nur fünfmal auf eine eventuelle Differenz im Blutdrucke geachtet. Ein unbedingtes Parallelgehen zwischen dem Verhalten der Arterialisierung und dem Blutdrucke haben wir nicht konstatieren können, wie sich aus der Tabelle S. 81 ersehen läßt.

In sechs Fällen zeigte sich auf der Seite der Lähmung eine bessere Durchblutung, in drei anderen das Gegenteil.

3. Pharmako-dynamische Beeinflussung. Das Vasomotorenzentrum benützt wahrscheinlich, um seine Ziele zu erreichen, die

[1]) KAHLER: Wien. Klin. W. 1920, Nr. 10.

	Nicht gelähmt		Gelähmt		Differenz der % O_2-Sättigung
	% O_2-Hämogl.	% O_2-Sättigung	% O_2-Hämogl.	% O_2-Sättigung	
Hemiplegie	4,96	27	15,0	84,0	57
Embolie	11,52	69	13,40	81,0	12
Gliom	12,36	87	9,86	70,0	17
Tbc. im Pons	13,97	91	12,49	72,0	19
Frische Hemiplegie	9,61	59	13,70	72,0	13
Hemiplegie	5,64	30	11,17	65,0	35
Hemiplegie	18,00	85	20,05	95,0	10
Frische Hemiplegie	13,12	66	18,22	90,0	24
Hemiplegie	11,88	82	7,62	52,0	30

Bahnen des vegetativen Nervensystems. Es lag unter diesen Voraussetzungen nahe, den Einfluß der verschiedenen Pharmaka zu prüfen, die teils auf das sympathische, teils auf das parasympathische Nervensystem wirken. Im Anschluß daran wählten wir auch einige Medikamente die in relativ kurzer Zeit imstande sind, sich am peripheren Kreislaufe funktionell bemerkbar zu machen.

a) Pilocarpin.

Fall I. 30 Jahre alter Mann, der wegen Ulcusverdacht zur Aufnahme kam, bekam 0,02 g Pilocarpin subkutan; schon nach kurzer Zeit waren die typischen Wirkungen zu sehen: Speichelfluß, Schweiß, Rötung des Gesichts, am Puls keine Veränderung.

	reduz. Hämogl.	% O_2 deficit	O_2-Hämogl.	% O_2-Sättigung	Total-Hämogl.
Vor der Injektion	4,30	27	11,52	73	15,92
Auf der Höhe der Pilocarpinwirkung	2,71	17	13,31	83	16,02
Alle Erscheinungen nach 0,002 Atropin verschwunden	3,62	22	12,54	78	16,16

Fall II. 34 Jahre alter Mann, der an Obstipation und Hyperaciditätsbeschwerden zu leiden hatte, bekam ebenfalls 0,02 Pilocarpin; trotz der relativ großen Dosis zeigten sich nicht die geringsten Erscheinungen einer Pilocarpinwirkung.

	reduz. Hämogl.	% O_2 deficit	O_2-Hämogl.	% O_2-Sättigung	Total-Hämogl.
Vor der Injektion	8,63	50	7,98	50	16,61
10 Minuten nach der Injektion	10,65	60	5,95	40	16,60

Fall III. 48 Jahre alter Mann, der wegen des Verdachtes eines Nierentumors (einmalige starke Hämaturie) zur Aufnahme kam. Dieser Mann reagierte nach 0,02 Pilocarpin im typischen Sinne sehr stark; der Patient schien in Schweiß gebadet. Die nachträglich verabfolgte Atropindosis brachte den Schweiß binnen kürzester Zeit zum Schwinden.

	reduz. Hämogl.	% O_2 deficit	O_2-Hämogl.	% O_2-Sättigung	Total-Hämogl.
Vor der Injektion	6,51	40	9,20	60	15,71
Auf der Höhe der Pilocarpinwirkung	2,73	17	12,88	83	15,61
Nach Atropin	5,20	33	10,41	67	15,61

Fall IV. 24 Jahre alter Mann, mit abgelaufener Apendicitis. Auf Pilocarpin (0,02) starke Wirkung, die nach 10 Minuten ihren Höhepunkt erreicht hat, nach Atropin (0,002) hören alle Erscheinungen ziemlich akut auf.

	reduz. Hämogl.	% O_2 deficit	O_2-Hämogl.	% O_2-Sättigung	Total-Kapzität
Vor der Injektion	5,00	30	12,0	70	17,10
Auf der Höhe der Pilocarpinwirkung	2,81	17	14,24	83	17,05
Nach Atropin	5,20	31	12,90	69	17,10

Fall V. 28 Jahre alter schwerster Neurastheniker und Psychopath. Nach Pilocarpin sehr starke Reaktion, Schweißausbruch und Speichelfluß durch lange Zeit hindurch; auf Atropin rasche Besserung all dieser Erscheinungen.

	reduz. Hämogl.	% O_2 deficit	O_2-Hämogl.	% O_2-Sättigung	Total-Hämogl.
Vor der Injektion	2,30	13	16,01	87	18,31
Auf der Höhe der Pilocarpinwirkung	2,27	12	16,59	88	18,86
Nach Atropin	2,31	12	17,31	88	19,62

Überblickt man diese fünf Fälle, so läßt sich eine Pilocarpinwirkung nicht hinwegleugnen. In drei Fällen kam es zu einer deutlichen Arterialisierung des venösen Blutes; offenbar öffnete sich hier unter dem Einfluß des Pilocarpins das periphere Gefäßnetz, worauf das Blut rascher die Capillaren durchfließen konnte. Atropin wirkt entgegengesetzt, da das Blut wieder sauerstoffärmer wird; ganz kehrt der Blutwert zum ursprünglichen nur in einem Fall zurück (IV). Bemerkenswert ist das Versagen des Pilocarpins in zwei Fällen; in dem einen könnte man sagen, daß das Pilocarpin überhaupt keine Wirkung gezeitigt hat (Fall II), der andere Fall (V) reagierte sehr stark mit Schweißausbruch und Speichelfluß, ohne aber Änderungen in der Blutzusammensetzung zu zeigen. Hier muß offenbar die nervöse Komponente ebenfalls eine Rolle gespielt haben.

Die Schwankungen, die wir z. B. im Fall II gesehen haben, könnten vielleicht ganz unabhängig von der Pilocarpinwirkung eingesetzt haben; um diese Fehler der Methodik zu kritisieren, schien es angebracht, bei ein und derselben Person in Abständen von je 10 Minuten Venenpunktionen vorzunehmen; würde unserer Technik ein prinzipieller Fehler anhaften, so müßte sich dies hier ebenfalls zeigen.

Fall VI. 25 Jahre alter Mann, der wegen Plattfußödemen an die Klinik gebracht wurde; bei diesem jungen Mann haben wir in Abständen von je 10 Minuten viermal die Vena cubitalis punktiert. Anbei unsere Zahlen:

	reduz. Hämogl.	% O_2 deficit	O_2-Hämogl.	% O_2-Sättigung	Total-Hämogl.
I. Punktion	1,32	7	18,90	93	20,21
II. Punktion	1,32	7	19,04	93	20,36
III. Punktion	1,40	7	18,80	93	20,26
IV. Punktion	1,31	6,5	18,97	93,5	20,28

Psychische Erregungen und selbstverständlich Bewegungen sind stets imstande, die Werte zu ändern; daß hier Schmerzempfindungen eine große Rolle spielen können, ist ebenfalls leicht einzusehen; schon aus diesem Grunde erscheint unsere Methode der Blutentnahme aus der unter Lokalanästhesie freipräparierten Vene unumgänglich notwendig; nur so glauben wir uns auf unsere Werte verlassen zu können. Die ursprünglich von uns aufgeworfene Frage, ob sich das Vasomotorensystem bei ihren Impulsen an die Peripherie des parasympathischen Nervensystems bedient, ist unseres Erachtens schwer zu beantworten; die Möglichkeit, daß die Patienten infolge des Schweißes in psychische Erregung versetzt werden und daß es auf diese Weise zu einer Änderung der peripheren Zirkulation gekommen ist, ist ebenso diskutabel, wie die Annahme einer primären Reizwirkung des Pilocarpins im Bereiche der Capillaren selbst. Ganz dasselbe kann auch vom Atropin behauptet werden. Der Einwand, es sei deswegen zu einer Arterialisierung des Venenblutes gekommen, weil es in der betreffenden Partie zu Schweißausbruch gekommen sei, läßt sich auf Grund der einen Beobachtung (Fall V) entkräften, obwohl ein anderer Fall (Fall II) sehr dafür zu sprechen scheint. Jedenfalls sind die Verhältnisse sehr kompliziert.

b) Adrenalin. Auch mit dem Adrenalin sind wir kaum zu einheitlichen Resultaten gekommen. Statt uns definitiv in dem einen oder anderen Sinne auszusprechen, wollen wir die einzelnen Fälle getrennt besprechen.

Fall I. 30 Jahre alter Mann mit einer Deformität der rechten oberen Extremität bekommt auf dieser Seite Adrenalin (1 ccm der Stammlösung). Die Pulsfrequenz geht um 20 Pulsschläge in die Höhe, ebenso der Blutdruck, das Gesicht wird blaß, der Patient ist leicht erregt.

	reduz. Hämogl.	% O_2 deficit	O_2-Hämogl.	% O_2-Sättigung	Total-Hämogl.
Vor der Injektion	5,01	33	9,46	67	14,97
5 Min. nach der Adrenalininjektion	4,65	31	10,40	64	15,05
10 Min. nach der ersten Injektion	3,96	26	11,02	74	14,98

Fall II. 57 Jahre alte Frau kommt wegen eines unklaren Milztumors (derselbe überragt eben den Rippenbogen) an die Klinik. Blutbild ganz normal, sonst leichte inaktive Apicitis; 3—4 Minuten nach der Injektion der Adrenalinlösung wird Patientin blaß, fängt an zu zittern, empfindet Kältegefühl. Der Arteriendruck steigt um etwa 20 mm Hg. Der Venendruck, der gleichzeitig gemessen wurde, stieg von 7,5 auf 11,5 cm Wasser.

	reduz. Hämogl.	% O_2 deficit	O_2-Hämogl.	% O_2-Sättigung	Total-Hämogl.
Vor der Injektion	3,37	24,5	10,43	75,5	13,80
Auf der Höhe der Adrenalinwirkung	9,11	66,0	4,80	34,0	13,91

Fall III. 39 Jahre alter Mann, der wegen Asthma bronchiale auf die Klinik aufgenommen wurde; er hat bereits einige Male Adrenalin bekommen; in einer anfallsfreien Periode bekam er bei uns die erste Adrenalindosis (1 ccm der Stammlösung), eine deutliche Wirkung war weder am Puls noch im Gesicht zu bemerken; subjektiv keine Änderung.

	reduz. Hämogl.	% O_2 deficit	O_2-Hämogl.	% O_2-Sättigung	Total-Hämogl.
5 Minuten vor der Injektion . .	8,38	42,5	11,09	57,5	19,47
Unmittelbar vor der Injektion . .	8,15	42,0	11,66	58,0	19,81
5 Min. nach der Adrenalininjektion	3,33	17,0	16,45	83,0	19,75

Fall IV. 51 Jahre alte Frau mit chronischem Emphysem, daneben die Erscheinungen von Asthma bronchiale; die Frau ist deutlich cyanotisch, sie ist nicht an Adrenalin gewöhnt; sie bekommt 2 ccm der Stammlösung subkutan; kaum eine nennenswerte Reaktion; der Blutdruck war vor der Injektion 125 mm Hg, 5 Minuten nach der Darreichung 130 mm Hg; subjektiv keine Änderung zu bemerken.

	reduz. Hämogl.	% O_2 deficit.	O_2-Hämogl.	% O_2-Sättigung	Total-Hämogl.
5 Minuten vor der Injektion . .	5,78	28,5	14,60	71,5	20,30
Unmittelbar vor der Injektion . .	5,84	29,0	14,50	71,0	20,34
5 Min. nach der Adrenalininjektion	5,58	27,0	14,70	73,0	20,28
15 Min. nach der Adrenalininjektion	5,05	25,0	15,11	75,0	20,16

Fall V. 38 Jahre alte Frau mit einem ziemlich kompensierten Mitral-Aortenvitium; die Frau ist blaß-cyanotisch; minimale Dyspnoe; etwas vergrößerte

Leber, keine Ödeme, die Frau bekommt $1^1/_2$ ccm Adrenalinlösung; 5 Minuten nach der Injektion klagt sie über starkes Herzklopfen; der Blutdruck war von 105 mm Hg auf 130 mm Hg gestiegen. Der Venendruck, der schon vorher niedrig war (5 cm H_2O) war auf 4 cm gefallen.

	reduz. Hämogl.	% O_2 deficit.	O_2-Hämogl.	% O_2-Sättigung	Total-Hämogl.
Vor der Injektion	2,17	14,0	13,17	86	15,34
5 Min. nach der Adrenalininjektion	1,28	8,0	14,18	92	15,46

Das Adrenalin verengert die Gefäße, und man könnte erwarten, daß auch die Blutgeschwindigkeit proportional der Verengerung abnimmt. Von den fünf Fällen, die hier zur Beobachtung kamen, zeigten drei eine Zunahme der Geschwindigkeit, ein Fall eine Verlangsamung, und bei einem war der Erfolg fast Null. Im Fall II, wo die Sauerstoffzehrung nach der Adrenalindarreichung größer war als vorher, bestand starkes Zittern, also Muskelaktion; wenn wir uns erinnern, daß nach Kontraktion der Handmuskulatur (Faustmachen) ebenfalls das Venenblut dunkler wurde, so fällt dieser Fall im Sinne einer reinen Adrenalinwirkung außer Betracht.

Fall IV verhielt sich sowohl klinisch, als auch funktionell, soweit es sich um die Zusammensetzung des Blutes handelt, indifferent; offenbar hat hier das Adrenalin weder am Gefäßapparat noch sonst an einem Erfolgsorgan Angriffspunkte gefunden. In zwei Fällen, wo die Patienten nach Adrenalin Beschwerden empfanden, und in einem dritten, bei dem sonst keinerlei Zeichen einer Adrenalinwirkung zu bemerken waren, wurde das venöse Blut sauerstoffreicher, also floß das Blut schneller durch die Capillaren. Die Wirkung des Adrenalins scheint sich daher, was ja auch vielfach angenommen wird, nur auf die Arteriolen zu beschränken; mit dem eigentlichen Capillarkreislauf dürfte das Adrenalin, wenn sich unsere Beobachtungen weiter bestätigen sollten, nichts zu tun haben. Möglicherweise spielt aber, wie wir es für das Pilokarpin angenommen haben, die psychische Erregung gleichfalls eine Rolle.

c) Histamin. Das Histamin gilt vielfach als das Gegenmittel des Adrenalin; es soll sympathikuslähmend wirken. Es findet in der Gynäkologie häufig Anwendung und kann als Ersatzmittel des Ergotins verwendet werden. Man sieht gelegentlich deutliche Rötung des Gesichtes; in dem Sinne schien es zweckmäßig, seinen Einfluß auf die Blutgeschwindigkeit zu prüfen.

Fall I. Über 60 Jahre alter Mann, der wegen Verdacht eines Ösophaguscarcinoms an die Klinik kam; unmittelbar nach der Histamininjektion (0,001 g bezogen bei Hoffman & la Roche) ist keine Änderung zu bemerken; nach etwa 3—5 Minuten deutliche Rötung des Gesichtes.

	reduz. Hämogl.	% O_2 deficit	O_2-Hämogl.	% O_2-Hämogl.	Total-Hämogl.
Vor der Injektion	6,06	33	11,95	67	18,01
5 Minuten später	1,50	8	16,46	92	17,96

Vor der Injektion betrug der arterielle Druck 130 mm Hg; auf der Höhe der Wirkung 95 mm Hg. Das Blut, das vor der Injektion eben aus der Kanüle tropfte, kam nachher im Strom hellrot heraus.

Fall II. 49 Jahre alter Hypertoniker, mit geringen subjektiven Beschwerden; das Histamin entfaltet die übliche Wirkung; das Gesicht wird livid, fast an Cyanose erinnernd.

	reduz. Hämogl.	% O_2 deficit	O_2-Hämogl.	% O_2-Hämogl.	Total-Hämogl.
Vor der Injektion	3,60	17	17,49	83	21,09
5 Minuten später	1,70	8	19,40	92	21,10

Auch hier zeigte sich ein geringer Einfluß auf den Blutdruck; derselbe sank auf der Höhe der Wirkung von 230 mm Hg auf 200. Irgendwelche lästige Sensationen wurden vom Patienten nicht empfunden.

Beide Beobachtungen zeitigen ein eindeutiges Ergebnis; nach Histamin fließt das Blut unter Rötung der Haut rascher durch das Capillargebiet einer oberen Extremität, so daß es von seinem Sauerstoff weniger einbüßt; Histamin hat also in dieser Beziehung eine ähnliche Wirkung wie Pilokarpin.

d) Pituglandol (Hoffmann & la Roche). Die Ansichten über das Pituglandol sind geteilt; viel liegt an der Verschiedenheit der unterschiedlichen Präparate; wir arbeiteten mit dem Pituglandol, das uns von der Firma Hoffman & la Roche zur Verfügung gestellt wurde.

Fall I. 23 Jahre alter Mann, der hauptsächlich wegen einer Struma zur Aufnahme kam, sonst aber vollkommen gesund war, bekommt 1 ccm Pituglandol subkutan. Irgendeine Änderung in seinem Befinden konnte nicht konstatiert werden.

	reduz. Hämogl.	% O_2 deficit	O_2-Hämogl.	% O_2-Hämogl.	Total-Kapazität
Vor der Injektion	10,44	53	8,90	47	19,34
5 Minuten später	9,47	48	9,87	52	19,34

Der Blutdruck blieb unverändert; wir fanden beide Male 130 mm Hg. Wir sehen hier eine minimale Steigerung der Blutgeschwindigkeit.

Fall II. 39 Jahre alter Mann mit luetischer Aortitis ist derzeit völlig kompensiert; auch er bekommt Pituglandol; diesmal 2 ccm. Er empfindet nach der Injektion Hämmern im Hinterkopf; das Gesicht wird etwas blässer. Der Blutdruck, der vorher 180 mm Hg war, zeigte eine minimale Senkung auf 170 mm Hg.

	reduz. Hämogl.	% O_2 deficit	O_2-Hämogl.	% O_2-Hämogl.	Total-Kapazität
Vor der Injektion	4,31	28	10,81	72	15,12
5 Minuten später	5,39	36	9,77	64	15,16

In diesem Falle sehen wir eine wesentliche Verlangsamung der Zirkulation, zum mindesten zeigte sich ein Unterschied, der immerhin über die mögliche Fehlergrenze hinausging.

Fall III. 47 Jahre alter Mann mit den Zeichen einer luetischen Aortitis und Neigung zu nächtlichem Asthma cardiale. Nach einer Salvarsankur wesentliche Besserung, jetzt nach Abmagerung deutliche Verschlimmerung. Neuerdings Neigung zu Beklemmungen. Hier zeigte sich nach intravenöser Injektion von Pituglandol eine wesentliche Besserung seiner Beschwerden, die oft viele Stunden lang anhielt. Blutdruck 150 mm Hg.

	reduz. Hämogl.	% O_2-deficit	O_2-Hämogl.	% O_2-Hämögl.	Total-Kapazität
Vor der Injektion	2,52	15	14,26	85	16,78
10 Minuten später	6,68	40	10,02	60	16,70

Der Blutdruck ließ eine Abnahme um 30 mm Hg erkennen. Der Patient war nach der intravenösen Injektion deutlich blaß, das Oppressionsgefühl schien momentan geschwunden. Der Einfluß einer intravenösen Pituglandolinjektion wurde an diesem Patienten mehrmals mit dem gleichen Erfolge wiederholt.

Fall IV. 56 Jahre alter Mann, der gleichfalls wegen asthmatischer Beschwerden an die Klinik gewiesen wurde, zeigte nach jeder intravenösen Pituglandolinjektion eine deutliche Verlangsamung des Blutstromes im Bereiche der oberen Extremität, gleichzeitig damit subjektive Besserung. Objektiv bestand eine Aortitis auf nichtluetischer Grundlage. Blutdruck 158 mm Hg.

	reduz. Hämogl.	% O_2-deficit	O_2-Hämogl.	% O_2-Hämogl.	Total-Kapazität
Vor der Injektion	4,38	25	13,15	75	17,53
10 Minuten später	7,84	45	9,58	55	17,42

Durch die intravenöse Injektion läßt sich scheinbar in selten eindeutiger Form die Blutgeschwindigkeit herabsetzen. Diese Beobachtung ist im Prinzip nicht neu, da bereits Tigerstedt mittels der Stromuhr ähnliches beim Kaninchen nachweisen konnte. Auf die therapeutische Bedeutung dieses Medikamentes werden wir im folgenden Abschnitt noch zu sprechen kommen.

e) Amylnitrit und Nitroglyzerin. Gleichzeitig wollen wir hier über noch zwei Medikamente berichten, die in der Kreislaufpathologie eine Rolle spielen, wir meinen das Amylnitrit und das Nitroglyzerin; beiden Medikamenten wird eine gefäßerweiternde Wirkung zugesprochen, die in der Regel rasch einsetzt; anbei die Veränderungen des Blutes vor und nach der Darreichung dieser Substanzen.

Fall I. 65 Jahre alter Mann, sonst von guter allgemeiner Beschaffenheit, wird wegen Verdacht eines Magenkarzinoms aufgenommen. Nach Inhalation von Amylnitrit bekommt er einen roten Kopf, doch geht die Wirkung wieder sehr rasch vorüber.

	reduz. Hämogl.	% O_2-deficit	O_2-Hämogl.	% O_2-Sättigung	Total-Hämogl.
Vor Amylnitrit	9,20	70	4,10	30	13,30
Auf der Höhe der Wirkung . . .	8,11	62	5,02	38	13,13

Der Einfluß der Amylnitriteinatmung ist gering; immerhin zeigt sich eine deutliche Änderung im Sinne einer Beschleunigung des Blutstromes.

Fall II. 52 Jahre alter Mann mit einer Aortitis und gleichzeitiger Hypertonie. Gelegentliche Anfälle von Angina pectoris. Nach Inhalation von Amylnitrit starke Rötung des Kopfes; leichte Kongestion.

	reduz. Hämogl.	% O_2-deficit	O_2-Hämogl.	% O_2-Sättigung	Total-Hämogl.
Vor der Inhalation	5,05	30	12,05	70	17,10
Auf der Höhe der Wirkung . . .	2,76	16	14,40	84	17,10

Das Amylnitrit zeigt hier eine wesentliche Beschleunigung des Blutes; offenbar öffnen sich in diesem Falle die capillären Widerstände; die Blutdrucksenkung, die nach Amylnitrit beobachtet wird, scheint somit auch eine periphere Ursache zu haben. Daß Amylnitrit auch bei einer Hypertonie im Sinne einer peripheren Gefäßerweiterung wirkt, lehrt dieser Fall.

Nach Darreichung von Nitroglyzerin ist äusserlich selten eine Kongestion im Gesichte zu bemerken, doch empfinden die Patienten nicht selten Hitzegefühl im Kopf. So auch in unseren beiden Fällen.

Fall III. 30 Jahre alter Mann, mit abgelaufener akuter Nephritis, bekommt 0,001 g Nitroglyzerin in alkoholischer Lösung per os. Nach 8 Minuten Kongestionsgefühl.

	reduz. Hämogl.	% O_2-deficit	O_2-Hämogl.	% O_2-Sättigung	Total-Hämogl.
Vor der Darreichung	10,44	53	8,90	47	19,34
8 Minuten nach Nitroglyzerin . .	9,47	48	9,87	52	19,34

In ebenso geringen Grenzen bewegen sich die Unterschiede auch bei einer Hypertonie.

Fall IV. 60 Jahre alter kräftiger Hypertoniker mit geringgradiger Albuminurie; gelegentlich Anfälle von kardialer Dyspnoe. Blutdruck 218 mm Hg. Nach Nitroglyzerin fällt der Druck auf 195; auch hier empfindet der Patient nach Nitroglyzerin Hitzegefühl im Kopfe.

	reduz. Hämogl.	% O_2-deficit	O_2-Hämogl.	% O_2-Sättigung	Total-Hämogl.
Vor der Darreichung	5,58	30	12,41	70	17,99
8 Minuten nach Verabfolgung von Nitroglyzerin	4,46	25	13,55	75	18,01

E. Bedeutung der peripheren Widerstände für die Blutgeschwindigkeit. Je mehr man sich mit dem allgemeinen Kreislaufproblem beschäftigt, desto stärker dringt die Vorstellung durch, daß das Herz auf die Blutgeschwindigkeit, bzw. auf die Größe des Blutquantums, das das Herz durch die Aorta verläßt, kaum bestimmenden Einfluß hat. Das Herz exekutiert die ihm angebotene Blutmenge, doch scheint es kaum imstande, in unbegrenzter Menge das Blutquantum, das es wieder eliminiert, durch seine Pumpfunktion allein zu steigern; taucht man das Ende einer bloßgelegten Cava inferior in ein Reservoir ein, so ist das Herz während der Diastole nicht imstande, aus dem Behälter auch nur die geringste Flüssigkeitsquantität zu schöpfen; nur dem negativen Thoraxdrucke steht eine solche Funktion eventuell zu, kaum aber dem Herzen selbst. Soll daher das Minutenvolumen gesteigert werden, so liegt dies in erster Linie an den Capillaren, bzw. den mit ihnen in innigster Berührung stehenden Arteriolen und Venolen.

Da wir uns in dieser Zusammenstellung sehr für eine eventuelle Steigerung des Minutenvolumens interessieren, so war es notwendig, der Beschaffenheit des peripheren Kreislaufsapparates, soweit uns derselbe zugänglich ist, die größte Aufmerksamkeit zuzuwenden. Die Funktionsprüfung haben wir zunächst durch ein plethysmographisches Verfahren angestrebt; in diesem Abschnitte wählten wir eine gasanalytische Methode; wir sagten uns: fließt das Blut mit erhöhter Geschwindigkeit durch das Capillargebiet, so verliert es weniger Sauerstoff und empfängt parallel dazu weniger Kohlensäure; das Sauerstoffdeficit zwischen arteriellem und venösem Blute ist daher ein ausgezeichnetes Maß der Blutgeschwindigkeit.

Von diesem Gesichtspunkte ausgehend, haben wir zunächst bei einer Reihe von Kreislaufpatienten dieses Deficit studiert. Unter normalen Bedingungen verliert das Blut, wenn es durch den horizontal gelagerten Arm eilt, durchschnittlich 30 % seines Sauerstoffes. 70 % des Sauerstoffes bleiben unberührt; also eigentlich ein recht unökonomisches Verfahren. Bei Aortenfehlern scheint das Blut vielleicht rascher das Capillargebiet zu durcheilen; Störungen von Seite des rechten Herzens wirken entschieden hemmend. Wesentlich verlangsamt fließt das Blut durch das periphere Kreislaufgebiet bei Mitralfehlern; bis zu 70, selbst 80% des von den Arterien her gebrachten Sauerstoffes werden auf dem Wege aufgezehrt; ähnlich gestalten sich die Verhältnisse beim Lungenemphysem, bei Pneumonien und Kyphoskoliosen. Die Hypertonien weichen kaum von der Norm ab; die gelegentlich zu beobachtenden höheren Werte finden meist eine Erklärung in dem gleichzeitig vorkommenden Emphysem. Bei Nephritiden scheint das Blut eher rascher das Capillargebiet der Extremitäten zu durchströmen; vor allem gilt dies von den chronischeren Formen; in manchen Fällen dürfte die gleichzeitig bestehende Anämie von entscheidendem Einflusse sein, denn das beschleunigte Durcheilen des Blutes bei den unterschiedlichen Anämien gehört unbedingt zur Regel. Die Möglichkeit einer Beeinflussung durch endokrine Störungen wurde uns wahrscheinlich, als wir bei Myxödem und anderen hypothyreoiden Zuständen eine starke Verlangsamung bemerkten, während bei Basedowscher Krankheit das Gegenteil festgestellt werden konnte.

Die Hauptfrage, die wir uns in dieser Abhandlung gestellt haben, beschäftigt sich mit dem Asthma cardiale; unsere Hypothese postuliert ein sehr vergrößertes Minutenvolumen; von diesem Gesichtspunkte aus betrachtet, war es nun sehr interessant, daß bei manchen Fällen von Asthma cardiale die Sauerstoffdifferenz zwischen arteriellem und venösem Blute eine außerordentlich geringe war; wir fanden hier Werte, die wir sonst höchstens nur noch bei schweren Anämien und chronischen Nephritiden sahen. Das Asthma cardiale ist sicherlich ein polyvalentes Krankheitsbild, das dementsprechend auch kaum eine gemeinsame Entstehung besitzt; von diesem Gesichtspunkte aus betrachtet, darf es uns nicht wundern, wenn wir ein beschleunigtes Durchtreten des Blutes nicht in allen Fällen gefunden haben. Im Zusammenhange mit dem Asthma cardiale haben wir auch die Wirkung des Morphiums studiert; bekanntlich besitzen wir in diesem Medikament den wirksamsten Faktor, um selbst das verzweifeltste Asthma cardiale zum Stillstand zu bringen. Gaben wir Morphium auf der Höhe des Anfalles und beruhigte sich dieser, so wurde das bis dahin fast arteriell beschaffene Venenblut wieder intensiv venös. Gelegentlich läßt sich eine solche verlangsamende Wirkung auch beim normalen Menschen verfolgen.

Aus therapeutischen Rücksichten war es interessant, nachzusehen, welche Medikamente und welche Maßnahmen das Durchtreten des Blutes durch das periphere Kreislaufgebiet beeinflussen können. Warme Bäder, bzw. das Eintauchen der Extremität in heißes Wasser, scheinen die Capillaren zu öffnen. Gelegentlich kann man fast arterielles Blut aus der Venenkanüle strömen sehen; hier existieren sicher individuelle Unterschiede, aber jedenfalls zeigt die Hypertonie, bei der wir vielfach einen Krampf der Arteriolen annehmen, keinen prinzipiellen Unterschied; auch hier öffnen sich die Capillaren unter dem Einflusse von Wärme. Kaltes Wasser soll nach der allgemeinen Annahme das periphere Gefäßsystem verengern; scheinbar gilt dies nur von den ersten Minuten, später — wir bedienten uns meist eiskalter Bäder — schlägt dieser Prozeß wieder ins Gegenteil um, so daß das Blut nunmehr wieder ziemlich arteriell aus der Vene herausströmt. Bei hochgradig nervösen Individuen bestehen sicher Abweichungen, eine Tatsache, die uns z. T. schwer verständlich erscheint. Die Abhängigkeit des peripheren Kreislaufes vom Nervensystem schien uns wert, mit unserer Methode studiert zu werden. Zu diesem Zwecke verfolgten wir das Sauerstoffdeficit zwischen gelähmter und normaler oberer Extremität. Es gibt sicher cerebrale Lähmungen, wo es bald auf der Seite der Lähmung zu einer besseren, bald zu einer verzögerten Durchblutung des Capillarbereiches kommt. Es liegt nahe, hier die Unterschiede in einer verschiedenen Lokalisation des hemiplegischen Herdes innerhalb des Gehirnes zu suchen.

Schließlich haben uns die unterschiedlichen Gefäßmittel interessiert; Adrenalin übt in den Dosen, die wir zur Anwendung brachten, kaum einen wesentlichen Einfluß auf das Durchtreten des Blutes durch das Capillargebiet aus; möglicherweise kompensieren sich Blutdrucksteigerung und Verengerung der Gefäße, so daß der Endeffekt kaum von dem ursprünglichen Zustande abweichen muß. Pilokarpin wirkt, soweit man die Verhältnisse am Arm beurteilen kann, entschieden beschleunigend; auch hier zeigt sich kein wesentlicher Unterschied bei hypertonischen Patienten. Atropin kann die Pilokarpinwirkung aufheben; Histamin wirkt auf Grund unserer Erfahrungen ganz ähnlich wie Pilokarpin. Von den vielen in der Klinik gern verwendeten gefäßerweiternden Mitteln konnten wir nur jene prüfen, die ihre Wirksamkeit rasch entfalteten; so kam es, daß wir unsere Beobachtungen bloß an Nitroglyzerin und Amylnitrit anstellen konnten; beide zeitigten deutliche Beschleunigung des peripheren Blutstromes; das Nitroglyzerin entfaltet diese Wirkung nicht in dem Maße wie das Amylnitrit. Bei Hypertonien waren kaum nennenswerte Unterschiede gegenüber der Norm zu bemerken.

Die Beobachtungen, die wir hier erheben konnten, scheinen uns von mehrfacher Bedeutung zu sein: zunächst bieten sie uns Hinweise darauf, welche Medikamente zur Behandlung des Asthma cardiale herangezogen werden können, vorausgesetzt, daß das Asthma cardiale tatsächlich, wie wir es angenommen haben, auf einer beschleunigten Zirkulation beruht und sich die Erfahrungen im Bereiche der Peripherie auf das Gesamtminutenvolumen übertragen lassen. HESS[1]) interessiert sich sehr für das Ökonomieprinzip des Kreislaufes. Es ist für den Bestand eines Organismus, für seine Leistungs- und Dauerfähigkeit und nicht zuletzt für die Konsequenzen pathologischer Zustände von wesentlicher Bedeutung, ob die Erfüllung der Kreislauffunktionen mit Energieverschwendung einhergeht oder ob die Organisation des Kreislaufes so getroffen ist, daß das von der Peripherie geforderte Stromvolumen mit der kleinstmöglichen energetischen Belastung geleistet wird. Die Funktion der Capillaren besteht hauptsächlich in der entsprechenden Ernährung der Gewebe; bei einem Mehrerfordernis kann nun dieselbe mit den vorhandenen Mitteln in zweifacher Weise sichergestellt werden: entweder zehrt das Gewebe von dem vorbeiströmenden Blute mehr Sauerstoff und überladet dementsprechend die Blutflüssigkeit mit größeren Mengen an Kohlensäure, oder das Plus an Arbeit wird durch ein rascheres Vorbeifließen des Blutes gewährleistet. Die Mehrzehrung an Sauerstoff, die unter normalen Bedingungen wahrscheinlich nur mit einem Sauerstoffdeficit von 30% einhergeht, ist für die Gefäße das ökonomischere; sie mag vielleicht den Trägern des Sauerstoffs nämlich den Erytrhrocyten zum Nachteil gereichen, doch stellt diese Form der Gewebeversorgung das geringere Erfordernis an das Gefäßmaterial. Die zweite Möglichkeit, nämlich eine erhöhte Geschwindigkeit des Blutes, erfordert eine gesteigerte Inanspruchnahme der Gefäßwandungen. Unter dem Gesichtspunkte dieser Materialersparnis erscheint die größere Ausbeutung des Hämoglobins, bedingt durch Verengerung der Blutcapillaren, das zweckmäßigere Vorgehen. In dem Sinne müßten wir also sagen: in all jenen Fällen, wo die Durchflußgeschwindigkeit gegenüber der Norm erhöht erscheint, müssen wir mit einer größeren Abnutzung des peripheren Gefäßapparates rechnen. Eine pathologische Auswertung des anderen Extremes ist uns eigentlich unbekannt. Demnach wäre also die verlangsamte Zirkulation das entschieden weniger pathologische, bzw. das den Gesamtorganismus weniger gefährdende. Daß das Gegenteil, nämlich starke Beschleunigung im Sinne dieses erhöhten Minutenvolumens die Gefäße abnutzt und vielleicht frühzeitig in einen pathologischen Zustand versetzt, erscheint uns sehr wahrscheinlich.

F. Der penetrierende Venenpuls. Im Laufe unserer Beobachtungen haben wir auch auf die Vehemenz, mit der das venöse Blut aus der Kanüle tropft, geachtet; gelegentlieh strömt nicht nur arterielles Blut aus den Venen, sondern es spritzt sogar unter erhöhtem Druck heraus. Wir haben dies nicht nur unter pathologischen Umständen z. B. bei den Anämien, beim Asthma cardiale, sondern sogar

[1]) HESS, W. R.: Ergebn. d. inn. Med. Bd. 23, S. 1. 1923.

auch unter normalen Bedingungen verfolgen können. Man braucht bei geeigneten Personen bloß den Arm in heißes Wasser zu tauchen, so kommt das Blut arteriell und im Strahle aus der Kanüle. Da eine der Hauptaufgaben des Kreislaufes auch die ist, die abstrahlende Wärme in den peripheren Teilen zu ersetzen, so könnte man glauben, daß wenn man eine Extremität der Hitze aussetzt, der Verbrennungsprozeß in diesem Abschnitt kaum mehr so intensiv zu sein braucht, und daß deswegen, wegen mangelnder Verbrennungsnotwendigkeit, das arterielle Blut weniger von seinem Sauerstoff verliert. Wäre das richtig, so würde das Blut aus einer Kanüle zwar arteriell heraustreten, aber unter ganz denselben Bewegungsbedingungen; dem scheint aber nicht immer der Fall zu sein, denn das Blut sickert jetzt nicht mehr aus der Venenkanüle, sondern es verläßt die Nadel unter einem entschieden höheren Druck; es demonstriert sich dies auch ganz äußerlich dadurch, daß die Blutung aus einer Stichverletzung der Vene, solange die betreffende Extremität noch in heißem Wasser liegt, viel schwieriger zu stillen ist, als wenn die Punktion am frei daliegenden Arm vorgenommen wurde. Diese Überlegungen führen uns zu der Anschauung, daß das arterielle Blut z. B. beim Eintauchen des Armes in heißes Wasser gleichsam die Capillaren durchschlägt. Wäre diese Annahme richtig, so müßte sich dies in doppelter Weise demonstrieren lassen; es müßte entweder beim Eintauchen der Extremität in heißes Wasser das durchgeschlagene arterielle Blut auf der Venenseite Pulse zeigen, oder es müßte zum mindesten der Druck in der Vene in die Höhe gehen; letztere Beobachtung wäre aber im Sinne obiger Überlegungen nicht ganz eindeutig, denn es ließe sich die Drucksteigerung eventuell auch auf eine Tonussteigerung in den betreffenden Venenabschnitten beziehen. Jedenfalls schien es wert, die Möglichkeit eines penetrierenden Venenpulses zu überprüfen. Eine solche Fragestellung ist übrigens nicht ganz neu, da QUINCKE die Möglichkeit von penetrierenden Venenpulsen bereits diskutiert hatte; so will er pulsierende Venenpulse, die sich ganz unabhängig von der mitgeteilten Herztätigkeit gaben, bei Fieber, manchen Anämien und im Sommer, ganz besonders an heißen Tagen, beobachtet haben. Schwieriger war die Frage, wie solche penetrierende Pulse zu registrieren wären. Nach mehreren vergeblichen Versuchen haben wir folgendes Verfahren als das geeignetste aufgegriffen. Wir konstruierten uns eine Kapsel, die eine Ähnlichkeit mit dem Spiegelmanometer von FRANK zeigte; der kleine Apparat ist aus Glas gebaut (vgl. Abb. 21); im wesentlichen stellt er eine große Kanüle dar, die in die Vene eingebunden wird; die Kanüle erweitert sich nach oben zu einem kleinen Ballon, der sich aufwärts wieder zuspitzt; hier ist ein kleiner Glashahn angesetzt, der den Ballon mit einem Trichterchen verbindet; an der

Seitenwand des Glasballons ist ein kaminförmiger Ansatz angeblasen, der offen bleibt, über den aber eine dünne Gummimembran gespannt werden kann; Rillen am Ende dieses seitlichen Ansatzes dienen dazu, die Gummimembran luftdicht anzubinden; über diesen mit Gummi abgeschlossenen Ansatz paßt — als Verbindung dient ein Gummistöpsel — — eine Kappe, die einen seitlichen Verbindungsast hat, wodurch die abnehmbare Kapsel durch einen langen Verbindungsschlauch mit dem FRANKschen Spiegelmanometer verbunden werden kann. Der ganze Apparat kann durch Ansaugen von der Trichterseite her mit 3% steriler Natrium citricum-Lösung gefüllt werden; ist der Apparat, nachdem er vorher selbst sterilisiert wurde, luftdicht mit Natrium citricum-Lösung gefüllt, so kann die eigentliche Venenkanüle in eine passende Hautvene, die vorher präparatorisch freigelegt wurde, zentrifugal hineingeschoben werden. Der ganze Eingriff gestaltet sich als ein sehr einfacher; wir hätten es sicher nicht gewagt, diese Methode als klinisch verwendbar anzugeben, wenn wir uns nicht allmählich mit der präparatorischen Freilegung der Hautvenen vertraut gemacht hätten; sie hat sich uns bei unseren Blutgasanalysen als unbedingt notwendig erwiesen; wenn man die Technik der Lokalanästhesie einigermaßen beherrscht, dann führt man jeden Aderlaß in dieser Weise aus.

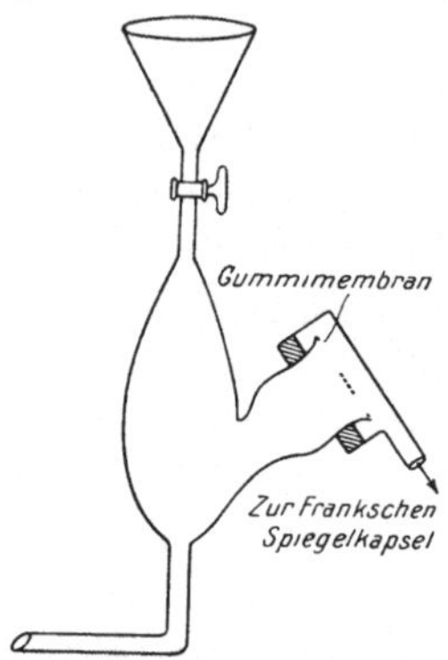

Abb. 21. Schematische Darstellung unserer Venenkanüle.

Die eigentliche Versuchsanordnung war nun folgende: da wir wußten, daß es nach Eintauchen des Vorderarmes leicht zu einer Arterialisierung des Venenblutes kommen kann, legten wir den Arm eines zu untersuchenden Patienten in eine Wanne, die zunächst nicht mit Wasser gefüllt war; in dieser Armstellung wurde die Kanüle in die V. cubitalis eingeführt; ähnlich wie im Tierexperiment wurde die Verbindung der Kanüleninnenflüssigkeit mit dem Venenblute hergestellt; war in der Kanüle ein Luftbläschen, so konnte es durch den Hahn am oberen Ende der Kanüle entfernt werden; die Natrium citricum-Lösung mischte sich nicht so rasch mit dem Blute; Pulse an der Berührungsstelle zwischen Blut und der klaren Citralösung waren nicht zu sehen; wurde der ganze Apparat mit dem FRANKschen Spiegelmanometer in Verbindung gebracht, so ließ sich kaum ein pulsatorischer Ausschlag bemerken; gleichzeitig wurde auch durch eine graphische Registrierung der Pulsus radialis der anderen Extremität und das Elektrokardiogramm aufgenommen. Nachdem wir mehrmals auf irgendwelche pulsatorische Schwankungen geprüft hatten, schütteten wir in die Armwanne heißes Wasser (meistens Wasser von 38—40°). Änderungen in der Zusammensetzung des Blutes waren nicht zu bemerken, was auch nicht wundernehmen kann, da sich das Blut an der Grenze des Natrium citricum kaum verschiebt. In nicht wenigen Fällen konnte aber jetzt ein pulsatorisches Schwanken der Blut-Natrium citricum-Grenze konstatiert werden; diese Schwankungen teilten sich dem ganzen Medium mit und ließen sich durch das Spiegelmanometer auch festlegen.

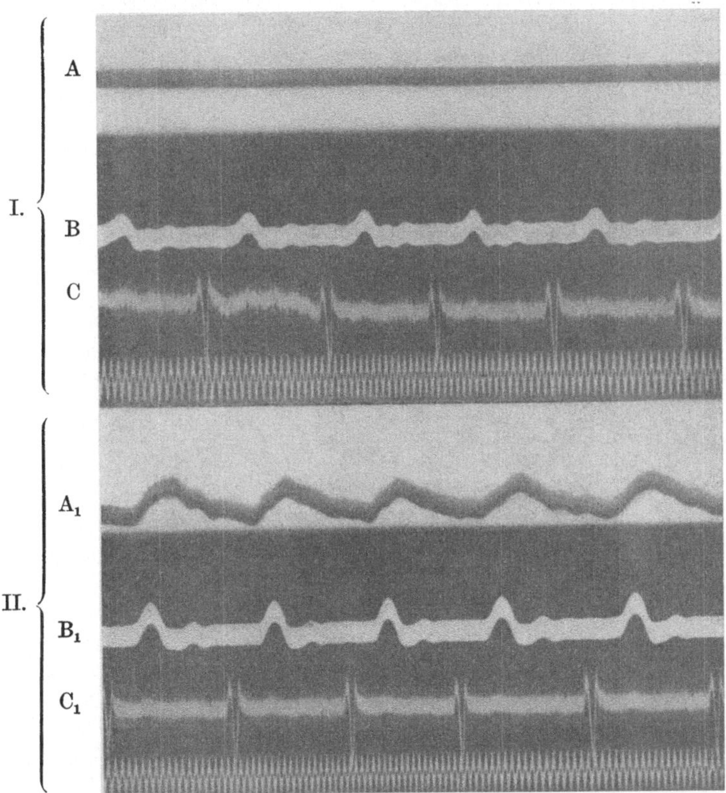

Abb. 22. Penetrierende Venenpulskurven (normales Individuum: I. bei gewöhnlicher Temperatur, II. nach Eintauchen der Hand in heißes Wasser).

Im folgenden möchten wir fünf solche Beobachtungen mitteilen:

Fall I ist ein normales Individium; Abb. 22 gibt uns die Kurven, die dabei gewonnen wurden; A stellt die Kurve vor, die von der FRANKschen Kapsel erhalten wurde, B gibt uns die Schwankungen der Radialis, C das Elektrokardiogramm; zu unterst liegt die Zeitschreibung (fünfzigstel Sekunden). Die FRANKsche Spiegelkurve zeigt keinerlei pulsatorische Schwankungen; die nächste Kurvenserie (II.) ist gewonnen worden, nachdem heißes Wasser in die Wanne hineingegossen wurde. A′ zeigt große Ausschläge; der Venengipfel folgt zeitlich der größten Erhebung der Radialiszacke; die Übertragung des Radialispulses geschah mittels eines Gummischlauches; die Schreibvorrichtung war eine MAREYsche Kapsel.

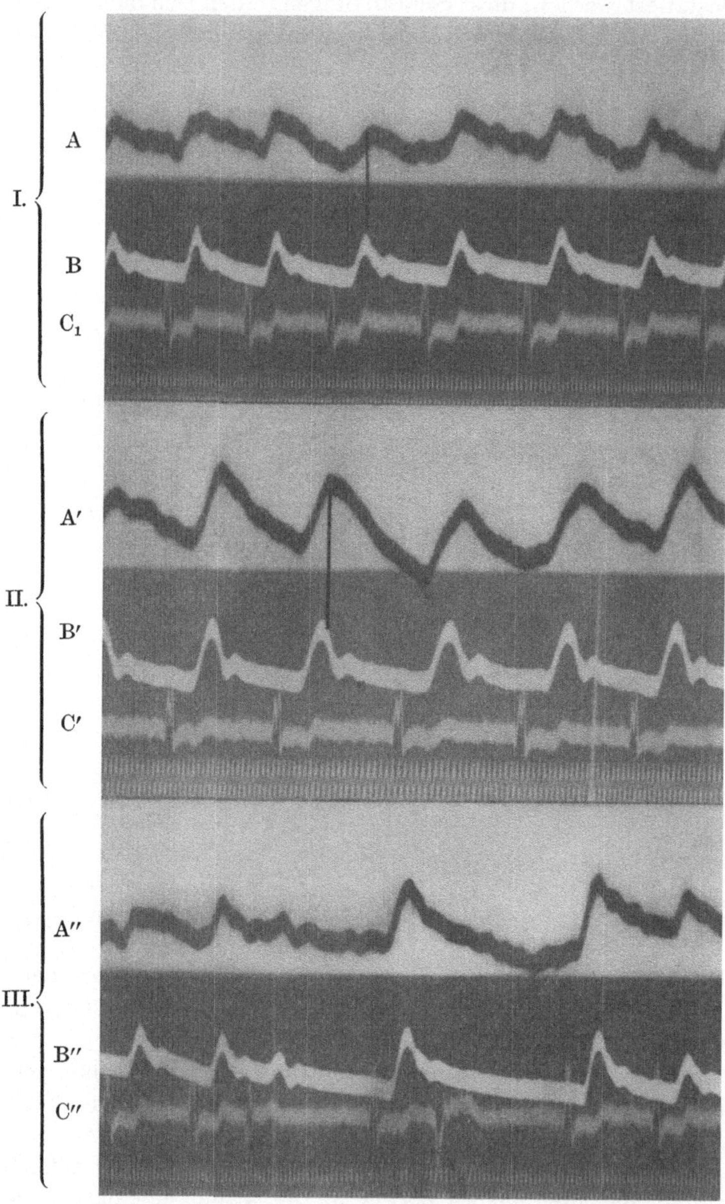

Abb. 23. Penetrierende Venenpulse bei perniciöser Anämie. I. ante, II. in heißem Wasser, III. post.

Fall II betrifft eine perniziöse Anämie; mittels anderer Methoden (vgl. nächstes Kapitel) haben wir uns von der enormen Blutgeschwindigkeit in diesem Falle überzeugen können. Von diesem Gesichtspunkte aus betrachtet erscheint es interessant, daß hier (I.) bereits penetrierende Venenpulse ohne Hitzewirkung zu sehen waren (vgl. Abb. 23); im heißen Wasser (II.) nahmen die Pulse an Größe zu; die dritte Kurvenserie (III.)

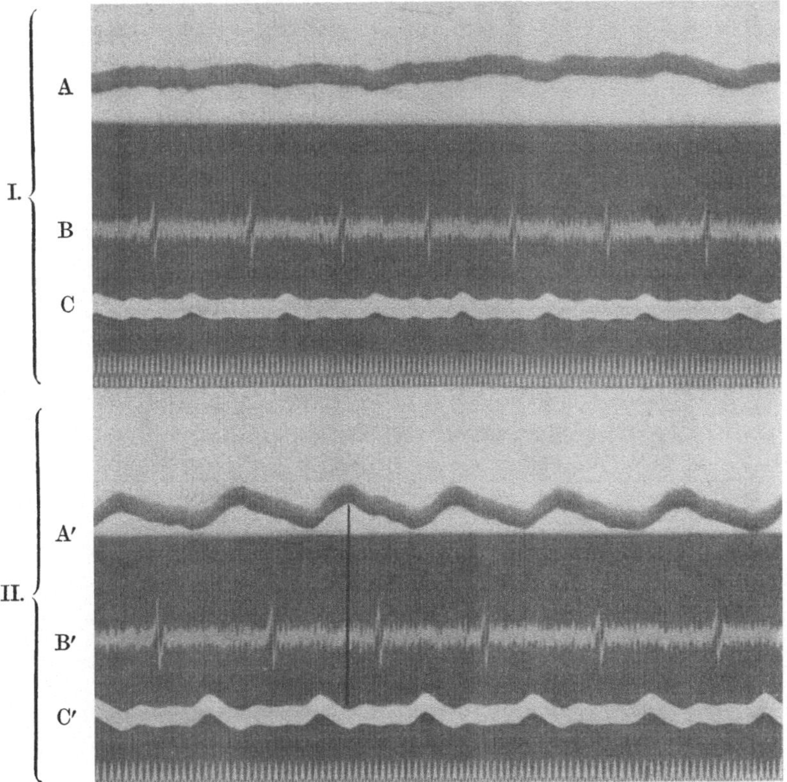

Abb. 24. Penetrierende Venenpulse bei Mitralstenose. I. ante, II. in heißem Wasser.

zeigt uns den Einfluß zweier Extrasystolen; wir werden uns später noch darauf berufen.

Fall III bot uns die Gelegenheit, die penetrierenden Venenpulse bei einer Mitralstenose zu schreiben; die Kurve (I.) verrät schon Venenpulse ohne Einwirkung von heißem Wasser; sobald die Hand in heißes Wasser (II.) kam, wurden die Pulse deutlich; bei der zeitlichen Betrachtung zeigte sich eine recht beträchtliche Verzögerung gegenüber der Radialiszacke (vgl. Abb. 24).

Fall IV läßt erkennen, daß sich auch in diesem Belang kein wesentlicher Unterschied bei Hypertonie ergibt; vor der Einwirkung der

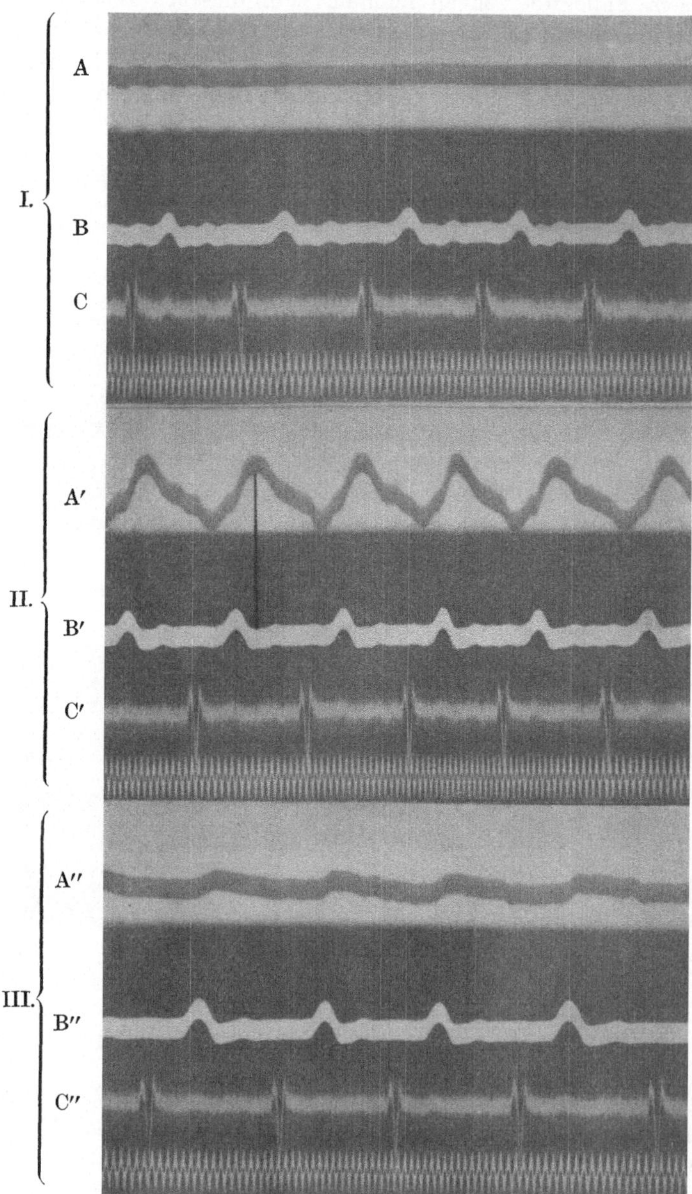

Abb. 25. Penetrierende Venenpulse bei Hypertonie. I. ante, II. in heißem Wasser, III. post.

Hitze (I.) sah man keine Venenpulse; sobald die Hand (II.) in heißes Wasser kam, traten die typischen Venenpulse auf; die Kurve III. zeigt, daß nach Herausnehmen des Armes aus dem heißen Wasser zwar die Pulse kleiner werden, aber noch nicht völlig verschwunden waren (vgl. Abb. 25); offenbar hält die Hitzewirkung noch eine Zeitlang an — ein Verhalten, das wir auch bei der blutigen Gasanalyse feststellen konnten.

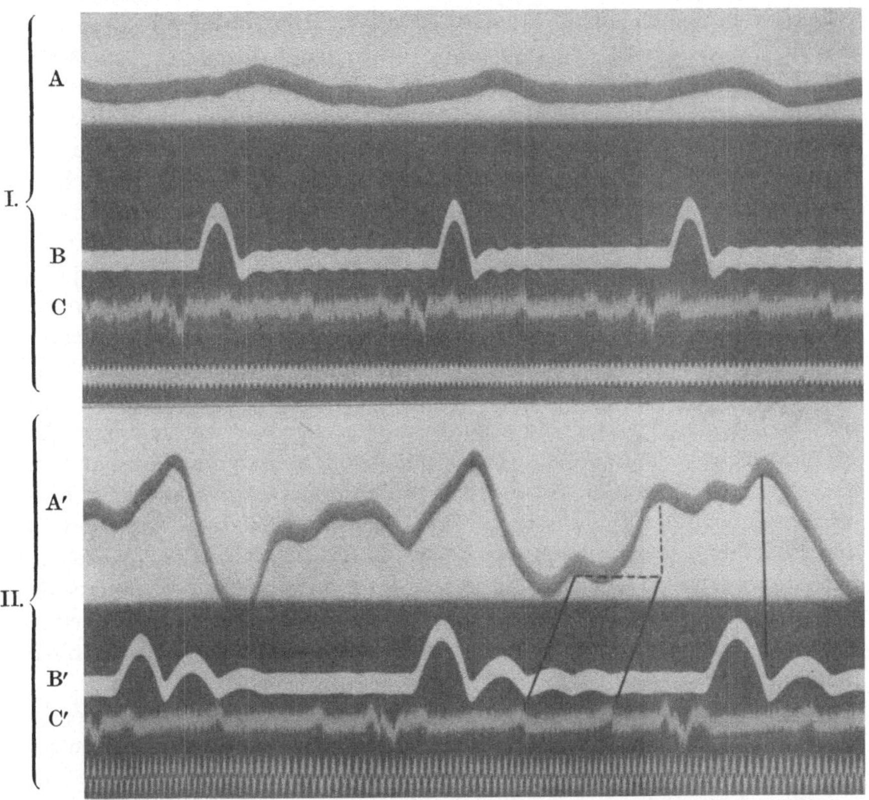

Abb. 26. Venenpulse bei völliger Dissoziation. I. penetrierender Puls, II. regurtierender Venenpuls.

Fall V betrifft die Kurven bei einem Mann, der die Zeichen einer Leitungsstörung darbot; die obere Kurvenserie (vgl. Abb. 26) wurde zu einer Zeit aufgenommen, als bei dem Patienten noch kein positiver Venenpuls beobachtet wurde; welch große Venenausschläge bei einer Tricuspidalinsuffizienz zu sehen sind, dafür bietet uns die untere Serie ein typisches Beispiel; wir könnten die Zahl unserer Beobachtungen noch um ein beträchtliches erhöhen, doch begnügen wir uns vorläufig mit diesen Angaben.

Unser Kurvenmaterial fordert zu einiger Kritik heraus; die Hauptfrage gipfelt wohl darin, sind die von uns als penetrierenden Venenpulse beschriebenen Kurven tatsächlich der Ausdruck für das Durchschlagen des arteriellen Pulses? Mit was für möglichen Irrtümern haben wir hier zu rechnen? Die erste Möglichkeit war die, daß diese Zacken nicht dem durchgeschlagenen Arterienpulse entsprechen, sondern vielleicht nichts anderes darstellen, als vom Herzen herkommende reflektierte Wellen der Vorhofkontraktion. Die Gelegenheit, Extrasystolen zu schreiben (vgl. Abb. 23), dürfte diese Annahme wenigstens für den Fall II völlig entkräften. Auch das zeitliche Moment spricht ganz dagegen; in diesem Falle müßten die vermeintlichen regurgitierten Venenpulse der Arterienkontraktion vorausgehen, nicht aber, wie wir es hier beobachtet haben, ihr folgen oder sogar gleichzeitig entstehen. Eine zweite Möglichkeit wäre folgende: die Hand ist in einen Plethysmographen eingepreßt; das Venenblut strömt kontinuierlich in den Adern; vielleicht erfährt das abströmende Blut synchron mit jeder Herzkontraktion, bzw. mit jeder arteriellen Vergrößerung des Armes, eine Hemmung, die sich vielleicht als Puls bemerkbar machen kann; die vermeintlichen penetrierenden Venenpulse wären also der Ausdruck eines rein mechanischen Geschehens in der Armmanschette; da bei der Hitzeeinwirkung die arteriellen Pulse größer werden, bzw. die Blutvolumina zunehmen, so wäre es möglich, daß auch die sogenannten Venenpulse sich größer geben. Als wesentliches Argument gegen eine solche Deutung, glauben wir vor allem das verschiedene Verhalten in der Form und auch in der zeitlichen Aufeinanderfolge der einzelnen Pulse anführen zu müssen; in manchen Fällen, z. B. Fall I und III sind die zeitlichen Unterschiede der Erhebungen so groß, daß wenigstens für diese beiden Fälle der letzterwähnte Einwand wohl ziemlich hinfällig wird.

Als wesentlichen Beweis für die Richtigkeit unserer Annahme, in diesen Pulsen den Ausdruck eines durchgeschlagenen Arterienpulses zu sehen, glauben wir vor allem den Paralellismus zwischen erhöhter Geschwindigkeit des Bluttransportes, erkennbar an der Arterialisierung und Auftreten unserer Pulse, erblicken zu müssen; sicherlich fordern diese Beobachtungen auf, die ganze Frage experimentell auf breiter Grundlage zu studieren; vorläufig wollen wir uns mit dieser hier gebrachten Angabe begnügen.

G. Die derivatorischen Gefäßverbindungen. Unter der Annahme, daß diese Pulse tatsächlich als penetrierende zu deuten sind, erhebt sich die Frage — eine Frage, die übrigens auch spruchreif geworden wäre auf Grund der Versuche der Arterialisierung des Venenblutes nach Eintauchen der Hand in heißes Wasser —, wie sich der eigentliche Mechanismus an der Peripherie des Kreislaufes abspielen dürfte;

kommt es hier zu einer Erweiterung der Capillaren, oder spielen hier Faktoren mit eine Rolle, über deren funktionelle Bedeutung wir noch sehr wenig orientiert sind? — wir meinen die derivatorischen Gefäße. Bekanntlich handelt es sich hier gleichsam um Kurzschlüsse; zwischen kleinsten Arterien und Venen befinden sich Kommunikationen, die es ermöglichen, daß das arterielle Blut, ohne das eigentliche Capillarbereich durchströmen zu müssen, direkt in die Bahnen des Venensystems übertreten kann. Diese Kurzschlußvorrichtungen zeigen einen eigentümlichen Bau, so daß schon deswegen an eine Sonderstellung gedacht werden muß; wir fügen eine Abbildung (Abb. 27) aus einer Zusammenstellung von GROSSER[1]) bei, denn diese Gefäßverbindungen haben bis jetzt wenig Beachtung gefunden; offenbar handelt es sich hier um gar keine so seltenen Gebilde, ein Befund, der, wenn er sich bewahrheiten würde, schon an und für sich für die große Bedeutung dieser Kommunikationen sprechen würde. HOYER[2]), der diese Kanäle zuerst beschrieben hatte, maß ihnen bereits eine große Funktion zu; dadurch, daß sie imstande sind, je nach dem Kontraktionszustande ihrer Muskulatur einen Teil des Überschusses der zuströmenden Blutmassen unmittelbar nach den Venen abzulenken, sind sie vielleicht wärmeregulierende Apparate. Da die eigentlichen Capillaren, wie wir aus den Untersuchungen von KROGH[3])

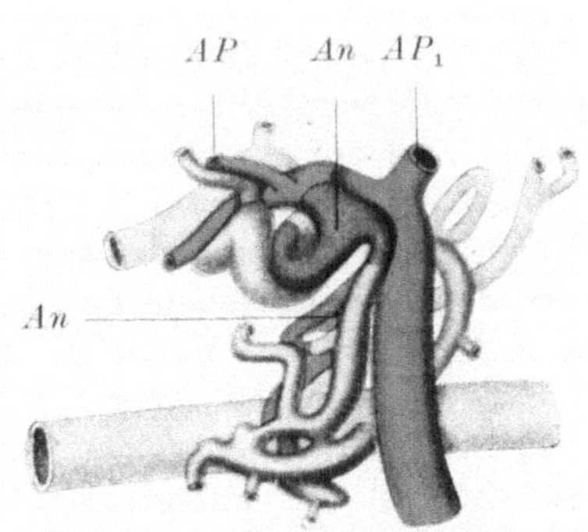

Abb. 27. Derivatorische Gefäßschlinge nach GROSSER.

wissen, eine weitgehende Selbständigkeit besitzen und durch die verschiedenen Pharmaka kaum beeinflußt werden, wäre es ja möglich, daß so manches, was sich bei unseren Untersuchungen als Arterialisierung des Venenblutes zeigte, mit der Funktion der derivatorischen Kanäle zusammenhängen könnte. Auf den Streit zwischen MARES[4]) und HÜRTHLE[5]) wollen wir bei dieser Gelegenheit gar nicht eingehen; wir wollen nur hervorheben, daß MARES gar nicht an einen Zusammenhang zwischen Capillarerweiterung und beschleunigter Zirkulation dachte; kommt es auf eine hochgradige Steigerung der Strömungsgeschwindigkeit an, so ist das dazu passende Mittel eher eine Verengerung der Ge-

[1]) GROSSER: Arch. f. mikroskop. Anat. u. Entwicklungsmech. Bd. 60, S. 190. 1902.

[2]) HOYER: Arch. f. mikroskop. Anat. u. Entwicklungsmech. Bd. 13, S. 603. 1877.

[3]) KROGH: Journ. of physiol. Bd. 52, S. 409. 1919.

[4]) MARES: Pflügers Arch. f. d. ges. Physiol. Bd. 165, S. 1. 1916.

[5]) HÜRTHLE: Dtsch. med. Wochenschr. 1917. 97, 770.

fäße. Jedenfalls sind die Verhältnisse viel komplizierter, als man vielfach annimmt.

H. Zusammenfassung. Das Wesentliche, das sich aus all diesen Beobachtungen herauslesen läßt, wäre die große Variationsbreite der Geschwindigkeit, mit welcher das Blut von der arteriellen Seite her in das Gebiet der Venen herüberkommen kann. Relativ kleine Maßnahmen, wie z. B. ein heißes Handbad, schaffen ganz andere Strömungsbedingungen, wie sie unmittelbar vorher geherrscht hatten, als der Arm der normalen Temperatur ausgesetzt war. Auch die unterschiedlichen Pharmaka (z. B. Pilocarpin, Histamin, Nitrite usw.) sind imstande, die Durchströmung an der Peripherie des Kreislaufes weitgehend zu modifizieren. Schließlich noch eine Bemerkung über Änderungen im Aussehen des Blutes, die sich schwer zahlenmäßig zum Ausdruck bringen läßt, die uns aber sehr beachtenswert erscheint. Punktiert man das Venenblut bei verschiedenen nervösen Menschen, die sich während dieses kleinen Eingriffes recht aufgeregt zeigen, so glauben wir hier Unterschiede gesehen zu haben, die auf rasch auftretende und wieder verschwindende Schwankungen im Durchtreten des Blutes durch das Capillarbereich schließen lassen; aspiriert man venöses Blut aus der Vena cubitalis, und zwar aus den tief gelegenen Partien — wir legen Wert darauf, daß dies nicht nur bei der Punktion der oberflächlichen Venen zu sehen ist — so sind die einzelnen Fraktionen, wie sie sich bei Anwendung längerer Spritzen verfolgen lassen, nicht immer ganz gleich dunkel gefärbt; es gibt Partien, die sich in der Glasspritze leicht als aufeinanderfolgende Blutfraktionen erkennen lassen, die bald heller, bald dunkel erscheinen, dann wieder plötzlich viel mehr reduziertes Hämoglobin enthalten; Versuche, die ja sehr wünschenswert wären, nämlich die Zusammensetzung des Blutes bei verschiedenem Erregungszustand des Patienten zu verfolgen, stoßen auf die größten technischen Schwierigkeiten. Jedenfalls haben wir aber den Eindruck, daß psychische Alterationen ebenfalls imstande sind, das Durchströmen des Blutes durch den Capillarbereich weitgehend zu beeinflussen. Die eigentümlichen Befunde in der verschiedenen Zusammensetzung des Venenblutes bei cerebralen Lähmungen scheinen mir ganz in dem Sinne zu sprechen; sicherlich spielt hier der nervöse Einfluß eine sehr große Rolle.

Leider haftet all diesen Untersuchungen ein prinzipieller Fehler an; das, was wir hier prüfen, ist die Variabilität in der Blutgeschwindigkeit nur e i n e s Körperabschnittes, nämlich einer Extremität; es ist möglich, daß diese von uns erhobenen Schwankungen parallel gehen mit den großen Änderungen, die sich an der Einmündung der großen Venen in das rechte Herz wahrscheinlich abspielen dürften; aber ebenso möglich könnte im Sinne des DASTRE-MORATschen Gesetzes das gerade Gegenteil daraus erschlossen werden. Um also auf unsere ursprüngliche Fragestellung noch einmal zurückzukommen, so ist es möglich, daß beim Asthma cardiale die allgemeine Geschwindigkeit erhöht ist, weil wir ein beschleunigtes Übertreten des arteriellen Blutes durch das Capillargebiet einer Extremität nachweisen konnten; Geschwindigkeitsänderungen z.B. in einer Extremität lassen aber absolut nicht auf das wahre Minutenvolumen des Blutes schließen, das das Herz verläßt, bzw. wieder in den rechten Vorhof zurückkehrt. In dem Sinne gestatten unsere Untersuchungen vielleicht einen Vergleich mit den Beobachtungen der MÜLLERschen Schule, welche die Veränderungen der Capillaren am Nagelpfalz studierte; trotzdem, glauben wir, besitzen unsere Ergebnisse eine viel weitgehendere Beweiskraft, da es sich hier um Bilanzversuche einer ganzen Extremität handelt, während die Capillarbeobachtungen sich nur auf Änderungen eines Teiles eines Fingers beziehen.

Obwohl wir uns dieses prinzipiellen Fehlers schon bald bewußt waren, so erscheinen uns diese Detailbeobachtungen doch auch im Interesse der Analyse des wahren Minutenvolumens von Wichtigkeit. Die endgültige Beantwortung der Frage, ob tatsächlich beim Asthma cardiale das Blut mit zu großer Wucht durch die Lungen strömt und das Herz nicht imstande ist, das ganze Angebot zu verarbeiten, war nur möglich, wenn es uns gelang, das wahre Minutenvolumen beim kranken Menschen zu bestimmen.

Vierter Teil.

Die Gasmethode zur Ermittlung der „wahren" Blutgeschwindigkeit.

A. Das Ficksche Prinzip. Die Größe derjenigen Blutmenge, die in der Zeiteinheit das Herz passiert, läßt sich nur am Tier einer direkten Messung zuführen. Beim Menschen ist man darauf angewiesen, aus bestimmten meßbaren Prozessen zu folgern, die erfahrungsgemäß zur Strommenge des Blutes in Beziehung stehen.

FICK[1]) hat als erster vorgeschlagen, durch Messung des Sauerstoffgehaltes des arteriellen und venösen Blutes und durch die Bestimmung der in der Minute durch die Lunge aufgenommenen Sauerstoffmenge, die in der Zeiteinheit die Lunge durchströmende Blutmenge zu bestimmen. Die Berechnung der vom Herzen in der Minute ausgeworfenen Blutmenge ergibt sich nach folgender Gleichung: $M = \frac{100 \cdot O_2}{D}$, in welcher M das Minutenvolumen in Kubikzentimetern, O_2 der Sauerstoffverbrauch pro Minute in Kubikzentimetern und D die Differenz des

[1]) FICK: Sitzungsbericht der phys.-mediz. Ges. in Würzburg 1870. S. 16.

Sauerstoffgehaltes des arteriellen und des venösen Blutes in Volumprozenten angibt.

Mit dieser Methode wurden zunächst von GREHANT und QUINQUAND[1]) Bestimmungen des Minutenvolumens beim Hunde und von ZUNTZ und HAGEMANN[2]) beim Pferde vorgenommen. Die Ficksche Methode in ihrer ursprünglichen Form ist natürlich beim Menschen nicht anwendbar, da bei ihrer Durchführung das venöse Blut dem rechten Herzen entnommen werden müßte.

Beim Menschen muß man den Sauerstoffgehalt des arteriellen und venösen Blutes auf komplizierte Art ermitteln, nämlich auf Grund der Gasspannung des Sauerstoffes in beiden Blutarten. Spannung und Menge des Blutgases stehen in bestimmten gesetzmäßigen Beziehungen zueinander, derart, daß einem bestimmten Partialdrucke eines Gases (welches mit dem Blute so lange in Austausch stand, bis sich ein Gleichgewichtszustand eingestellt hat) eine bestimmte Menge dieses Gases im Blute entspricht. Die Dissoziationskurven des Oxyhämoglobins, in welchen die Abhängigkeit der Sauerstoffspannung vom Sauerstoffgehalte des Blutes wiedergegeben wird, werden von einer Reihe von Faktoren beeinflußt und scheinen individuellen Schwankungen zu unterliegen. Es muß daher bei jeder Versuchsperson, wenn absolute Werte des Sauerstoffgehaltes im Blute erhalten werden sollen, dieses Verhältnis der Sauerstoffspannung zum Sauerstoffgehalte des Blutes studiert werden.

Nach diesen Prinzipien versuchten zunächst LÖWY und SCHRÖTTER[3]) den Sauerstoffgehalt des arteriellen und venösen Blutes zu bestimmen, um nach Analyse des Sauerstoffverbrauches das Minutenvolumen des Herzens nach der Fickschen Formel zu berechnen.

B. Die Methode von Löwy und Schrötter. Zur Ermittlung der venösen Gasspannungen bedienten sich LÖWY und SCHRÖTTER der von PFLÜGER und seinem Schüler WOLFSBERG[4]) zunächst bei Tierversuchen verwendeten Lungenkathedermethode. Die Versuche wurden in ähnlicher Weise wie die älteren Tierversuche durchgeführt.

Die Technik war ungefähr folgende: Nach Anästhesierung des Larynx und der Trachea wird das Bronchoskop bis zur Teilung vorgeschoben und in den rechten Hauptbronchus ein Metallkatheder bis zur Tiefe des Bronchus zweiter oder dritter Ordnung eingeführt. Durch einen an der Kathedermündung befindlichen aufblasbaren Tampon konnte

---

[1]) GREHANT und QUINQUAND: Recherches d. phys. pathol. sur la respiration. Journ. Phys. 1882. S. 469.

[2]) ZUNTZ und HAGEMANN: Landwirtschaftl. Jahrbuch 27. (Ergänzungsband 3.) 1898.

[3]) LÖWY und SCHRÖTTER: Zeitschr. f. exp. Pathol. u. Therapie. Bd. 1. S. 51. 1905.

[4]) WOLESBERG: Pflügers Arch. f. d. ges. Physiol. Bd. 4, S. 465 und Bd. 6, S. 23.

nun eine größere Lungenpartie abgesperrt werden, welche auf diese Weise als Tonometer dienen sollte. Durch die Untersuchung von Luftproben, welche den abgesperrten Partien entnommen werden, kann man diejenigen Sauerstoffspannungen ermitteln, bei welchen ein Gleichgewichtszustand zwischen dem venösen Blute und der abgeschlossenen Luft eingetreten ist. Ein derartiger Gleichgewichtszustand wird sich offenbar dann eingestellt haben, wenn sich die eingeschlossene Luft bei hintereinander untersuchten Proben als gleich erweist, d. h. wenn sie weder sauerstoffärmer noch kohlensäurereicher wird. In der Mehrzahl der Fälle haben diese Versuche selbst bei Ausdehnung der Versuchszeit auf über 20 Minuten nicht zum Ziele geführt; und Löwy und Schrötter meinen, daß in diesen Fällen kein völliger Abschluß durch den Tampon erfolgt war.

Die von Löwy und Schrötter angewendete Methode hat anscheinend den prinzipiellen Fehler, daß die Versuchszeit eine viel zu große ist und daß daher das Blut, welches den nicht respirierenden Lungenlappen passiert, nicht arterialisiert wird und daher auf diese Weise sauerstoffärmer werden müßte als es normalerweise der Fall ist. Der Grund, warum sich dies im arteriellen Blute nicht bemerkbar macht, meinen Löwy und Schrötter auf ein energischeres Atmen der freien Lungenpartien beziehen zu müssen; denn das Atemvolumen erweist sich, obwohl die eine Lunge durch den Tampon versperrt war, nicht vermindert.

Die von Löwy und Schrötter gefundenen venösen Gasspannungen weichen nicht sehr von den Werten ab, die Christiansen, Douglas und Haldane[1]), anderseits Fridrica[2]) und auch wir gefunden haben. Haldane meint diese Tatsache ähnlich wie Löwy und Schrötter deuten zu müssen: das Blut, das die nichtabgesperrten Lungenpartien durchströmt, wird vielleicht stärker arterialisiert, wodurch die mangelhafte Lüftung der abgesperrten Lungenpartien kompensiert erscheint.

Die Sauerstoffspannung des arteriellen Blutes wurde von Löwy und Schrötter nach der von Durig, Löwy und Zuntz[3]) ausgearbeiteten Methode bestimmt.

Da bei der Arterialisierung des venösen Blutes in der Lunge ein Spannungsausgleich des Blutes mit den Gasspannungen der respirierenden Lungenalveolen stattfindet, so kann durch die Bestimmung der Alveolarluft die Gasspannung des arteriellen Blutes und aus dieser wieder unter Zugrundelegung der Dissoziationskurve der Sauerstoffgehalt desselben bestimmt werden.

---

[1]) Christiansen, Douglas und Haldane: Journ. of physiol. Bd. 48. S. 244. 1914.

[2]) Fridrica, Biochem. Zeitschr. Bd. 85, S. 307. 1918.

[3]) Durig, Löwy und Zuntz: Biochem. Zeitschr. 39, S. 454.

Die von Löwy, Zuntz und Durig ausgearbeitete Methode zur Bestimmung der Alveolarluft hat folgende Überlegung zur Grundlage: Die Ausatmungsluft besteht aus zwei Anteilen: einem, der zuletzt eingeatmet in den Luftwegen liegen bleibt (in der Mundhöhle, bzw. Nasenrachenhöhle, Kehlkopf, Luftröhre und deren Verzweigungen), und einem zweiten, aus den Lungenbläschen selbst stammenden Anteil. Nur der letztere verändert sich durch den Atmungsvorgang, während der erstere keinen aktiven Anteil am Atmungsprozeß nimmt und daher unverändert ausgeatmet wird. Man kann nun bei Kenntnis der Größe des nicht am Gasaustausch beteiligten Luftvolumens (schädlicher Raum), welches im Durchschnitt mit 140 ccm angenommen werden konnte — und der Zusammensetzung der Exspirationsluft die Gasspannungen der Alveolarluft bestimmen und somit die Gasgehalte des arteriellen Blutes berechnen. Die Berechnung der Alveolarluft ergibt sich aus folgender Gleichung:

$$V \cdot E = 140 \cdot 20{,}93 + (V - 140) \cdot x,$$

in welcher V das Volumen der exspirierten Luft, E den Prozentgehalt, z. B. des Sauerstoffes in der Exspirationsluft, und x den dazu berechneten Sauerstoffgehalt der Alveolarluft angibt (der Sauerstoffgehalt der inspirierten Luft, welche im schädlichen Raum unverändert liegen bleibt, wurde mit 20,93% angenommen).

Aus den auf diese Weise erhaltenen arteriellen und venösen Sauerstoffspannungen berechneten Löwy und Schrötter nach der Dissoziationskurve des Oxyhämoglobins den Sauerstoffgehalt des arteriellen und venösen Blutes. Der Sauerstoffverbrauch pro Minute wurde zumeist nach dem Zuntz-Geppertschen Verfahren bestimmt und es konnte nun nach der Fickschen Formel das Minutenvolumen berechnet werden.

Die Anwendung des von Löwy und Schrötter geübten Kathederverfahrens ist schwierig, sie setzt die genaue Kenntnis der Bronchoskopie voraus und kann aus diesem Grunde beim Menschen keine allgemeine Verwendung finden.

C. Die Methode von Plesch. Den Schwierigkeiten, welche sich der Bestimmung des Minutenvolumens entgegenstellen, versuchte Plesch zuerst durch Ausarbeitung einer Methode zur Bestimmung der venösen Gasspannungen aus dem Wege zu gehen; die Lungen werden gleichsam in ihrer Gesamtheit als Tonometer angenommen. Plesch[1]) ließ zunächst die Versuchsperson in einen leeren Sack ein- und ausatmen und meinte, daß auf diese Weise allmählich die Luft des Sackes ins Gleichgewicht mit den venösen Gasspannungen gelangen könnte. In kurzer Zeit kann jedoch ein solcher Ausgleich nicht erfolgen, und Plesch hat darauf hingewiesen, daß die Versuchszeit bei derartigen Untersuchungen nicht

[1]) Plesch: Harmodynamische Studien. Berlin 1909.

mehr als die Dauer eines normalen Kreislaufes betragen dürfe, wenn das Blut nicht eine abnorme Zusammensetzung erhalten soll. PLESCH änderte aus diesem Grunde seine Versuchsanordnung. Er ließ nach einer tiefen Exspiration in einen leeren Sack aus- und einatmen, schloß nach einer maximalen Exspiration den Sack und wiederholte nach einiger Zeit den Versuch, ohne vorher die Luft des Sackes zu erneuern. Jedoch selbst bei häufiger Wiederholung dieser Versuchsanordnung war ein Spannungsausgleich nicht erfolgt, da die Residualluft, welche sich bei jedem Wiederholungsversuche der Sackluft beimischte, einen zu hohen Sauerstoffgehalt besitzt (etwa 16%). PLESCH stellte daher seine Versuche schließlich auf folgende Weise an: Die Versuchsperson atmet nach einer tiefen Exspiration 20 Sekunden lang aus einem mit Stickstoff gefülltem Sack, dessen Luft am Schlusse des Versuches einer Analyse unterzogen wird. Die Residualluft, welche sich nun bei Beginn des Versuches der Sackluft beimischte, wird durch den Stickstoff des Sackes stark verdünnt, so daß ein Spannungsgleichgewicht mit dem venösen Blute erzielt werden konnte. Die mit dieser Methode erhaltenen Versuchsergebnisse weisen erhebliche Schwankungen auf. PLESCH, der die Mehrzahl seiner Versuche in dieser Weise ausgeführt hatte, meint, daß in seinen Versuchsreihen die höchsten Kohlensäure- und die niedrigsten Sauerstoffwerte am besten als Maß der venösen Kohlensäurespannung zu verwerten seien. Eine Kontrolle jedoch, ob in diesen Fällen die gefundenen Gasspannungen tatsächlich auf Richtigkeit beruhen, ist mit dieser Versuchsanordnung nicht gewährleistet.

Bei einer geringeren Anzahl von Versuchen hat PLESCH deshalb seine Methode neuerlich abgeändert. Das Mundstück, durch das die Versuchsperson atmet, steht durch ein T-Rohr mit einem großen, etwa 15 Liter fassenden Sack und einem kleinen Sack von etwa 3 Liter Fassungsraum in Verbindung. Zuerst atmet die Versuchsperson einige Sekunden durch den mit Stickstoff gefüllten großen Sack; dann wird die Verbindung mit dem großen Sack geschlossen und die Atmung erfolgt nun durch einige Sekunden aus den bei Beginn des Versuches luftleeren kleinen Sack. Die Luft des kleinen Sackes wird nach Beendigung des Versuches einer Analyse unterzogen. Diesem Versuche wird nun ein zweiter und dritter angeschlossen, wobei der kleine Sack mit der restlichen Gasmenge des ersten, bzw. zweiten Versuches gefüllt bleibt, während der große Sack mit Stickstoff gefüllt wird. Ergeben sich bei aufeinander folgenden Versuchen keine wesentlichen Unterschiede in der Zusammensetzung der Luft des kleinen Sackes, so meint PLESCH, müsse ein Ausgleich mit den Gasspannungen des venösen Blutes eingetreten sein.

Auch diese Methode weist Fehler auf, die zu Zweifeln an der Verwendbarkeit der mit ihr gewonnenen Resultate Anlaß gibt. Trotzdem kann nicht oft genug betont werden, daß es hauptsächlich PLESCH zu verdanken ist, wenn sich die Klinik für die Frage des Minutenvolumens interessiert hatte. Seine Arbeiten gaben auch Anlaß, daß die Methodik der Analyse des Minutenvolumens in jüngster Zeit weitgehend verbessert wurde.

SONNE[1]) hat bei seinen Untersuchungen über die Homogenität der Lungenluftmischungen feststellen können, daß bei der Atmung von Gasmischungen die Lungenluftmischung nicht immer homogen ist. Bei der von PLESCH angegebenen Methode müßte die Luft des kleinen Sackes und die Lungenluft ein völlig homogenes Gemisch bilden, wenn aus der Gaszusammensetzung der Sackluft auf die Gasspannung des venösen Blutes geschlossen werden soll. Da sich eine solche Homogenität wahrscheinlich bei einigen Respirationen kaum einstellen kann, wäre es zweckmäßig, die Proben nicht dem kleinen Sack, sondern — wie dies bei der von uns angewendeten Versuchsanordnung geschieht — bei der letzten Exspiration jedes Versuches aus dem Rohre nahe dem Mundstück zu entnehmen. Für die Berechnung des Sauerstoffgehaltes des venösen Blutes ist auch die genaue Kenntnis der venösen Kohlensäurespannung von großer Bedeutung, da die Annahme unrichtiger Kohlensäurewerte zur Berechnung von unrichtigen Sauerstoffgehalten aus der Dissoziationskurve führen muß. Eine Bestimmung richtiger Kohlensäurewerte mit der von PLESCH angegebenen Versuchsanordnung erscheint uns aber noch schwieriger, als die Bestimmung der venösen Sauerstoffspannung mit dieser Methode. Bei der Atmung durch den großen Sack wird nämlich, wie oben beschrieben wurde, wohl durch den eingeatmeten Stickstoff die Residualluft verdünnt und der Sauerstoffgehalt der Lunge auf diese Weise der venösen Gasspannung genähert, aber diese Verdünnung der Lungenluft muß eine bedeutende Herabsetzung der Kohlensäurespannung der Lungenluft zur Folge haben, wodurch die Ausgleichsbedingung der Kohlensäurespannung mit dem venösen Blute eine schlechtere wird. Bei der Berechnung des Sauerstoffgehaltes des arteriellen Blutes hat PLESCH zumeist den Sauerstoffgehalt des arteriellen Blutes mit 98% der Sauerstoffkapazität des Blutes angenommen, was allerdings etwas zu hoch geschätzt ist; BARCROFT und COOKE[2]) bestimmten den Sauerstoff des Blutes, das direkt aus der Art. radialis genommen wurde, und fanden Werte, die zwischen 94—96% des gesamten Sauerstoffbindungsvermögens lagen. PLESCH nahm weiter keine Versuche über das Verhalten der Dissoziationskurve bei den einzelnen Fällen vor, sondern bediente sich zumeist der Kurven von BOHR, HASSELBALCH und KROGH[3]). Wie wir aus

[1]) SONNE: Journ. of physiol. Bd. 52. S. 75. 1918.

[2]) BARCROFT und COOKE: Journ. of physiol. Bd. 47. 1916.

[3]) BARCROFT, HASSELBACH und KROGH: vgl. PLESCH, S. 107; BARCROFT:

den Untersuchungen von BARCROFT, HILL und ihrer Mitarbeiter wissen, zeigen die Dissoziationskurven des Oxyhämoglobins individuelle Schwankungen, so daß PLESCH bei seinen Berechnungen des Sauerstoffgehaltes des venösen Blutes nur Annäherungswerte erzielen konnte.

D. Die Methoden von Bornstein, Krogh und Lindhard. BORNSTEIN[1]) war der erste, der, um diesen Schwierigkeiten, die sich der Bestimmung des Minutenvolumens nach dem Fickschen Prinzip entgegenstellen, aus dem Wege zu gehen, das Minutenvolumen durch Atmung eines im Verhältnis zum Stoffwechsel und zum Blute neutralen Gases zu bestimmen versuchte. Das Prinzip der von BORNSTEIN angewendeten Methode besteht in folgendem: die Versuchsperson atmet aus einem Gummiballon, der N-freie Luft enthält, und verursacht dadurch eine beträchtliche Herabsetzung des alveolären prozentuellen Stickstoffgehaltes. Nach einigen Atemzügen dreht man einen Hahn so, daß die Lungen mit einem neuen Ballon, welcher auch nur eine geringe Menge Stickstoff enthält, verbunden werden. Nachdem 3 Minuten durch den zweiten Sack geatmet wurde, unterbricht man den Versuch, während welchem eine gewisse Stickstoffmenge, die der in der Zeiteinheit die Lungengefäße durchströmenden Blutmenge proportional ist, wegen der höheren Stickstoffspannung des Blutes an die stickstoffarme Luft abgegeben wird. Die Durchführung dieser Versuche ist, wie BORNSTEIN selbst sagt, sehr langwierig; 3 Stunden sind mindestens erforderlich, um einen Versuch durchzuführen; und auch da bedarf es eines gut eingearbeiteten Gehilfen; und außerdem liefern die Versuche natürlich nur relative Werte, da sich die Versuchszeit weit über die Dauer der normalen Kreislaufzeit erstreckt. Wenn auch die Bornsteinsche Methode keine weitere Verbreitung finden konnte, so hat das Prinzip jedoch, das ihr zugrunde liegt — wie LINDHARD[2]) meint —, die Untersuchungen, die Herzfunktion zu studieren, in ein neues Fahrwasser geleitet, indem es die Grundlage zu dem Stickoxydulverfahren gebildet hat. Die Verwendung der Atmung stickoxydulhaltiger Luft bei der Bestimmung des Schlagvolumens geht auf MARKOFF, MÜLLER und ZUNTZ[3]) zurück. Die von diesen Autoren angegebene Methode wurde an Exaktheit durch die von KROGH und LINDHARD ausgearbeitete übertroffen, obwohl sie sich des gleichen Prinzipes bedient. KROGH und LINDHARD haben zwei Schlagvolumenmethoden angegeben: die Residualmethode und die Gleichgewichtsmethode. Die Residualmethode wurde von KROGH und

---

The Respiratory Funktion of the Blood. 1914; HILL: Journ. of physiol. Bd. 48, S. 10, 1914.

[1]) BORNSTEIN: Zeitschr. f. exp. Path. u. Therapie. Bd. 9, S. 250, 1911.

[2]) LINDHARD: Pflügers Arch. f. d. ges. Physiol. Bd. 161, S. 233, 1915.

[3]) MARKOFF, MÜLLER und ZUNTZ: Zeitschr. f. Balmologie, Bd. 4, S. 1415; KROGH und LINDHARD: Kandin. Arch. f. Physiol. Bd. 27, S. 101, 1912.

LINDHARD bald aufgegeben, da sie einige Mängel aufweist und keine übereinstimmenden Versuchswerte geben konnte. Bei der Gleichgewichtsmethode atmet die Versuchsperson zunächst drei mitteltiefe Respirationen aus einem Spirometer, welcher mit einer etwa 14%igen Stickoxydul enthaltenden Luftmischung gefüllt ist. Während dieser Vorperiode des Versuches mischt sich die Spirometerluft mit der Lungenluft. Nach der letzten Exspiration der Vorperiode wird eine Probe von der ausgeatmeten Lungenluft genommen; jetzt wird der Atem etwa 12 Sekunden angehalten und maximal in das Spirometer ausgeatmet, wobei eine zweite Probe zur Analyse abgesaugt wird. Während der genau registrierten Zeit des Atemstillstandes wird das durch die Lunge strömende Blut Stickoxydul aus der Lungenluft aufnehmen. Die prozentuale Stickoxydulabnahme kann durch Analyse der vor und nach dem Respirationsstillstand entnommenen Probe bestimmt werden. Der gesamte Stickoxydulverlust der Lungenluft kann bei genau registrierter Atmung und Kenntnis der Residualluft der Versuchsperson aus der bestimmten prozentualen Stickoxydulabnahme leicht berechnet werden. Unter Berücksichtigung des Absorptionskoeffizienten des Stickoxyduls im Blute läßt sich nun sehr einfach die in der Minute die Lunge durchströmende Blutmenge errechnen. Aus den vor und nach dem Respirationsstillstande entnommenen Proben kann man nach KROGH und LINDHARD auch die Sauerstoffaufnahme während des Respirationsstillstandes berechnen. Der auf diese Weise bestimmte Sauerstoffverbrauch erweist sich im allgemeinen höher als der im Ruhestoffwechselversuch ermittelte Sauerstoffkonsum. Da wohl angenommen werden kann, daß während des Krogh-Lindhardschen Versuches eine Änderung des der Lunge zuströmenden venösen Blutes nicht stattfindet, muß eine Erhöhung des Sauerstoffverbrauches über den Ruhewert eine im gleichen Verhältnis mit dieser Steigerung stehende Erhöhung des Minutenvolumens über das Ruheminutenvolumen während des Krogh-Lindhardschen Versuches zur Folge haben. KROGH und LINDHARD reduzieren daher die mit dieser Methode gefundenen Werte durch Multiplikation mit dem Verhältnis des Sauerstoffverbrauches in der Ruhe zum Sauerstoffverbrauch während des Atemversuches.

Kritik der Inhomogenität der Lungenluft.

Die Untersuchungsergebnisse dieser Methode sind nicht immer ganz übereinstimmend. Vor allem hat es sich, wie LINDHARD selbst angibt, gezeigt, daß Änderungen des gewöhnlichen Respirationstypus in der Vorperiode zu unrichtigen Versuchsresultaten führen können. LINDHARD meint, daß bei Änderungen des Atmungstypus durch rein mechanische Momente eine Änderung des Minutenvolumens stattfindet. SONNE hat dagegen sehr wichtige Argumente angegeben, indem er zeigen konnte, daß die Änderungen der Versuchswerte zum großen Teil eine andere Ursache haben; die Lungenluftmischungen sind bei der KROGH-LINDHARDschen Methode anscheinend keine homogenen. Eine Inhomogenität der Lungenluft wird natürlich leicht zur Berechnung einer Stickoxydulaufnahme führen, die wesentlich von der tatsächlich aufgenommenen Stickoxydulmenge abweichen kann. Anderseits finden die außerordentlich hohen Sauerstoffverbrauchswerte, die einige Untersucher beim KROGH-LINDHARDschen Versuch gefunden haben, anscheinend auch auf diese Weise eine Erklärung. SONNE geht jedoch bei seiner Behauptung, daß die Alveolarluft nicht homogen sein kann, sicher zu weit.

Wir haben bei einer Reihe von Versuchspersonen zeigen können, daß bei Atmung von Luftmischungen, deren Zusammensetzung sich nicht wesentlich von den venösen Gasspannungen unterscheidet, die Alveolarluft stets homogen war, da bei verschiedenen Ausatmungstiefen die gleiche Zusammensetzung festgestellt werden konnte.

Versuch	Zusammensetzung der Einatmungsluft in %	Kohlensäure	Sauerstoff		
Dr. Sch.	7 CO_2 4 O_2 89 N	6,51	4,85	I. Probe	3 Mischrespirationen, dann werden 2 Proben hintereinander ausgeatmet (je 1500 ccm) und analysiert. Die angegebene Mischung wurde aus einem Spirometer geatmet.
		6,53	4,93	II. Probe	
Dr. F.	7 CO_2 4 O_2 89 N	6,75	6,83	I. Probe	
		6,71	6,81	II. Probe	

Wir werden auf diese Tatsache bei Besprechung der von uns angewandten Methode zur Bestimmung des Minutenvolumens beim Menschen noch zurückkommen. Wir möchten auf Grund dieser Feststellung behaupten, daß die Unterschiede in der Beschaffenheit der Lungenluft nach drei Mischrespirationen nahezu an der Grenze der gasanalytischen Genauigkeit liegen, und dementsprechend der Meinung Ausdruck geben, daß sich bei der KROGH-LINDHARDschen Methode bei entsprechender Einhaltung einzelner Versuchsbedingungen kaum bedeutende Fehler aus der Inhomogenität der Lungenmischungen ergeben dürften.

E. Die Methode von Christiansen, Douglas und Haldane. Neben den bis jetzt beschriebenen Methoden wurde noch eine ganze Reihe anderer Verfahren zur Bestimmung des Minutenvolumens beim Menschen ausgearbeitet; exakte Resultate sind so nicht erreicht worden; wir meinen dies z. B. vor allem auch von der Methode von A. Müller.

Auf der Suche nach einer zuverlässigen und auch klinisch anwendbaren Methode zur Bestimmung des Minutenvolumens, arbeiteten wir zunächst nach dem Verfahren von CHRISTIANSEN, DOUGLAS und HALDANE. Die Methode, welche ebenfalls auf dem Fickschen Prinzip beruht, hat die Annahme zur Voraussetzung, daß eine Verbrennung in der Lunge, wie dies besonders von BOHR und HENRIQUES[1]) angenommen wurde, nicht stattfindet. Die von KROGH[2]), EVANS und STARLING[3]), und die neuerdings von HENRIQUEZ[4]) selbst durchgeführten Versuche erscheinen sehr beweisend; die von BOHR und ursprünglich auch von HENRIQUEZ selbst vertretene Hypothese kann nicht mehr aufrecht erhalten werden, so daß die Voraussetzung, welche allen das Ficksche Prinzip anwendenden Methoden zugrunde liegt, gegeben ist.

Um das Prinzip der Bestimmung des Sauerstoffgehaltes im Blute entsprechend zu würdigen, müssen wir folgendes voraus schicken. Bereits LUDWIG hat die Vermutung ausgesprochen, daß die Sauerstoffaufnahme einen Einfluß auf die Austreibung der Kohlensäure aus dem venösen Blute haben kann. CHRISTIANSEN, DOUGLAS und HALDANE gingen von einer ähnlichen Voraussetzung aus; tatsächlich erwies sich der Sauerstoffgehalt des Blutes von wesentlichem Einflusse auf das Kohlensäurebindungsvermögen. Denn wenn man das Blut von verschiedenem Sauerstoffgehalte mit Kohlensäure-Stickstoffmischungen schüttelt, so zeigt das Blut bei einem bestimmten Kohlensäurepartialdrucke in der Schüttelluft einen um so größeren Kohlensäuregehalt, je niedriger der Sauerstoffgehalt des Blutes ist. Nach CHRISTIANSEN, DOUGLAS und HALDANE soll das Oxyhämoglobin einen stärker saueren Charakter als das reduzierte Hämoglobin besitzen; kommt es zu einer Erhöhung des Oxyhämoglobingehaltes des Blutes, so tritt gleichzeitig eine Verminderung des Kohlensäurebindungsvermögen des Blutes ein. HASSELBALCH[5]) hat in Übereinstimmung mit dieser Annahme von CHSISTIANSEN, DOUGLAS und HALDANE die Reduktion des Oxyhämoglobins, wie sie im Kreislaufe normalerweise vorkommt, auf die Wasserstoffzahl des Blutes bezogen und ihr dabei einen maßgebenden Einfluß zugesprochen; weil das Blut bei steigender Kohlensäurespannung sauerstoffärmer wird, soll dies dazu beitragen, die Wasserstoffzahl des Blutes konstant zu erhalten. Wenn nun die Möglichkeit vorhanden wäre, die Erhöhung der Kohlensäurespannung durch die Sauerstoffaufnahme des Blutes in der Lunge zu bestimmen, so müßte es auf diese Weise möglich sein, den Sauerstoffgehalt des venösen Blutes zu erschließen. Wir haben nun versucht, das Minutenvolumen des Herzens zu berechnen, indem wir uns zur Bestimmung des Sauerstoffgehaltes des venösen Blutes der von CHRISTIANSEN, DOUGLAS und HALDANE ausgearbeiteten Grundlage bedienten.

Die eigentliche Bestimmung besteht aus drei Teilen: 1. der Stoff-

---

[1]) BOHR und HENRIQUES: Arch. d. physiol. S. 23. 1897.
[2]) KROGH: Skund. Arch. Bd. 25, S. 123, 1911.
[3]) EVANS und STARLING: Journ. of physiol. Bd. 46, S. 413, 1913.
[4]) HENRIQUES: Biochem. Zeitschr. Bd. 56, S. 230, 1913.
[5]) HASSELBALCH: Biochem. Zeitschr. Bd. 78, S. 132, 1916.

wechselversuch; 2. die Bestimmung der arteriellen Kohlensäurespannung inklusive der Auswertung des Hämoglobingehaltes; 3. die Bestimmung der Kohlensäurespannung des venösen Blutes und Ausarbeitung der Kohlensäurespannungskurve.

1. Der Stoffwechselversuch wurde nach der von Douglas angegebenen Methode durchgeführt. Die Versuchperson, welche durch längere Zeit am Untersuchungsorte ruhig gelegen ist, atmet zunächst durch eine Gasuhr, bis ein konstantes Atemvolumen festgestellt werden kann. Nach Umstellung eines Dreiweghahnes atmet die betreffende Person die Ausatmungsluft in einen etwa 100 Liter fassenden, evakuierten Gummisack hinein. Die Trennung der Ein- und Ausatmungsluft wird durch entsprechende Ventile besorgt. Nach etwa 15 Minuten wird der Versuch unterbrochen, der Gummisack verschlossen, eine abgemessene, aus dem Ballon entnommene Luftprobe analysiert und das gesamte exspirierte Luftquantum durch eine Gasuhr gemessen (das Volumen wird auf O und 760 mm Druck reduziert). In ähnlicher Weise, wie dies beim Geppert-Zuntzschen Verfahren geschieht, kann aus dem Atemvolumen, welches sich auf diese Weise ermitteln läßt, und dem Unterschiede der Luft des Gummisackes und der atmosphärischen Luft der Sauerstoffverbrauch, die Kohlensäureproduktion und der respiratorische Quotient bestimmt werden.

2. Die arteriellen Gasspannungen werden nach der von Haldane und Pristley[1]) angegebenen Methode ermittelt, bei welcher die am Ende einer tiefen Exspiration entnommene Luftprobe analysiert und auf diese Weise die alveolare Sauerstoff- und Kohlensäurespannung bestimmt wird. Das gesamte Sauerstoffbindungsvermögen des Blutes wurde blutgasanalytisch nach dem Haldaneschen Verfahren festgestellt.

3. Die Hauptschwierigkeit, welche sich der Bestimmung des Minutenvolumens beim Menschen nach dem Fickschen Prinzipe entgegenstellt, ist, wie eingangs des öfteren erwähnt, die Bestimmung der venösen Gasspannungen. Eine Methode, die es ermöglicht, in exakter Weise die venöse Gasspannung zu ermitteln, müßte vor allem folgenden Anforderungen genügen: a) Der Ausgleich der Lungenluft mit dem venösen Blute muß rasch erfolgen (innerhalb der halben Kreislaufszeit), damit das arterielle Blut keine abnorme Zusammensetzung erhält. b) Es muß die Möglichkeit vorhanden sein, mit Sicherheit festzustellen, ob die gefundenen Gasspannungen tatsächlich dem venösen Blute entsprechen. c) Die Methode muß auch bei weniger geübten Versuchspersonen und unter pathologischen Verhältnissen anwendbar sein.

Zwischen verschiedenen Gasspannungen wird sich ein Gleichgewicht

[1]) Haldane und Pristley: Journ. of physiol. Bd. 32, S. 225, 1905.

um so eher einstellen, je geringer die Spannungsunterschiede der Gase sind. Eine eingeatmete Luftmischung wird somit um so rascher mit dem venösen Blute ins Gleichgewicht gelangen, je mehr sich ihre Gasspannung der Gasspannung des venösen Blutes nähert. Wir haben daher bei der Bestimmung der venösen Kohlensäurespannung entsprechend der von CHRISTIANSEN, DOUGLAS und HALDANE gemachten Angaben Luftgemische atmen lassen, deren Kohlensäurespannung von der venösen Kohlensäurespannung nicht wesentlich abweicht.

Unsere Versuchsanordnung war folgende: Ein Spirometer wird genau geeicht, sodaß es relativ leicht möglich ist, innerhalb kurzer Zeit jedes beliebige Luftgemisch zur Verfügung zu haben. An das Spirometer wird ein Rohr angesetzt, welches ein Inspirationsventil und an seinem Ende einen Dreiweghahn trägt (Abb. 29, S. 121). An den Dreiweghahn wird ein Glasrohr angeschlossen, über welches das Mundstück gestülpt wird. Durch zwei an diesem Glasrohr angesetzte dünne Röhrchen wird die Verbindung mit den beiden, mittels der Wasserstrahlpumpe evakuierten Luftauffangsgefäßen hergestellt. Auf diese Weise können Luftproben nahe dem Munde der Versuchsperson entnommen und in den evakuierten Gefäßen unter Quecksilber aufgefangen werden. Der Dreiweghahn steht außerdem durch ein Rohr, welches das Exspirationsventil trägt, mit einer kleinen Gasuhr in Verbindung, so daß das Volumen der exspirierten Luft abgelesen werden kann. Nach der oben erwähnten Arbeit von CHRISTIANSEN, DOUGLAS und HALDANE wird die Kohlensäurespannung des venösen Blutes niedriger sein, als die Kohlensäurespannung des venösen Blutes nach der Sauerstoffsättigung des Blutes. Sowohl aus der einen, als auch aus der anderen Kohlensäurespannung müßte sich bei Kenntnis der Kohlensäurespannungskurven der Sauerstoffgehalt des venösen Blutes errechnen lassen. Zur Ermittlung der venösen Kohlensäurespannung müßte natürlich auch die Sauerstoffspannung der geatmeten Luft mit der venösen Sauerstoffspannung ins Gleichgewicht gebracht werden, da eine Veränderung des Sauerstoffgehaltes des Blutes zu einer Änderung der Kohlensäurespannung führt. Bei der Bestimmung der Kohlensäurespannung des sauerstoffgesättigten venösen Blutes hingegen kann der Sauerstoffgehalt der geatmeten Luft nahezu der atmosphärischen Luft entsprechen.

Demzufolge wird somit die geatmete Spirometerluft verschieden zusammengesetzt sein müssen, wenn sich ein Gleichgewichtszustand in kurzer Zeit einstellen soll. Der Versuch wird nun in folgender Weise durchgeführt: Die Luftauffanggefäße werden evakuiert, das Spirometer mit der entsprechenden Luftmischung gefüllt, von welcher man annimmt, daß sie sich nicht wesentlich von der erwarteten Gasspannung des venösen Blutes unterscheidet; die Versuchsperson, welche durch längere Zeit am Versuchsorte geruht hat, nimmt das Mundstück zwischen Zähne und Lippen, die Nase wird verschlossen und die Atmung erfolgt zunächst durch eine seitliche Öffnung des Ausatmungsrohres, so daß das betreffende Individuum Außenluft inspiriert. Nach einiger Zeit wird diese Öffnung nach einer mäßigtiefen Exspiration verschlossen und durch den Dreiweghahn wird nun die Verbindung mit dem Spirometer hergestellt. Die Versuchsperson atmet nun dreimal (mitteltiefe Respirationen) aus dem Spirometer ein; die Exspiration geht durch das Exspirationsventil und die Gasuhr nach außen. Die Verbindung mit dem Spirometer wird nach der dritten Einatmung verschlossen, das betreffende Individuum hält den Atem 2 Sekunden an und exspiriert nach dieser Zeit etwa 1500 ccm (das ausgeatmete Volumen kann an der Gasuhr beobachtet werden). Am Ende dieser Exspiration wird eine Probe aufgefangen und der Atem wird nun weitere 5 Sekunden angehalten. Nach dieser Zeit exspiriert der Patient abermals etwa 1200 ccm und es wird am Ende der Exspiration neuerdings eine Luftprobe abgesaugt. Der Versuch wird beendet und die Proben werden mit dem Haldaneschen Apparate anlysiert. Wenn die beiden untersuchten Proben miteinander übereinstimmen — das ist allerdings eine wichtige Voraussetzung —, muß die Luft der venösen Gasspannung entsprechen, da während des Atemstillstandes von 5 Sekunden das Blut weder Sauerstoff aufgenommen, noch Kohlensäure abgegeben hat. Außerdem muß wohl die Luftmischung als homogen angesehen werden, da sich bei verschiedenen Exspirationstiefen eine völlige Übereinstimmung ergeben hat. Bei dieser Versuchsform stellt sich, wie wir bei einer großen Anzahl von Versuchen gesehen haben, ein Gleichgewichtszustand leicht ein, wenn die eingeatmete Luft die richtige Zusammensetzung aufweist, (d. h. sich nicht wesentlich von der erwarteten Gasspannung unterscheidet), da sich die Lungenluft durch die Mischrespirationen dem venösen Blute immer mehr nähert und so der Ausgleich rasch erfolgen kann. Beim ersten Versuche ist häufig ein Gleichgewichtszustand mit dem venösen Blute nicht erreicht worden und man muß nun bei Veränderungen der Zusammensetzung der Spirometerluft einen oder zwei Einstellversuche vornehmen. Wenn man auf diese Weise das optimale Atmungsgemisch errreicht hat, führen

	Spirometerluft in %	Sauerstoff I. Probe in %	Sauerstoff II. Probe in %	Kohlensäure I. Probe in %	Kohlensäure II. Probe in %
H. M.	4,2 O_2 6,5 CO_2	6,70	6,26 (44)	5,50	5,76 (26)
H. M.	4,0 O_2 6,7 CO_2	6,35	5,52 (17)	5,78	5,98 (20)
H. M.	3,7 O_2 7,0 CO_2	5,12	5,18 (6)	6,06	5,99 (7)
H. M.	detto	5,14	5,17 (3)	6,01	5,97 (4)

wiederholt mit dieser Luftmischung durchgeführte Versuche zu einem Gleichgewichte mit dem venösen Blute und die Versuchsergebnisse zeigen eine weitgehende Übereinstimmung. Der Vorgang beim Einstellungsversuche sei an vorstehendem Beispiele auseinandergesetzt.

Wir ersehen an diesem Beispiele, daß, wenn die 1. Probe einen höheren Sauerstoffgehalt besitzt als die 2. Probe, der Sauerstoff der Atmungsluft vermindert werden muß, da während des Atemstillstandes Sauerstoff vom Blute aufgenommen werden konnte. Ist hingegen der Sauerstoffgehalt der 1. Probe geringer als der Sauerstoffgehalt der 2. Luftprobe, so muß die Spirometerluft sauerstoffreicher gemacht werden, wenn sie mit dem venösen Blute ins Gleichgewicht kommen soll.

Diese Versuchsanordnung scheint somit völlig den angeführten Anforderungen zu entsprechen; die Versuche konnten auch an weniger intelligenten Personen durchgeführt werden; auf diese Weise kann man mit Sicherheit feststellen, ob es zu einem Gleichgewicht gekommen ist; nur dann kann die Lungenmischung während des Versuches als homogen angesehen werden, wenn die bei verschiedenen Ausatmungstiefen bestimmten Proben die gleiche Zusammensetzung aufweisen.

Zur Berechnung des Sauerstoffgehaltes des venösen Blutes aus den Kohlensäurespannungen (vor und nach der Sauerstoffsättigung) muß das Verhältnis der Kohlensäurespannung zum Kohlensäuregehalt des Blutes sowohl in völlig reduziertem als auch im sauerstoffgesättigten Blute bestimmt werden. Die Bestimmuug der Kohlensäurespannungskurven des reduzierten Blutes kann auf folgende Weise vorgenommen werden: das durch Venenpunktion gewonnene Blut der Versuchsperson wird defibriniert und nun in einem geschlossenen Gefäße durch Durchleiten von Wasserstoff reduziert. In das Gefäß werden nun Kohlesäure-Stickstoffgemische (die Kohlensäure und der Stickstoff müssen mittels Durchleiten durch Pyrrogallol vom Sauerstoff befreit werden) verschiedener Kohlensäurespannung eingeleitet. Im Thermostaten wird das Gefäß etwa 15 Minuten lang bei 38° geschüttelt, hierauf der Kohlensäuregehalt der Schüttelluft und des Blutes bestimmt; durch Ermittlung einiger Punkte kann jetzt die Kohlensäurespannungskurve des betreffenden Blutes gezeichnet werden. Die Kohlensäurespannungskurve des sauerstoffgesättigten Blutes wird in ähnlicher Weise durch Schütteln des Blutes mit Kohlensäuregemischen, deren Sauerstoffgehalt der nach dem Haldane-Pristley-Verfahren ermittelten Sauerstoffspannung entspricht, bestimmt. Der Berechnung des Sauerstoffgehaltes des venösen Blutes liegt folgende Überlegung zugrunde (wir folgen hier den Angaben von Haldane):

Wenn die Gesamtsauerstoffbindung (blutgasanalytisch bestimmt) 17 ccm auf 100 ccm Blut beträgt und der Sauerstoffgehalt des arteriellen Blutes 95% der Gesamtkapazität ist (aus den nach Haldane und

PRISTLEY bestimmten Gasspannungen aus der Dissoziationskurve berechnet), wird das arterielle Blut somit 16,15 ccm Sauerstoff auf 100 ccm Blut enthalten. Der respiratorische Quotient, welcher im 1. Teilversuche bestimmt wurde, betrage 0,8 und die Kohlensäurespannung des arteriellen Blutes nach HALDANE und PRISTLEY bestimmt, sei 40 mm Hg. Wenn der gesamte Sauerstoffgehalt des arteriellen Blutes bei einem respiratorischen Quotienten von 0,8 verbraucht worden wäre, müßten 12,92 Volumprozente Kohlensäure gebildet werden und das venöse Blut somit um 12,92 Volumprozente Kohlensäure reicher sein als das arterielle. Da das arterielle Blut bei 40 mm Hg.-Spannung, wie aus der Spannungskurve I zu ersehen, 52 Volumprozente enthält, wäre der Kohlensäuregehalt des venösen Blutes 52 + 12,92 = 64,92 Volumprozent.

Es ist nun leicht einzusehen, daß entlang der Verbindungslinie des arteriellen und des venösen Punktes (auf der Spannungskurve I bezw. II gelegen) der Spannungskurven I und II, also A—B, der Kohlensäureanstieg, beziehungsweise der Sauerstoffabfall verzeichnet werden muß. Die Linie A—B stellt die Kohlensäurespannungskurve des Blutes unter dem Einflusse der Sauerstoffauf- bezw. abnahme dar (Abb. 28).

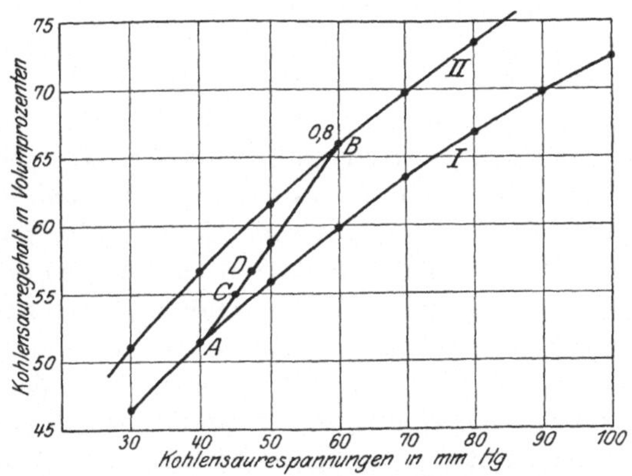

Abb. 28. Aus der Arbeit von CHRISTIANSEN, DOUGLAS und HALDANE.

Die venöse Kohlensäurespannung, mit unserer oben beschriebenen Versuchsanordnung bestimmt, sei 44 mm Hg. Der Kohlensäuregehalt des Blutes beträgt unter Zugrundelegung der Spannungslinie A—B 55 Volumprozente. Der Kohlensäuregehalt des venösen Blutes ist somit um 3 Volumprozente höher als der des arteriellen Blutes. Wenn der gesamte Sauerstoff des arteriellen Blutes verbraucht worden wäre, müßte der Kohlensäuregehalt des venösen Blutes um 12,92 Volumprozente angestiegen sein. Da jedoch der Kohlensäureanstieg nur $\frac{3,0}{12,92} \cdot 100 = 23,3\%$ der Kohlensäurevermehrung beträgt, die das völlig sauerstoffreiwerdende Blut hervorrufen würde, hat das Blut nur 23,2% seines Sauerstoffes verloren. Der Sauerstoffgehalt des arteriellen Blutes wurde aus der nach HALDANE und PRISTLEY bestimmten Sauerstoffspannung und der Dissoziationskurve des Oxyhämoglobins mit 95% der Sauerstoffkapazität (17 Volumprozent) berechnet und beträgt somit 16,15 Volumprozent.

Das venöse Blut, enthält wie wir gesehen haben, $(100 - 23{,}2) = 76{,}8\%$ des arteriellen Sauerstoffgehaltes, das sind 14 Volumprozent Sauerstoff (i. e. 14% der Totalkapazität). Es kann nun das Minutenvolumen des Herzens aus der Differenz des arteriellen und venösen Sauerstoffgehaltes und dem im 1. Versuche bestimmten Sauerstoffverbrauch entsprechend der Fickschen Formel berechnet werden. Die Kohlensäurespannung des venösen Blutes kann, wie eingangs erwähnt wurde, auch aus der Kohlensäurespannung des sauerstoffgesättigten venösen Blutes berechnet werden.

Während bei der Untersuchung der venösen Kohlensäurespannung sowohl Kohlensäure als auch Sauerstoff mit dem venösen Blute ins Gleichgewicht kommen muß, wird die Kohlensäurespannung des sauerstoffgesättigten venösen Blutes durch Atmung von Kohlensäuregemischen bestimmt, deren Sauerstoffgehalt der atmosphärischen Luft entsprechen kann. Die Kohlensäurespannung des venösen Blutes nach der Sauerstoffatmung beträgt 46 mm Hg und die wahre Kohlensäurespannung des venösen Blutes kann nun auf folgende Weise berechnet werden. Der Kohlensäuregehalt des venösen Blutes nach der Sauerstoffaufnahme beträgt bei 46 mm Hg Kohlensäurespannung 54 Volumprozente und ist somit um $54 - 52 = 2$ Volumprozent höher als der arterielle Kohlensäuregehalt. Wenn die bestimmte Kohlensäurespannung (46 mm) dem venösen Blute entsprochen haben würde (vor der Sauerstoffsättigung), wäre der Kohlensäuregehalt des Blutes 56 Volumprozente und würde sich somit um 4 Volumprozent von der arteriellen Kohlensäurespannung unterscheiden. Die Kohlensäurespannung des sauerstoffgesättigten venösen Blutes unterscheidet sich aber um 6 mm Hg von der arteriellen Kohlensäurespannung. Die Differenz zwischen arterieller Kohlensäurespannung und der wahren venösen Kohlensäurespannung wird, wie leicht einzusehen ist, in dem Maße kleiner sein müssen als der Unterschied des Kohlensäuregehaltes des arteriellen Blutes vom venösen Blute (a) größer ist als der des arteriellen Blutes und des sauerstoffgesättigten venösen Blutes (b).

Wir haben oben a mit 2 Volumprozenten und b mit 4 Volumprozenten berechnet und den Unterschied der arteriellen von dem der Kohlensäurespannung des venösen Blutes nach der Sauerstoffaufnahme mit 6 mm Hg angegeben. Die wahre Differenz der arteriellen und der venösen Kohlensäurespannung beträgt jedoch $6 \cdot \frac{a}{b} = 6 \cdot \frac{2}{4} = 3$ mm Hg. Die venöse Kohlensäurespannung beträgt somit $40 + 3 = 43$ mm Hg. Die auf diese Weise berechnete Kohlensäurespannung stimmt mit der direkt bestimmten fast völlig überein (44 mm Hg).

Dieses Verfahren erweist sich als leichter durchführbar, als die Bestimmung der venösen Kohlensäurespannung auf direktem Wege, da in diesem Falle, wie bereits des öfteren erwähnt, sowohl Sauerstoff und Kohlensäure mit dem venösen Blute ins Gleichgewicht gelangen müssen, während die Berechnung der Kohlensäurespannung des sauerstoffgesättigten venösen Blutes vorgenommen wird.

Wir haben zunächst mit dieser Methode gearbeitet; die Bestimmung des Minutenvolumens nach diesem Verfahren gibt im allgemeinen verläßliche Resultate. Wir haben uns nun gefragt, inwieweit diese Methode sich zum Studium der pathologischen Kreislaufverhältnisse eignet, und sind dabei auf Fehlerquellen aufmerksam geworden, welche den Wert der Methode selbst unter physiologischen Bedingungen vermindern können. Die Kohlensäurespannung des venösen Blutes kann durch diese Versuchsanordnung, wie wir an einer großen Anzahl von Versuchspersonen nachweisen konnten, mit großer Sicherheit und Genauigkeit bestimmt werden. Bei gleichen Versuchsbedingungen ergeben wiederholt durchgeführte Untersuchungen nur geringe Schwankungen der Kohlensäurespannung des venösen Blutes. Schwankungen der Kohlensäurespannung, wie sie FRIDERICA mit seiner Methode beobachtet hatte (bis zu 6,6 mm Hg) konnten von uns, wie aus einigen angeführten Beispielen hervorgeht, nicht festgestellt werden (siehe Tabelle).

Bl.	Versuch 26. IV.	Kohlensäure-spannung	Sauerstoff-spannung	
	A. B.	42 mm Hg 41,58 mm Hg	33,18 mm Hg 32,41 mm Hg	Nüchternversuch Nach 1 Stunde
Sch.	Versuch 8. II.	Kohlensäure-spannung	Sauerstoff-spannung	
	A. B,	45,72 mm Hg 44,67 mm Hg	40,73 mm Hg 42,91 mm Hg	Nüchternversuch Nach 5 Stunden
Sch.	Versuch 9. II.	Kohlensäure-spannung	Sauerstoff-spannung	
	A. B.	44,47 mm Hg 43,84 mm Hg	42,41 mm Hg 41,95 mm Hg	Nüchternversuch Nach 4 Stunden

Wir meinen, diese Unterschiede darauf zurückführen zu können, daß bei den von FRIDERICA durchgeführten Versuchen, bei welchen nur eine einzige Inspiration aus der Luftmischung eines Spirometers vorgenommen wird, nicht immer nach dem darauffolgenden Atemstillstande ein Gleichgewicht mit dem venösen Blute eintreten konnte. Dafür spricht auch die Tatsache, daß der Unterschied der beiden nach dem Atemstillstande entnommenen Proben bei den Versuchen FRIDERICAS in zahlreichen Fällen bedeutend ist.

In weit größerem Ausmaße scheint hingegen die Kohlensäurespannung des arteriellen Blutes Schwankungen unterworfen zu sein. Die nach HALDANE und PRISTLEY bestimmte Kohlensäurespannung des arteriellen Blutes ändert sich, wie bereits einige Untersucher beobachten konnten, unter verschiedenen, nicht immer übersehbaren Einflüssen, so daß sich wohl bei ihrer Bestimmung Unterschiede zeigen, welche, wie aus der oben angeführten Berechnung zu ersehen ist, wesentliche Abweichungen des errechneten Minutenvolumens von dem tatsächlich vorhandenen ergeben können.

Die Haldane-Pristleysche Methode scheint bei kreislaufkranken Versuchspersonen keine verläßlichen Angaben über die Kohlensäurespannung des arteriellen Blutes machen zu können; wenn man auf diese Weise die Kohlensäurespannung bestimmt und gleichzeitig die wahre Spannung im arteriellen Blute, das man durch Punktion gewonnen hat, ermittelt, so sieht man bei Patienten mit Stauungserscheinungen im Bereiche der Lunge beträchtliche Differenzen, bis zu 20 % (s. Tabelle).

F. Unsere Methode zur Ermittlung des Minutenvolumens. Diese Mängel der Bestimmung der arteriellen Kohlensäurespannung haben uns vor allem veranlaßt, die Bestimmung des Minutenvolumens nach der „Kohlensäuremethode“ aufzugeben und der Berechnung des Minutenvolumens die Untersuchung der venösen und arteriellen Sauerstoffspannung zugrunde zu legen.

Diese von uns bei zahlreichen Versuchen angewandte Methode besteht aus vier Teilversuchen: 1. Bestimmung des Sauerstoffverbrauches nach der Methode von KROGH. 2. Bestimmung der venösen Sauerstoff- und Kohlensäurespannung. 3. Bestimmung des Sauerstoffgehaltes im arteriellen Blute. 4. Untersuchung der Dissoziationskurven des Oxyhämoglobins und die Berechnung des Sauerstoffgehaltes des Blutes.

Auf die Bestimmung des Sauerstoffverbrauches nach dem Verfahren von KROGH verweisen wir auf die Arbeit von PAUL LIEBESNY (Med. Klinik 1922, Nr. 20).

Die Versuchsanordnung bei der Bestimmung der venösen Sauerstoffspannung ist die gleiche, wie bei der oben beschriebenen Bestimmung der venösen Kohlensäurespannung; mit dieser Methode können, wie bereits erwähnt wurde, genaue Untersuchungen der venösen Sauerstoff- und Kohlensäurespannung vorgenommen werden.

Der Apparat zur Bestimmung der venösen Sauerstoffspannung besteht aus dem Spirometer (I), den Luftbüretten (II), der Gasuhr (III) und dem Dreiweghahn (IV) einschließlich Ventilen und Mischballon. Der erste Akt besteht darin, daß das Spirometer mit einem entsprechenden Luftgemisch gefüllt wird. Statt Sauerstoff nahmen wir atmosphärische Luft und aspirierten durch Öffnung des Hahnes A meistens 12—14 Teilstriche Außenluft. Die Skala D ist nicht entsprechend gezeichnet; aus rein technischen Gründen ist sie etwas zu kurz ausgefallen. Kohlensäure wurde aus einer Bombe eingeblasen — meist 5—8 Teilstriche. Der Rest des Spirometers wurde mit Stickstoff, der ebenfalls aus einer Bombe genommen wurde, gefüllt — also bis zum Teilstrich 100. Damit während der Füllung die Mischung nicht herausströmt, muß der große Dreiweghahn so ⊤ gestellt werden. Nachdem A geschlossen wurde, öffnet man B, einen zusammengedrückten Gummisack, und läßt die Luft des Spirometers durch Heben des Gegengewichtes F in den Ballon strömen; durch mehrmaliges Hin- und Herdrängen erfolgt eine gleichmäßige Mischung des Gasgemisches; schießlich wird der Gummiballon wieder leergedrückt, so daß das ganze Gemisch wieder im Spirometer ist. Gleichzeitig sind die beiden Luftbüretten (E_1 und E_2) mittels Wasserstrahlpumpe evakuiert worden. Der Patient nimmt jetzt, nachdem er mindestens 10 Minuten am Apparate ruhig gesessen war, das Mundstück zwischen Zähne und Lippen. Eine Nasenklemme, die unbedingt fest anliegen muß, sorgt dafür, daß der Patient nunmehr nur mehr Luft durch die Öffnung C bekommt. Das ganze Röhrenwerk einschließlich Dreiweghahn (aus Glas läßt sich ein so weiter Hahn schwer verfertigen, so daß wir uns einen Metallhahn bauen ließen) ist so weit, daß die Atmung frei, ohne das Gefühl eines Hindernisses durchgeführt werden kann. Die Atmung wird kontrolliert und auf ein gegebenes Zeichen der Patient aufgefordert, tief auszuatmen. Am Ende der Exspiration wird gleichzeitig — dazu ist mindestens eine Hilfskraft nötig — die Öffnung C geschlossen und der große Dreiweghahn so —| gestellt. Atmet jetzt der Patient, so bezieht er entsprechend der Ventile die Inspirationsluft aus dem Spirometer und exspiriert die Luft durch die Gasuhr. In dem Momente, wo der Hahn umgestellt und die Öffnung C verschlossen wurde, fordert man den Patient auf, tief einzuatmen, nachher auszuatmen, noch einmal tief zu inspirieren, dann zu exspirieren und schließlich ein drittesmal möglichst tief einzuatmen und auf der Höhe des Inspiriums anzuhalten. Je tiefer die letzte Inspiration erfolgt war, desto leichter kann der Patient in der Folgezeit mit seinem Atem haushalten. Am Ende der Inspiration wird der Dreiweghahn rasch so ⊤ gestellt und jetzt 2 Sekunden gezählt (eventuell unter Kontrolle eines Metronoms). Am Ende der 2 Sekunden wird der Patient aufgefordert etwa 1600 ccm (dazu ist die Gasuhr — wir verwendeten eine belederte Gasuhr, wie sie von

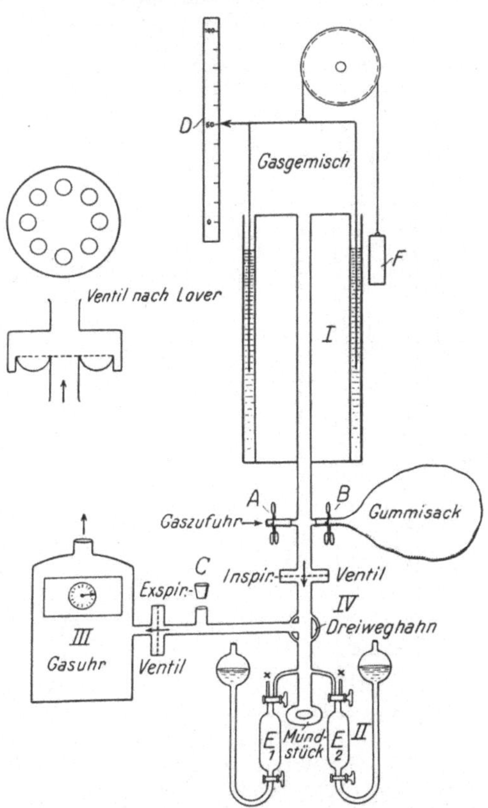

Abb. 29. Schema unserer Versuchsanordnung.

ZUNTZ auf seinen Höhenwanderungen verwendet wurde) zu exspirieren; ist diese Quantität herausgesstoßen, so wird am Ende rasch die eine Luftbürette so geöffnet, daß der letzte Teil dieser Exspirationsluft abgefangen wird. Jetzt muß der Patient neuerdings 5 Sekunden den Atem anhalten, worauf er wieder aufgefordert wird, den Rest seiner Lungenluft herauszublasen. Sobald man bemerkt, daß er am Ende seines Atemvermögens angelangt ist, wird rasch die zweite Bürette geöffnet und so das Ende der zweiten Exspiration abgefangen. Ist das geschehen, so wird rasch die Nasenklemme entfernt und der Patient kann wieder Außenluft aufnehmen. Die beiden Büretten, die zweckmäßig in einem kleinen Holzgestell aufgestellt sind, können jetzt samt dem Mundstück aus dem Verbande der ganzen Atemanlage entfernt und zum Analysenapparat gebracht werden. Die Büretten sind mit Quecksilber gefüllt, dadurch werden sehr genaue Resultate erzielt. Die beiden Proben müssen, falls der Versuch als gelungen betrachtet werden kann, fast vollkommen übereinstimmen. Als höchste Differenzen verwenden wir nur 0,15%; und zwar muß eine Übereinstimmung nicht nur im Sauerstoffgehalte, sondern auch was den Kohlensäurewert betrifft vorliegen. Stimmen die Werte untereinander nicht überein, so ist die Luft im Spirometer entsprechend zu ändern. Beherrscht der betreffende Patient die Technik, so ist es meist innerhalb 2—3 Versuchen sicher möglich übereinstimmende Werte zu erlangen.

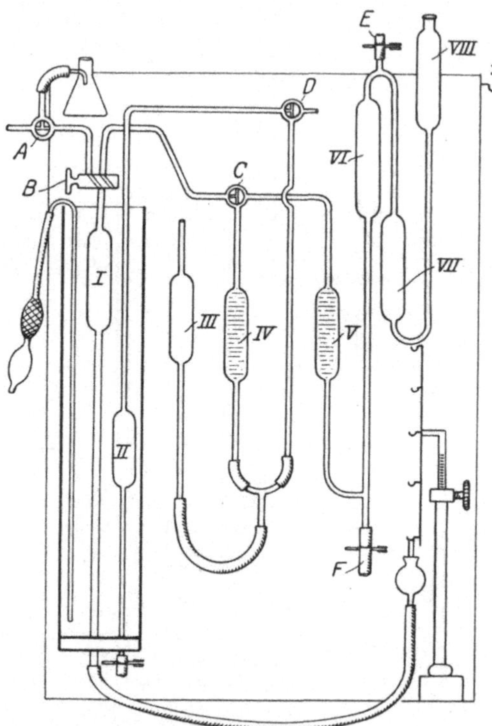

Abb. 30. Gasanalysenapparat, wie er uns von der Firma Haack geliefert wurde.

Als Mittelwert verwendeten wir nicht das arithmetische Mittel, sondern wir folgten dem Rate von HALDANE und gingen so vor: gab die erste Probe z. B. 6,45 CO_2 und die zweite 6,49, so addierten wir die Differenz hinzu, als endgültiges Resultat nahmen wir 6,53. War aber der erste Wert höher, also z. B. 6,63 und der zweite 6,57, so wurde die Differenz subtrahiert, also 6,51.

Bei einigem guten Willen kann die Methode von jeder, selbst von einer etwas kurzatmigen Person, durchgeführt werden. Sie erfordert vollkommene Beherrschung der gasanalytischen Technik. Wer die Absicht hat, diese Methode zu verwenden, muß zuerst alle Irrwege, die die Gasanalyse mit sich bringt, durchwandern. Das Gute an der Gasanalytik ist immer, daß entweder die Resultate ausgezeichnet übereinstimmen oder Fehler zeigen, die sich innerhalb der 100% bewegen. Stimmen die Resultate nicht überein, so ist meist ein Hahndefekt als Ursache zu finden.

Zur Analyse der Gasmischungen verwendeten wir einen modifizierten HALDANEschen Apparat (Abb. 30); er wird von der Firma Paul Haack, Wien IX Garelligasse, geliefert. Hier ist auch der andere HALDANEsche Apparat zur Bestimmung der Blutgase erhältlich.

Der Sauerstoffgehalt des arteriellen Blutes wird, soweit er nicht durch direkte Bestimmung des arteriellen Blutes — gewonnen durch Arterienpunktion — ermittelt wurde, nach der Haldane-Pristleyschen Methode der Bestimmung der Sauerstoff- und Kohlensäurespannung und der Dissoziationskurve berechnet. Die vorhin angeführten Fehlerquellen der Methode kommen bei der Bestimmung des prozentualen Sauerstoffgehaltes des arteriellen Blutes kaum in Betracht. Durch direkte Bestimmung des Sauerstoffgehaltes kann die Übereinstimmung mit dem berechneten Sauerstoffgehalte auf einfache Weise überprüft werden.

Die Abhängigkeit des Sauerstoffgehaltes des Blutes vom Sauerstoffdrucke wurde zunächst von BERT[1]), HÜFFNFR[2]), ZUNTZ u. LÖWY[3]), BOHR[4]), KROGH und HASSELBALCH[5]) einem eingehenden Studium unterzogen. Die Kenntnis dieser Abhängigkeit und ihrer Beeinflussung durch eine Reihe von Faktoren wurde durch die Arbeiten von BARCROFT, HILL, PETRES und ihrer Mitarbeiter erweitert. Bereits BOHR, KROGH und HASSELBALCH haben gezeigt, daß die Dissoziationskurve des Oxyhämoglobins vom Kohlensäurepartialdrucke wesentlich beeinflußt wird. BARCROFT und HILL sowie ihre Mitarbeiter haben auf die große Bedeutung der Elektrolyte des Blutes für das Verhalten der Dissoziationskurve hingewiesen und diese Tatsache durch die Annahme einer Aggregation des Hämoglobinmoleküls zu erklären versucht. Die Dissoziationskurve des Oxyhämoglobins zeigt bei Untersuchung von reinen neutralen Hämoglobinlösungen den von HÜFFNER beobachteten hyperbolischen Verlauf. Bei Gegenwart von Elektrolyten zeigt die Kurve eine bedeutende Abweichung von den Hüfnerschen Befunden. BARCROFT und HILL haben auf Grund ihrer jahrelangen Untersuchungen gefunden, daß die Dissoziationskurve des Hämoglobins einen gesetzmäßigen Verlauf besitzt, der durch die Hillsche Formel zum Ausdruck gebracht werden kann. In der Hillschen Formel $\frac{y}{100} = \frac{k \cdot x^n}{1 + k \cdot x^n}$ wird durch y die prozentuelle Sauerstoffsättigung des Blutes, durch x der Sauerstoffdruck bezeichnet. Der Exponent n ist ein konstanter Wert, beim menschlichen Blute beträgt er 2,5. Die Konstante k ist von der Kohlensäurespannung und dem Verhalten der Elektrolyte

[1]) BERT: Compt. rendus. Bd. 94, S. 805. 1882.
[2]) HÜFFNER: Arch. f. Anat. u. Phys. 1903. S. 222.
[3]) ZUNTZ u. LÖWY: Arch f. Phys. 1904. S. 166.
[4]) BOHR: Nagels Handbuch. I/1. S. 92. 1905.
[5]) KROGH u. HASSELBALCH: Biochem. Zeitschr. Bd. 46, S. 116. 1912.

abhängig und scheint beim Menschen merklichen individuellen Schwankungen unterworfen zu sein. Die Dissoziationskurve wird demnach individuelle Unterschiede zeigen können. Bei einer und derselben Person hingegen zeigt die Kurve stets den gleichen Verlauf, und BARCROFT konnte bei seinen Versuchspersonen selbst nach Jahren noch die gleichen Kurven wiederfinden. Die Bestimmung der Dissoziationskurven kann auf folgende Weise vorgenommen werden. Das defibrinierte Blut der Versuchsperson wird in einem Schüttelgefäße mit Luftmischungen verschiedener Sauerstoff- und Kohlensäurespannung bei 38° im Thermostaten geschüttelt. Es wird sowohl der Sauerstoffgehalt des Blutes als auch der Schüttelluft bestimmt. Durch Bestimmung einer Reihe von Punkten kann der Verlauf der Kurve bei den verschiedenen Kohlensäurespannungen angegeben werden. Es genügt im allgemeinen, bei verschiedenen Kohlensäuredrucken je zwei Punkte der Dissoziationskurve zu bestimmen und die entsprechenden Werte der Hillschen Konstante zu berechnen. Der Gesamtverlauf der Kurve kann nach der Hillschen Formel berechnet werden. Bei den von uns vorgenommenen Untersuchungen konnten wir zumeist eine Übereinstimmung mit den von BARCROFT, KROGH, HASSLBALCH u. a. angegebenen Durchschnittskurven feststellen. Es können sich jedoch in einzelnen Fällen Unterschiede ergeben, so daß sich für die Bestimmung exakter Werte die Aufstellung der Dissoziationskurve des Oxyhämoglobins als notwendig erwiesen hat. Aus dem Sauerstoffgehalt des arteriellen und venösen Blutes und dem Sauerstoffverbrauch pro Minute wird das Minutenvolumen des Herzens nach der Fickschen Formel berechnet. Mit dieser Methode haben wir sowohl bei normalen als pathologischen Fällen exakte, bei wiederholt vorgenommenen Untersuchungen völlig übereinstimmende Resultate erzielen können. Über die Ergebnisse, die wir an aufeinanderfolgenden Tagen bei einem und demselben Individuum (und zwar handelt es sich hier um Herzkranke) erzielen konnten, seien einige Beispiele angeführt.

Blem.	Minutenvolumen in Litern	
1. I	3,858	Alles Nüchternversuche
2. I	3,600	
3. I	3,885	
4. I	3,832	
5. I	3,770	

H. M.	Minutenvolumen in Litern	
9. I	4,227	Nüchternversuche
10. I	4,100	
11. I	4,290	

Auf Grund einer großen Beobachtungsreihe glauben wir unser Urteil über die Methode dahin zusammenfassen zu können: Die von uns bei einer großen Anzahl von Versuchen angewandte Methode gestattet bei genauer Innehaltung der auseinandergesetzten Versuchsbedingungen exakte Angaben über das Minutenvolumen des Herzens unter physiologischen Bedingungen, aber auch bei pathologischen Zuständen.

G. Das Minutenvolumen beim normalen Menschen. Die von den meisten Autoren gemachte Angabe über das Minutenvolumen normaler Versuchspersonen zeigen, daß selbst bei genauester Einhaltung der Standardbedingungen bedeutende individuelle Schwankungen des Minutenvolumens bestehen. Einzelne Autoren, u. a. Löwy, Plesch, meinten, daß dem Körpergewicht ein entscheidender Einfluß auf die Höhe des Minutenvolumens zukommt, und suchten Durchschnittswerte durch Reduktion der bestimmten Werte auf die Gewichtseinheit zu erhalten. Krogh[1]) hat vorgeschlagen, das Minutenvolumen auf die Einheit des Sauerstoffverbrauches (100 ccm) zu reduzieren und meinte, aus den so erhaltenen Stromäquivalenten Vergleichswerte erhalten zu können. Wir haben unseren Betrachtungen über das Minutenvolumen normaler Versuchspersonen vor allem die Ausnützungskoeffizienten zugrunde gelegt, die aus den Differenzen des prozentualen Sauerstoffgehaltes des arteriellen und venösen Blutes leicht berechnet werden können.

Wir haben bei wiederholten Untersuchungen normaler Versuchspersonen, welche bei genauester Innehaltung der Standardbedingungen im Nüchternzustande vorgenommen wurden, keine so weitgehende Übereinstimmung der Ausnützungskoeffizienten finden können, wie dies einige festgestellt haben wollten. In der folgenden Tabelle sind mehrere dieser Versuche zusammengestellt:

	Sauerstoffgehalt d. venösen Blutes in Vol.-%	Sauerstoffgehalt d. arteriellen Blutes in Vol.-%	Sauerstoffverbrauch	Sauerstoffkapazität in Vol.-%	Ausnützungskoeffizient	Minutenvolumen in Litern
Dr. L. 7. XII	60	95	229,6	17,80	0,35	3,68
Dr. L. 8. XII	57	96	244,3	17,80	0,39	3,52
Dr. F.	74	97	340,2	19,19	0,235	7,539
Dr. W.	55	98	221,0	19,75	0,43	2,603
Dr. W.	57	98	218,9	19,75	0,41	2,702
Frau L.	57	98	222	15,62	0,41	3,469
Dr. P.	71	97	253,6	17,8	0,275	5,373
Dr. P.	72	96	293,8	18	0,26	6,785
Dr. Sch.	57	97	193,0	16,15	0,4	3,033
Dr. Sch.	55	98	232	16,15	0,43	3,343
Dr. S.	58	97	206	17,24	0,39	3,065

[1]) Krogh: Skandinav. Arch. f. Physiol. Bd. 27, S. 116. 1912.

Wie aus der Tabelle hervorgeht, finden wir schon bei einer Reihe von Normalpersonen einen Ausnützungskoeffizienten von 0,35—0,4, während Krogh und Lindhard[1]) meinen, mit ihrer Methode einen Durchschnittswert von 0,3 angeben zu können. Wir wären geneigt gewesen, diese Unterschiede auf die Verschiedenheit der angewendeten Methoden zurückzuführen, wenn wir nicht selbst Gelegenheit gehabt hätten, bei einigen Versuchspersonen Ausnützungskoeffizienten von 0,2—0,25 bei wiederholt durchgeführten Versuchen zu beobachten. Auch andere Untersucher konnten derartige Unterschiede feststellen. So finden Haldane und Douglas bei drei untersuchten Versuchspersonen Ausnützungskoeffizienten von 0,195, 0,30 und 0,34, ohne diesen Tatsachen eine besondere Aufmerksamkeit zu schenken. Die Werte, die wir bei gesunden Menschen gefunden haben, zeigen noch viel größere Schwankungen. Es scheinen somit nicht nur bei der Arbeit, wie dies Lindhard nachweisen konnte, erhebliche Unterschiede der Ausnützung zu bestehen (Lindhard konnte in einzelnen Fällen Ausnützungskoeffizienten von 0,79, in anderen bei der gleichen Arbeitsleistung weit geringere Werte ermitteln), sondern es können schon zweifellos erhebliche Differenzen der Ausnützungskoeffizienten bei ruhenden, völlig gesunden Versuchspersonen festgestellt werden. Die in der vorigen Tabelle durchgeführten eigenen Untersuchungen wurden selbstverständlich im Nüchternzustande vorgenommen.

Wir haben im Anschlusse an diese Erfahrungen bei einigen Versuchspersonen Beobachtungen über den Einfluß der verschiedenen Nahrungsaufnahmen angestellt; die Ergebnisse sind in der folgenden Tabelle zusammengefaßt. Bei dem ersten Falle ist, wie aus den Zahlen hervorgeht, unter dem Einflusse kalorienreicher (sonst aber eiweißarmer Nahrung) der Ausnützungskoeffizient wesentlich niedriger und dementsprechend das Minutenvolumen höher. Der Nüchternversuch (16stündiges Fasten), der an dem, dem nahrungskalorienreichen Tage folgenden Tage vorgenommen wurde, ergab ein Festhalten an der geringen Ausnützung und an dem hohen Minutenvolumenwert. Noch wesentlicher scheint der Einfluß der Eiweißzufuhr zu sein, welche ein stärkeres Ansteigen des Sauerstoffverbrauches verursachte, die Ausnützung herabsetzte und auf diese Weise das Minutenvolumen noch wesentlich stärker zum Anstieg brachte (siehe Tabelle S. 127).

Wir sehen aus den angeführten Versuchen, wie sich der Kreislauf den jeweiligen Schwankungen des Stoffwechsels anpaßt. Es ist daher nicht möglich, Vergleichswerte über das Minutenvolumen einzelner Versuchspersonen zu erhalten, wenn die Untersuchungen, wie dies vielfach geschehen ist, 3—4 Stunden nach der letzten Mahlzeit vor-

[1]) Lindhard: Pflügers Arch. f. d. ges. Physiol. Bd. 161, S. 233. 1915.

Dr. Sch.	Sauerstoffgehalt d. venösen Blutes in Vol.-%	Sauerstoffgehalt d. arteriell. Blutes in Vol.-%	Sauerstoff-verbrauch	Sauerstoff-kapazität in Vol.-%	Ausnützungs-koeffizient		Minutenvolumen in Litern
8. I	55	98	232	16,15	0,43	14 Stunden nüchtern	3,343
3 Uhr 30	66	98	291,7	16,15	0,32	$1^1/_2$ Stund. nach dem Mittagessen	5,624
6 Uhr 15	69	98	279,8	16,15	0,29	30 Minuten nach der Pause	5,961
9. I	63	98	257	16,15	0,35	14 Stunden Fasten	4,614
2 Uhr 30	68	98	267	16,15	0,395	1 Stunde 30 M. nach dem Mittagessen	5,239
9 Uhr 30	68	98	254	16,15	0,30	5 Stunden nach dem Mittagessen	5,248

	Sauerstoffgehalt d. venösen Blutes in Vol.-%	Sauerstoffgehalt d. arteriell. Blutes in Vol.-%	Sauerstoff-verbrauch	Sauerstoff-kapazität in Vol.-%	Ausnützungs-koeffizient		Minutenvolumen in Litern
I	72	96	293,8	17,28	0,24	6 Stunden nüchtern	6,785
I	70	95	432	17,28	0,25	1 Stunde 30 Min. nach 200 g Fleisch	9,60
II	71	97,5	253	17,80	0,265	16 Stunden nüchtern	5,373
II	78	97	335,2	17,80	0,19	1 Stunde 30 Min. nach dem Mittagessen	9,917

genommen werden. Die Versuche müssen nach 12—16 stündigem Fasten angestellt werden, wobei auf die Nahrungsaufnahme des der Untersuchung vorangegangenen Tages gleichfalls Gewicht zu legen ist.

Nach dem Hessschen Ökonomieprinzip ist der Organismus bestrebt, unter dem Gesichtspunkte möglichster Materialsparung die Versorgung der Gewebe zu gewährleisten; dasselbe rote Blutkörperchen wird in der Zeiteinheit funktionell um so besser ausgenützt, je kürzer die Umlaufszeit; umgekehrt wird bei rascher Zirkulation das Material der Gefäßwandungen stärker in Anspruch genommen und insofern leichter abgenützt. Dies macht sich sicherlich auch durch das Einzelschlagvolumen bemerkbar. Als Durschnittsgröße wird für den Menschen 50—60 ccm angenommen. Die Berechnung ist sehr einfach, man braucht nur das Minutenvolumen durch die Anzahl der Pulsschläge zu dividieren. Unmittelbar während des Versuches geschah das Zählen des Pulses nicht, sondern entweder vorher oder nach dem Versuch. Im folgenden wollen wir unsere Zahlen tabellarisch zusammenstellen; es betrifft zunächst nur Normalpersonen:

	Alter in Jahren	Minutenvolumen	Pulszahl	Körpergewicht in kg	Länge in qcm	Schlagvolumen in ccm	Sauerstoffverbrauch in ccm
Dr. Wi.	25	4,85	86	80	173	56	270
Dr. Lö.	27	3,52	72	68	175	49	244
Bro.	45	4,63	82	88	176	56	271
Dr. Fe.	23	7,54	86	84	198	87	340
Dr. W.	27	2,60	80	55	164	33	221
Eit.	41	4,15	94	74	178	59	246
Dr. L.	27	3,47	80	65	173	43	222
Dr. Pa.	29	5,37	76	74	178	70	253
Dr. Sw.	24	3,07	72	68	168	43	206
Dr. Su.	30	3,03	64	64	172	49	194
Dr. El.	28	6,91	94	67	165	73	247

Mit Ausnahme der beiden Fälle — Bro. und Eit. — handelt es sich ausschließlich um Kollegen, die über keinerlei Beschwerden zu klagen hatten; die Schlagvolumina bewegen sich zumeist innerhalb der Grenzen zwischen 40—60 ccm; der Kollege, der den Wert 70 ccm zeigte, ist ein sehr lebhafter Mensch, der Fall der 87 ccm als Schlagvolumen darbot, ist eine auffallend lange Person[1]).

H. Klinische Kasuistik. Durch die Möglichkeit, sich beim gesunden und beim kranken Menschen ein wahres Urteil über die Blutgeschwindigkeit zu bilden, schien der Weg eröffnet, auf breiter Grundlage die klinische Bedeutung dieser Frage zu studieren. Gilt doch gerade das Schlagvolumen, bzw. das Minutenvolumen neben dem Blutdruck als das wichtigste Maß der Leistungsfähigkeit des Herzens. In dem Sinne sollte man erwarten, daß wir jetzt über ein großes Zahlenmaterial berichten, so zwar, daß wir vielleicht am Schlusse einer solchen Zusammenstellung sagen können, bei diesen pathologischen Zuständen besteht eine Vermehrung der Blutgeschwindigkeit, bei jenen eine Verminderung. Ganz abgesehen von den technischen Schwierigkeiten, die die Methode mit sich bringt und davon, daß sich nicht jede Person dazu eignet — bei einzelnen Herzpatienten z. B. mit ausgeprägten Stauungserscheinungen ist die Methode aus prinzipiellen Gründen nicht durchführbar — legten wir den Hauptwert zunächst in der womöglichen Beantwortung einzelner konkreter Fragen; wir bedienten uns dazu eines, fast möchte man sagen, sehr geschulten Materials, was auch

[1]) Nach Abschluß unserer Arbeit haben wir Gelegenheit gehabt, an der I. med. Klinik in Wien das Original Kroghsche Verfahren, zur Ermittlung des Minutenvolumens, einzuführen; wir können mitteilen, daß wir unsere Methode mit jener von Krogh verglichen haben und zu weitgehend übereinstimmenden Resultaten gelangt sind. So sahen wir z. B. das Minutenvolumen nach unserer Methode: 6,91 Liter, nach dem Kroghschen Verfahren: 6,87 Liter.

unbedingt notwendig erscheint, wenn man auf Tagesschwankungen, wie wir es vielfach unternahmen, Rücksicht nehmen will; wir sind von der Frage des Asthma cardiale ausgegangen; manches spricht für eine starke Beschleunigung der Blutgeschwindigkeit; in dem Sinne brachten wir diesem Problem zunächst unsere größte Aufmerksamkeit entgegen und wollen hauptsächlich sonst nur noch jene Momente berücksichtigen, die damit in innigem Zusammenhang stehen; die eigentliche Fragestellung lautet somit: „Ist während eines Anfalles von Asthma cardiale tatsächlich das Minutenvolumen, gemessen mit unserer Methode, erhöht und wenn ja, wodurch läßt es sich im günstigen Sinne beeinflussen"? Auf der Höhe des Anfalles ist die Analyse der Blutgeschwindigkeit, gemessen mit unserer Methode, praktisch, ebenso aber auch theoretisch unmöglich; praktisch, weil während eines Anfalles der Patient kaum die Mühsalen des Versuches auf sich nehmen kann — theoretisch deswegen, weil die Neigung zu Lungenödem die ungünstigsten Bedingungen des Gasaustausches nach sich ziehen muß, was selbstverständlich unbedingt falsche Resultate zeitigen muß. Die Antezedentien, sowie das Abklingen des Anfalles zu verfolgen, schien uns aber möglich und ist, wie wir später noch zeigen können, auch tatsächlich gelungen. Bevor wir an die Prüfung der unterschiedlichen therapeutischen Maßnahmen beim Asthma cardiale-Anfall selbst herantraten, erschien es zweckmäßig, ähnliche Untersuchungen auch an gesunden Versuchspersonen vorzunehmen; dazu konnten teils Kollegen, die die Atemtechnik völlig beherrschten, oder andere normale Individuen, teils auch Patienten mit leichteren kardialen Erscheinungen verwendet werden; die Hauptsache war, daß die betreffenden Personen an die Methode gewöhnt waren. Unsere Zahlen sind keine Einzelbeobachtungen, sondern herausgehoben aus einer großen Reihe analoger Versuche. In dem Sinne wollen wir unser ganzes Versuchsmaterial weniger summarisch als vielmehr kasuistisch darstellen; jedes Individuum — geprüft mit unserer Methode — ist eine „Persönlichkeit" für sich, was sich auch darin schon zeigt, daß selbst bei sogenannten normalen Menschen gleichfalls schon große Schwankungen zu beobachten sind. Trotz dieser kasuistischen Darstellung glauben wir uns am Schlusse mit einiger Reserve doch zu allgemeinen Äußerungen veranlaßt zu sehen.

1. Morphiumversuche. Zunächst legten wir uns die Frage vor, welchen Einfluß kann das Morphium auf die Blutgeschwindigkeit nehmen; die Analyse dieser Frage schien uns wegen der bekannten günstigen Einflußnahme des Morphiums auf den Verlauf des Asthma cardiale wichtig; Morphium ist doch das suveräne Mittel im schweren Asthma cardiale-Anfall.

Fall I. Als Versuchsobjekt wählten wir Kollegen Dr. F. (23 Jahre alt, Körpergröße 198 cm!), der sich bei unseren Atmungsversuchen als außerordentlich geeignet erwies und der sich freiwillig zu solchen Morphiumversuchen meldete;

anbei das eigentliche Versuchsprotokoll. Das Spirometer wurde mit folgender Luftmischung versehen: 13 % Außenluft, 7 % Kohlensäure, der Rest wurde mit Stickstoff gefüllt; Dr. F. bläst, nachdem er die drei typischen Respirationen aus dem Spirometer gemacht hatte und zwei Sekunden den Atem angehalten hatte, zuerst 1600 ccm durch die Gasuhr, dann nach weiteren 5 Sekunden Atemanhalten den Rest der Lungenluft aus, — etwa 1200 ccm; am Ende der 2 Sekunden und der 5 Sekunden werden Luftproben abgenommen, und jede einzelne Portion analysiert, die Analysen ergeben:

Probe I in %	Probe II in %	reduz. Probe in %	Spannung	
6,75 CO_2 6,83 O_2	6,71 CO_2 6,81 O_2	6,67 CO_2 6,79 O_2	44,79 mm Hg CO_2 47,33 mm Hg O_2	74 % Sättigung

Wir sehen, wie nahe die einzelnen Werte liegen; als definitive Zahl (reduzierte Probe) wird nicht die Probe II genommen, sondern nach dem Rate HALDANES folgende Zahl berechnet: zeigt die erste Probe, in unserem Falle um 0,04, einen höheren Wert, so wird von der zweiten Probe die Differenz abgezogen; wäre das Umgekehrte der Fall — also die erste Probe niedriger als die zweite, so würde die Differenz hinzugezählt werden; HALDANE betont, daß die eventuellen Differenzen nie höher als 0,15 % sein dürfen — wir haben, diesem Rate HALDANES folgend, nur dann die Zahlen der einzelnen Proben als richtig erkannt, wenn tatsächlich die Differenz höchstens 0,15 ausmachte. Der reduzierte Wert wird in Spannung umgerechnet, worauf sich unter Zuhilfenahme der entsprechenden Dissoziationskurven die Sauerstoffsättigung berechnen läßt; in unserem Falle betrug sie 74 %. Kennt man die Totalkapazität (in unserem Falle 19,19 Hämoglobin), so beträgt der Gehalt des venösen Blutes $19{,}19 \times 74 = 14{,}20\ O_2$. Zur Analyse des arteriellen Sauerstoffgehaltes diente uns das Haldane-Pristleysche Verfahren; die Analyse der arteriellen Alveolarluft gab folgende Werte: 44,71 mm Hg CO_2 und 98,64 mm Hg O_2; laut Tabelle entspricht dies einer Sauerstoffsättigung von 97,5 %; der Sauerstoffgehalt des Blutes ist somit $19{,}19 \times 97{,}5 = 18{,}71$. Der Sauerstoffverbrauch, gemessen mit der Kroghschen Methode, betrug 340,2 ccm, Pulszahl 86. Setzen wir diese Größen in die Ficksche Formel ein, so erhalten wir: Geschwindigkeit $G = \frac{340{,}2}{18{,}71 - 14{,}20} = 7{,}539$ Liter. Herzschlagvolumen: 87,6 ccm.

Der Kollege bekam sodann 0,015 Morphium unter die Haut injiziert; nach 45 Minuten zeigte sich bereits eine beträchtliche Schläfrigkeit und Erschwerung der Bewegungen. Nunmehr wurde die zweite Blutgeschwindigkeitsbestimmung angeschlossen; wir erhielten folgende Werte:

Probe I in %	Probe II in %	reduz. Probe in %	Spannung	
7,39 CO_2 5,81 O_2	7,41 CO_2 5,71 O_2	7,43 CO_2 5,61 O_2	51,78 mm Hg CO_2 39,10 mm Hg O_2	61 % Sättigung

Arterielle Luft: 41,91 mm Hg CO_2 und 85,46 mm Hg O_2 = 95 % Sättigung.

Der Sauerstoffgehalt des venösen Blutes beträgt 11,61, der des arteriellen 18,23; der Sauerstoffverbrauch hat nicht wesentlich abgenommen, er betrug 332,5 O_2. Pulszahl 84. Die Geschwindigkeit beträgt somit: $G = \frac{332{,}5}{18{,}23 - 11{,}61} = 5{,}022$ Liter. Herzschlagvolumen: 59,7.

Nach weiteren 60 Minuten bestimmten wir noch einmal das Minutenvolumen. Der Kollege war mittlerweile eingeschlafen; schließlich gelang es, ihn doch soweit zu bringen, daß er die Respirationen tadellos durchführen konnte. Anbei die entsprechenden Werte:

Probe I in %	Probe II in %	reduz. Probe in %	Spannung	
7,64 CO_2 5,50 O_2	7,63 CO_2 5,42 O_2	7,62 CO_2 7,34 O_2	53,11 mm Hg CO_2 37,22 mm Hg O_2	58 % Sättigung

Arterielle Luft: 37,90 mm Hg CO_2 und 85,97 mm Hg O_2 = 96 % Sättigung.

Die Sauerstoffwerte betragen somit: 18,42 Sauerstoff im arteriellen und 11,13 im venösen Blute; der Sauerstoffverbrauch ist 336,8 ccm. Pulszahl 82. Die Blutgeschwindigkeit beträgt somit: $G = \frac{336,8}{18,42 - 11,13} = 4,620$ Liter. Herzschlagvolumen: 56,3. Die Zahl der Atemzüge betrug vor der Morphiuminjektion 12, zur Zeit der ersten Bestimmung nach Morphium 12, im letzten Versuch 14. Die Pulsfrequenz hat sich nicht wesentlich geändert.

Das gegenseitige Verhältnis der einzelnen Blutgeschwindigkeiten betrug somit: 100 : 67,6 : 61,3. Die Ausnützungskoeffizienten sind: 0,24, 0,34, 0,38.

Wir sehen aus diesem Versuch, daß es auch bei einem normalen Individuum, das allerdings eine relativ große Blutgeschwindigkeit zeigte, nach Morphium zu einer beträchtlichen Verlangsamung der Blutgeschwindigkeit gekommen war; die Ausnützung des Hämoglobins an der Peripherie steigert sich beträchtlich, allerdings ist hervorzuheben, daß die narkotische Wirkung des Alkaloids eine sehr deutlich ausgesprochene war. Schließlich müssen wir betonen, daß uns dieser Morphiumversuch nicht sofort gelungen ist, sondern daß erst am dritten Tage eindeutige und gut übereinstimmende Werte erzielt wurden; erst allmählich lernten wir die entsprechenden Luftmischungen kennen; sie betrugen 11 % Außenluft und 7,5 % CO_2 beim ersten Versuch und 10 % Außenluft und 7,5 % Kohlensäure beim zweiten.

Fall II. 28 Jahre alter, sehr nervöser, schwer belasteter, gelegentlich zu epileptischen Anfällen disponierender, hochaufgeschossener (183 cm Länge) Mann. Er zeigte vielfach paradoxe Reaktionen auf Medikamente, so auch gegen Morphium, das bei ihm nicht die geringste beruhigende Wirkung hervorrief; im Gegenteil reagierte er meist mit schweren psychischen Erregungen, gelegentlich kam es sogar zu Erbrechen und Diarrhöen. Dieser Mann schien uns besonders geeignet, den Einfluß des Morphiums auf die Blutgeschwindigkeit zu studieren. Nach vielen Versuchen kamen wir endlich zu folgenden gut übereinstimmenden Werten; im übrigen erwies er sich als ein sehr guter Atemtechniker. Der Sauerstoffverbrauch betrug 298,5 ccm. Pulszahl 82.

Probe I in %	Probe II in %	reduz. Probe in %	Spannung	
6,62 CO_2 7,29 O_2	6,70 CO_2 7,35 O_2	6,78 CO_2 7,41 O_2	47,46 mm Hg CO_2 51,87 mm Hg O_2	72 % Sättigung

Die Totalkapazität war 19,66 Hämoglobin; die Analyse der arteriellen Alveolarluft ergab folgende Werte: 43,18 mm Hg CO_2 und 98,14 mm Hg O_2 = 97 % Sättigung. Die Spirometerluft zeigte folgende Zusammensetzung: 5,05 CO_2

und 5,99 % O_2. Die Blutgeschwindigkeit beträgt somit: $G = \frac{298,5}{19,07 - 14,15} = 6,067$ Liter. Herzschlagvolumen: 74 ccm.

Der Patient bekam Morphium (0,015 subkutan); er zeigte nicht die geringste Schlafsucht; im Gegenteil er wurde aufgeregt, schon nach kurzer Zeit kam es zu Erbrechen, die Pulsfrequenz die vorher 82 betrug, erfuhr entsprechend der Erregung kaum eine wesentliche Steigerung, sie stieg nur auf 88. Die Atemfrequenz stieg von 20 auf 28. Der Atemversuch ging anstandslos vor sich. Anbei die entsprechenden Analysen:

Probe I in %	Probe II in %	reduz. Probe in %	Spannung	
4,85 CO_2 8,32 O_2	4,92 CO_2 8,40 O_2	4,99 CO_2 8,48 O_2	34,94 mm Hg CO_2 59,38 mm Hg O_2	87 % Sättigung

Der Sauerstoffverbrauch stieg auf 353,6 ccm, dabei sei ausdrücklich betont, daß der Patient während des Atmungsversuches keinerlei Bewegungen machte. Die arterielle Luft zeigte folgende Werte: 26,97 mm Hg CO_2 und 96,53 mm Hg O_2 d. h. 97 % Sättigung. Die Berechnung der Blutgeschwindigkeit ergibt somit folgende Werte: $G = \frac{353,6}{19,07 - 17,10} = 17,95$ Liter. Herzschlagvolumen: 204 ccm. Die Zusammensetzung der Luft im Spirometer betrug 6,90 % O_2 und 4,77 % CO_2. Selbst wenn der Patient denselben Sauerstoffverbrauch gezeigt hätte, so wäre die Blutgeschwindigkeit sehr erhöht gewesen (15 Liter); dadurch, daß der Grundumsatz ebenfalls in die Höhe ging, ist dieser exzessive Wert erreicht worden. Der Ausnützungskoeffizient war vorher: 0,25, nachher: 0,10.

Die Verschiedenheit der Wirksamkeit bei der unterschiedlichen Person ist sehr auffällig; ähnlich wie nicht alle Tiere auf Morphium mit Schlaf reagieren, sondern, wie z. B. die Katze mit den schwersten Erregungszuständen antworten können, gibt es offenbar auch Menschen, die sich ganz paradox verhalten. Unsere Beobachtung weist auf einen Parallelismus zwischen Erregung und Blutgeschwindigkeit hin. Die Geschwindigkeitswerte verhielten sich wie 100 : 295. Dies zu wissen scheint uns wichtig, weil wir mit diesem Faktor vielleicht auch bei der therapeutischen Beeinflussung des Asthma cardiale durch Morphium zu rechnen haben werden. Jedenfalls war diese Beobachtung der Anlaß, die Morphiumwirkung auch bei anderen Individuen zu verfolgen.

Fall III. 56 Jahre alter Mann (Körperlänge 172 cm) mit den Erscheinungen einer perniziösen Anämie, die sich aber allmählich unter einer energischen Arsenbehandlung zusehens besserte. Zur Zeit dieses Versuches betrug die Zahl der Erythrocyten etwa 2,7 Mil. Bevor es gelang, die folgenden Versuchsergebnisse zu erreichen, haben wir fünfmal vergebens die Analysen vorgenommen; dies nur als Zeichen, wie schwer es gelegentlich sein kann, selbst bei gut atmenden Personen die zweckmässige Zusammensetzung der Respirationsluft für eine ganze Versuchsreihe zu finden.

Probe I in %	Probe II in %	reduz. Probe in %	Spannung	
6,80 CO_2 5,92 O_2	6,65 CO_2 6,03 O_2	6,50 CO_2 6,14 O_2	44,70 mm Hg CO_2 43,22 mm Hg O_2	69 % Sättigung

Totalkapazität 11,00 Hämoglobin; Sauerstoffverbrauch 261,7 ccm; Zahl der Atmungen 13, Pulszahl 64. Arterielle Luft: 31,73 mm Hg CO_2 und 122 mm Hg O_2 = 98 % Sättigung. Die Berechnung der Blutgeschwindigkeit ergibt: $G = \frac{271,7}{10,78 - 7,59} = 8,204$ Liter. Herzschlagvolumen: 128 ccm. Patient, der sich infolge der mehrfachen Fehlversuche scheinbar schon etwas an Morphium gewöhnt hatte, bekommt 0,015 subkutan. Er wird etwas ruhiger, zu einem Schlaf kommt es aber nie, auch in den dem Versuche folgenden Stunden kein Schlafbedürfnis. Anbei die entprechenden Zahlen; der Versuch wurde 30 Minuten nach der Injektion begonnen:

Probe I in %	Probe II in %	reduz. Probe in %	Spannung
7,01 CO_2 5,62 O_2	6,93 CO_2 5,56 O_2	6,85 CO_2 5,50 O_2	48,22 mm Hg 38,72 mm Hg } 62 % Sättigung

Die arterielle Luft ergab: 35,06 mm Hg CO_2 und 121,5 mm Hg O_2 = 98 % Sättigung. Der Sauerstoffverbrauch betrug: 220,1 ccm. Pulszahl: 64. Die Geschwindigkeitsberechnung zeigte: $G = \frac{220,1}{10,78 - 6,82} = 5,558$ Liter; Herzschlagvolumen: 86,4 ccm.

Eine Stunde später, also 90 Minuten nach der Injektion, wurde eine neuerliche Untersuchung angestellt; der Patient, der während der ganzen Zeit ruhig auf einem Sessel saß, schloß gelegentlich die Augen, zu einem Schlaf kam es aber nicht. Der Atemversuch ergab folgende Werte:

Probe I in %	Probe II in %	reduz. Probe in %	Spannung
7,26 CO_2 5,99 O_2	7,13 CO_2 6,12 O_2	7,00 CO_2 6,25 O_2	49,39 mm Hg 44,00 mm Hg } 70 % Sättigung

Arterielle Luft: 32,64 mm Hg CO_2 und 118,5 mm Hg O_2 = 98 % Sättigung; Sauerstoffverbrauch 210 ccm. Pulszahl: 64. Die Berechnung der Geschwindigkeit ergibt: $G = \frac{210}{10,78 - 7,70} = 6,818$ Liter. Herzschlagvolumen: 106,5 ccm. Es besteht also noch immer eine beträchtliche Verlangsamung, die sich aber weniger durch eine verzögerte Reduktion innerhalb des Gewebes als vielmehr in diesem Falle auch durch einen geringeren Sauerstoffverbrauch bemerkbar macht. Der Ausnützungskoeffizient ist vorher: 0,29, nachher: 0,36 und 0,28. Wir sehen also, daß auch bei einem recht anämischen Individuum, also bei einem Menschen, dessen Blutgeschwindigkeit wegen der beträchtlichen Anämie ziemlich erhöht erscheint, eine Morphiuminjektion ebenfalls imstande ist, das Minutenvolumen herabzudrücken. Ohne daß es zu einer wesentlichen Narkose kam, sank die Blutgeschwindigkeit zuerst von 8,204 Liter auf 5,558, um sich nach geraumer Zeit wieder auf 6,818 zu erheben. Die Geschwindigkeitswerte verhalten sich wie: 100 : 67,6 : 83,1. Die Luftzusammensetzung während des ersten Versuches betrug 14 % Außenluft, 8 % Kohlensäure; im zweiten Versuch nahmen wir 14 Außenluft und ebenfalls 8 Kohlensäure, desgleichen bei dem dritten Versuche.

Fall IV. 27 Jahre alter Kollege, der sich bereitwilligst zu einem Morphiumversuch zur Verfügung stellte. Ein etwas nervöser, aber durchaus nicht hastiger Mensch, an Atemversuche gewöhnt.

Probe I in %	Probe II in %	reduz. Probe in %	Spannung
7,13 CO_2 5,50 O_2	7,21 CO_2 5,35 O_2	7,29 CO_2 5,20 O_2	50,15 mm Hg 35,72 mm Hg } 57 % Sättigung

Arterielle Luft: 36,93 mm Hg CO_2 und 91 mm Hg O_2 = 96 % Sättigung; Sauerstoffverbrauch 244,3 ccm. Pulszahl 72. Die Spirometermischung war 7 % CO_2 und 5% O_2. Die Berechnung des Minutenvolumens ergibt: $G = \frac{244,3}{17,08 - 10,14}$ = 3,52 Liter. Herzschlagvolumen: 49 ccm. Totalkapazität betrug 17,80 Hämoglobin.

Der Kollege bekommt 0,015 Morphium, im Anschluß daran nicht das geringste Schlafbedürfnis: er geht in das Laboratorium und arbeitet; 50 Minuten nach der Injektion beginnt der neuerliche Atemversuch.

Probe I in %	Probe II in %	reduz. Probe in %	Spannung
7,40 CO_2 5,21 O_2	7,30 CO_2 5,17 O_2	7,20 CO_2 5,13 O_2	49,54 mm Hg 35,24 mm Hg } 55 % Sättigung

Arterielle Luft: 39,57 mm Hg CO_2 und 81,77 mm Hg O_2 = 94,5 % Sättigung; Sauerstoffverbrauch: 250 ccm. Pulszahl 72. Die Spirometermischung war: 7 % CO_2 und 5 % O_2. Die Berechnung der Blutgeschwindigkeit ergibt: $G = \frac{250}{16,82 - 9,79} = 3,555$ Liter. Herzschlagvolumen: 49 ccm.

Die Atemfrequenz blieb unverändert. Der Ausnützungskoeffizient ist vorher: 0,39, nachher: 0,39. Das Ergebnis dieses Versuches wäre also ein negatives. In diesem Fall zeigte das Morphium weder eine narkotische Wirkung noch eine Beeinflussung der Geschwindigkeit; der Kollege gab an, daß er nachmittags ein starkes Schlafbedürfnis empfand und sich daher niederlegen mußte.

Wir haben noch zweimal Gelegenheit gehabt, den Einfluß des Morphiums auf die Blutgeschwindigkeit zu studieren; in beiden Fällen zeigte sich eine herabsetzende Wirkung; wir bringen die Resultate deswegen nicht, weil die Unterschiede in der Luftzusammensetzung der beiden Proben größer als 0,15% waren; im Prinzip sind die Werte aber immerhin zu verwerten.

Fassen wir das Endergebnis unserer Morphiumversuche zusammen, so läßt sich sagen: ein herabsetzender Einfluß des Morphiums auf die Blutgeschwindigkeit, manchmal sogar im enormen Grade, ist nicht hinweg zu leugnen; in den Fällen, wo die narkotische Wirkung deutlich zu bemerken ist, setzt das Morphium das Minutenvolumen beträchtlich herab; dort, wo das Morphium psychisch erregend wirkt, haben wir eine erhebliche Steigerung gesehen; der eine Fall, wo sich auch weder psychisch noch im Sinne einer Narkose eine Änderung zeigte, behielt das gleiche Minutenvolumen bei. Wir halten es für sehr wahrscheinlich, daß bei Steigerung der Morphiumdosis noch deutlichere Unterschiede zu bemerken wären.

2. Versuche mit erregenden Mitteln (Cocain, Coffein, Alkohol). In einer zweiten Versuchsreihe wollten wir den Einfluß erregender Mittel studieren; pharmakologisch kommen eventuell Cocain, Coffein und Alkohol in Betracht; mit allen diesen Mitteln haben wir Versuche angestellt; anbei das entsprechende Beobachtungsmaterial.

Fall I. Eine etwa 26 Jahre alte Kollegin stellte sich uns zur Verfügung, um an ihr die Wirkung des Cocains zu studieren; die Kollegin beherrschte die Atemtechnik ausgezeichnet und war schon mehrmals als Versuchsobjekt verwendet worden.

Probe I in %	Probe II in %	reduz. Probe in %	Spannung	
6,53 CO_2 4,81 O_2	6,47 CO_2 4,91 O_2	6,41 CO_2 5,01 O_2	45,00 mm Hg 35,17 mm Hg	57% Sättigung

Arterielle Luft: 33,07 mm Hg CO_2 und 111,7 mm Hg O_2 = 98% Sättigung; das Spirometer wurde mit 14% Außenluft und 7% Kohlensäure, Rest Stickstoff gefüllt. Der Sauerstoffverbrauch betrug 222 ccm; Pulszahl 80, die Totalkapazität war 15,62 Hämoglobin. Die Berechnung der Geschwindigkeit ergab: $G = \frac{222}{15{,}30 - 8{,}90} = 3{,}469$ Liter. Herzschlagvolumen: 43,3 ccm. Mit Einwilligung der Kollegin injizierten wir 0,04 Cocain mur. Der Puls, der vorher 80 betrug, stieg auf 120, zur Zeit des Atemversuches auf 94. Die Respiration schien etwas beschleunigt; als der Atemversuch begann, klagte die Kollegin: „Es dreht sich alles um mich". Es war dies 25 Minuten nach der Injektion.

Probe I in %	Probe II in %	reduz. Probe in %	Spannung	
5,89 CO_2 7,76 O_2	5,80 CO_2 7,89 O_2	5,71 CO_2 8,02 O_2	40,08 mm Hg 56,30 mm Hg	84,5% Sättigung

Arterielle Luft: 34,61 mm Hg CO_2 und 113,6 mm Hg O_2 = 98% Sättigung. Sauerstoffverbrauch: 276 ccm. Die Geschwindigkeit erhöht sich: $G = \frac{276}{15{,}30 - 13{,}20} = 13{,}14$ Liter. Herzschlagvolumen: 109 ccm. Die Luft im Spirometer war: 17% Außenluft, 6,5% Kohlensäure und der Rest Stickstoff.

75 Minuten nach der Injektion wurde ein neuerlicher Atemversuch unternommen; der Kollegin war noch immer sehr schlecht; vor allem klagte sie über ein eigentümliches Ängstlichkeitsgefühl; die Pulszahl war noch immer 110.

Probe I in %	Probe II in %	reduz. Probe in %	Spannung	
6,81 CO_2 7,73 O_2	6,72 CO_2 7,68 O_2	6,63 CO_2 7,63 O_2	46,54 mm Hg 53,56 mm Hg	80% Sättigung

Arterielle Luft: 34,61 mm Hg CO_2 und 116,0 mm Hg = 98% Sättigung. Sauerstoffverbrauch: 248,4 ccm. Die Spirometerluft enthielt: 16% Außenluft und 6% Kohlensäure. Die Geschwindigkeit ergab: $G = \frac{248{,}4}{15{,}30 - 12{,}49} = 8{,}84$ Liter.

Herzschlagvolumen: 80,3 ccm.

Die Kollegin verspürte noch den ganzen Nachmittag Übelkeiten und das Gefühl von Unruhe und Erregung. Tags darauf bestand wieder völliges Wohlbefinden. Der Ausnützungskoeffizient war vorher: 0,41, nachher: 0,13 und 0,18. Die Geschwindigkeitswerte verhielten sich wie 1 : 3,79 : 2,54. Wir sehen also parallel zur psychischen Erregung eine enorme Beschleunigung der Blutgeschwindigkeit. In dem Sinne wirkt Cocain als schweres Gift.

Daß dem Cocain gegenüber individuelle Unterschiede existieren müssen, beweisen uns die beiden folgenden Cocainversuche:

Fall II. 41 Jahre alter Mann (Körperlänge 178 cm), der wegen Eventratio diaphragmaticae (entdeckt gelegentlich einer Röntgenuntersuchung) an die Klinik gewiesen wurde; die subjektiven Beschwerden bestehen in Magendrücken. Der Mann ist kräftig gebaut und gibt sich als ruhiger, sicherlich nicht nervöser Mensch. Er war bereits öfters zu Atemversuchen verwendet worden; er beherrschte die Technik ausgezeichnet. Dieser Versuch wurde ausnahmsweise nachmittags durchgeführt, wo also keine Nüchternheit bestand, daher der hohe Sauerstoffverbrauch.

Probe I in %	Probe II in %	reduz. Probe in %	Spannung
7,37 CO_2 6,07 O_2	7,42 CO_2 6,19 O_2	7,47 CO_2 6,33 O_2	52,81 mm Hg 44,75 mm Hg } 69% Sättigung

Arterielle Luft: 43,42 mm Hg CO_2 und 111,6 mm Hg O_2 = 98% Sättigung. Sauerstoffverbrauch: 330,2 ccm. Totalkapazität: 19,57 Hämoglobin. Pulszahl 94. Die Spirometerluft betrug 17% Außenluft und 7,5% Kohlensäure, Rest Stickstoff. Das Minutenvolumen beträgt $G = \frac{330,2}{19,17 - 13,50} = 5,82$ Liter. Herzschlagvolumen: 61,9 ccm.

Der Patient bekam entsprechend seinem Körpergewicht und seiner kräftigen Statur 0,06 Cocain subkutan. 25 Minuten nach der Injektion wurde der Atemversuch begonnen; der Patient zeigte nicht die mindesten Erscheinungen einer psychischen Erregung, eher bot er die Zeichen einer leichten Depression; es erscheint uns dies deswegen wichtig, weil er tags darauf selbst angab, daß ihm nach der Injektion so traurig zumute war.

Probe I in %	Probe II in %	reduz. Probe in %	Spannung
7,29 CO_2 6,12 O_2	7,30 CO_2 6,11 O_2	7,31 CO_2 6,10 O_2	51,56 mm Hg 43,12 mm Hg } 67% Sättigung

Arterielle Luft: 37,01 mm Hg CO_2 und 104,9 mm Hg O_2 = 98% Sättigung. Sauerstoffverbrauch: 313,6 ccm. Pulszahl 90. Die Spirometerluft bestand aus: 23% Außenluft und 7% Kohlensäure, Rest Stickstoff. Das Minutenvolumen ergab folgenden Wert: $G = \frac{313,6}{19,17 - 13,11} = 5,175$ Liter. Herzschlagvolumen: 57,9 ccm. Ausnützungskoeffizient: vorher: 0,29, nacher: 0,31. Der Versuch erscheint nicht ganz einwandfrei, da der Patient versehentlich etwa $4^1/_2$ Stunden vor dem ersten Atemversuch etwas Brot gegessen hatte. Auf jeden Fall kam es hier zu keiner wesentlichen Änderung der Blutgeschwindigkeit. Die Werte verhalten sich wie: 100 : 88,9. Daß es hier nicht zu der geringsten seelischen Erregung kam, soll ausdrücklich betont sein. Tags darauf haben wir die Geschwindigkeit noch einmal im Nüchternzustand geprüft, um die eventuellen

Fehler bewerten zu können, die sich aus dem Genuß des Stückes Brot ergeben könnten. Der Wert betrug jetzt 5,77 Liter. Herzschlagvolumen: 61,4.

Fall III. Kompensierter Herzfehler; der Mann, 42 Jahre alt — luetische Aorteninsuffizienz — hat die Atemtechnik allmählich so beherrscht, daß er auch zu Zeiten leichter Inkompensation tadellos atmen konnte. Körperlänge 170 cm. Der Mann bot stets die Zeichen mehr oder weniger ausgeprägter Teilnahmslosigkeit.

Auch an diesem Patienten haben wir den Einfluß des Cocains geprüft.

Probe I in %	Probe II in %	reduz. Probe in %	Spannung	
5,63 CO_2 4,80 O_2	5,53 CO_2 4,68 O_2	5,43 CO_2 4,56 O_2	38,01 mm Hg 31,92 mm Hg	56,5 % Sättigung

Arterielle Luft: 32,03 mm Hg CO_2 und 106,4 mm Hg O_2 = 98 % Sättigung. Sauerstoffverbrauch: 306,5 ccm. 100 Pulse, 16 Respirationen. Totalkapazität 17,42 Hämoglobin. Die Zusammensetzung der Spirometerluft war: 15 % Außenluft und 5,5 % Kohlensäure, Rest Stickstoff. Das berechnete Minutenvolumen war: $G = \frac{306,5}{17,07 - 9,84} = 4,234$ Liter. Herzschlagvolumen: 42,3 ccm.

Der Patient bekommt 0,04 Cocain; in etwa 30 Minuten fühlt er sich subjektiv etwas heißer, sonst aber keinerlei unangenehme Sensationen. Puls und Respiration zeigte keinerlei Änderung.

Probe I in %	Probe II in %	reduz. Probe in %	Spannung	
5,34 CO_2 4,80 O_2	5,38 CO_2 4,65 O_2	5,42 CO_2 4,50 O_2	37,94 mm Hg 31,50 mm Hg	55,5 % Sättigung

Arterielle Luft: 33,05 mm Hg CO_2 und 108,6 mm Hg O_2 = 98 % Sättigung. Die Spirometerluft hatte dieselbe Zusammensetzung. Die Pulsfrequenz ist auf 102 gefallen, die Respirationszahl blieb dieselbe. Der Sauerstoffverbrauch war: 301,5 ccm. Die Geschwindigkeitsberechnung ergab: $G = \frac{301,5}{17,07 - 9,67} = 3,784$ Liter. Herzschlagvolumen: 37,8 ccm.

65 Minuten nach der Cocaininjektion wurde noch eine Untersuchung vorgenommen.

Probe I in %	Probe II in %	reduz. Probe in %	Spannung	
5,45 CO_2 4,40 O_2	5,44 CO_2 4,27 O_2	5,43 CO_2 4,14 O_2	38,01 mm Hg 28,98 mm Hg	49,5 % Sättigung

Arterielle Luft: 33,36 mm Hg CO_2 und 103,6 mm Hg O_2 = 98 % Sättigung. Der Sauerstoffverbrauch war: 301 ccm. Die Pulsfrequenz war 104, die Zahl der Respirationen war 16. Die Zusammensetzung der Spirometerluft war: 13 % Außenluft und 6 % Kohlensäure, Rest Stickstoff. Die Geschwindigkeit war: $G = \frac{301}{17,07 - 8,62} = 3,568$ Liter. Herzschlagvolumen: 34,3 ccm. Der Ausnützungskoeffizient war vorher: 0,41, nachher: 0,42 und 0,48. Ähnlich wie im vorangehenden Falle bedingt das Cocain auch hier eine deutliche Verlangsamung der Blutgeschwindigkeit. Die Geschwindigkeitswerte verhielten sich wie:

100 : 89 : 84. Im Gegensatze zur Beobachtung bei der Kollegin war hier nicht die geringste nervöse Steigerung zu bemerken.

Wir verfügen noch über einen Fall, wo ähnlich, wie bei Frau Dr. L., die Geschwindigkeit unter dem Einflusse von Cocain deutlich in die Höhe stieg; auch da bestand starke psychische Erregung. Wir führen den Fall nicht an, weil die Differenzen der einzelnen Probe über 0,15 in die Höhe gingen. Im Prinzip ist aber die Steigerung der Geschwindigkeit unverkennbar.

Fassen wir unsere Cocainbeobachtungen zusammen, so läßt sich sagen: Cocain ist sicherlich imstande, die Blutgeschwindigkeit mächtig in die Höhe zu treiben; bei der Kollegin stieg die Geschwindigkeit von 3,469 Liter auf 13,14, d. i. sie war 3,78mal größer als zu Anfang der Versuchsreihe. Selbst nach $^5/_4$ Stunden war die Geschwindigkeit noch immer um über das Doppelte erhöht. Der 4. Cocainfall, ein 30 Jahre alter Mann (über den wir nicht ausführlich berichtet haben), zeigte gleichfalls eine Steigerung um über das Doppelte, bei starker psychischer Erregung. Die beiden anderen Männer zeigten im Gegensatz dazu nicht nur keine Beschleunigung, sondern sogar eine deutliche Verlangsamung. Wenn man sich frägt, wo sonst das Trennende zwischen diesen beiderlei Wirkungen war, so ist der Hinweis auf die verschiedene psychische Reaktion sehr auffällig; ob die Erhöhung der Geschwindigkeit die Folge der psychischen Erregung war, oder ob es sich hier um koordinierte Erscheinungen ein- und derselben Ursache handelt, ist schwer zu sagen. Der Parallelismus zwischen Erregung und Beschleunigung ist auch hier sehr beachtenswert.

Als zweites Medikament, das gelegentlich psychische Erregungen hervorrufen soll und das uns der Prüfung wert schien, war das Coffein.

Fall IV. 27 Jahre alter, relativ klein gebauter Kollege (Körperlänge 164 cm), etwas gedrungene Figur, ruhiges Temperament, erklärt bereitwillig, sich 0,5 Coffein. natr. benz. subkutan injizieren zu lassen. Der Kollege ist an Atemversuche gewöhnt.

Probe I in %	Probe II in %	reduz. Probe in %	Spannung
7,10 CO_2 5,18 O_2	7,08 CO_2 5,11 O_2	7,06 CO_2 5,04 O_2	49,70 mm Hg 35,48 mm Hg } 55 % Sättigung

Arterielle Luft: 41,76 mm Hg CO_2 und 106,1 mm Hg O_2 = 98 % Sättigung. Sauerstoffverbrauch: 221 ccm. Totalkapazität 19,75 Hämoglobin. Die Spirometerluft war: 14 % Außenluft und 8 % CO_2, Rest Stickstoff. 80 Pulse und 17 Respirationen pro Minute; die Geschwindigkeitsberechnung ergibt:

$G = \frac{221}{19,35 - 10,86} = 2,608$ Liter. Herzschlagvolumen: 32,6 ccm.

25 Minuten nach der Injektion leichte Rötung, vielleicht sogar eine leichte Veränderung seiner Lebhaftigkeit im Sinne einer geringen Steigerung. An der Pulsfrequenz oder Respirationszahl kaum eine Änderung (84 Pulse bzw. 17 Respirationen).

Probe I in %	Probe II in %	reduz. Probe in %	Spannung
7,22 CO_2 5,84 O_2	7,26 CO_2 5,79 O_2	7,30 CO_2 5,74 O_2	51,39 mm Hg 40,41 mm Hg } 63% Sättigung

Arterielle Luft: 42,96 mm Hg CO_2 und 115,8 mm Hg O_2 = 98% Sättigung. Sauerstoffverbrauch: 218 ccm. Die Zusammensetzung der Spirometerluft betrug: 18% Außenluft und 7,5% Kohlensäure, Rest Stickstoff. Die Geschwindigkeitsberechnung ergibt: $G = \frac{218}{19{,}35 - 12{,}44} = 3{,}155$ Liter. Herzschlagvolumen: 37,5 ccm.

80 Minuten nach der Injektion wurde der Atemversuch neuerdings wiederholt; der Puls war wieder auf 81 gesunken; die Atemfrequenz blieb unverändert. Subjektiv und objektiv nicht die geringste Änderung.

Probe I in %	Probe II in %	reduz. Probe in %	Spannung
7,73 CO_2 5,58 O_2	7,80 CO_2 5,48 O_2	7,87 CO_2 5,38 O_2	55,40 mm Hg 37,87 mm Hg } 57% Sättigung

Arterielle Luft: 36,88 mm Hg CO_2 und 113,5 mm Hg O_2 = 98% Sättigung. Sauerstoffverbrauch: 218,9 ccm. Die Spirometerluft bestand aus: 15% Außenluft und 8% Kohlensäure, Rest Stickstoff. Die Geschwindigkeitsberechnung ergibt: $G = \frac{218{,}9}{19{,}35 - 11.26} = 2{,}702$ Liter. Herzschlagvolumen: 33,3 ccm. Der Ausnützungskoeffizient war vorher: 0,43, nachher: 0,35 und 0,41.

In diesem Falle zeigte sich auf Coffein eine deutliche, aber nicht lange anhaltende Steigerung. Die Geschwindigkeitswerte verhalten sich wie: 100:120:117. Der Unterschied von 547 ccm würde in anderen Fällen, wo das Minutenvolumen größer wäre, von uns nicht so bewertet werden; hier beträgt aber der Unterschied immerhin 20%, so daß wir glauben möchten, doch von einer Steigerung sprechen zu können.

Fall V. Junger Kollege, 25 Jahre alt, vollkommen gesund, ist ebenfalls bereit, sich eine Coffeininjektion geben zu lassen. Körperlänge: 173 cm. Puls und Respiration normal (86 und 14).

Probe I in %	Probe II in %	reduz. Probe in %	Spannung
6,98 CO_2 5,51 O_2	6,86 CO_2 5,63 O_2	6,74 CO_2 5,75 O_2	47,18 mm Hg 40,25 mm Hg } 65% Sättigung

Arterielle Luft: 33,81 mm Hg CO_2 und 115,4 mm Hg O_2 = 98% Sättigung. Totalkapazität: 15,62% Hämoglobin. Sauerstoffverbrauch: 250 ccm. Die Spirometerluft betrug: 15% Außenluft und 7,25% Kohlensäure, Rest Stickstoff. Die Geschwindigkeitsberechnung ergab folgenden Wert: $G = \frac{250{,}5}{15{,}30 - 10{,}15} = 4{,}846$ Liter. Herzschlagvolumen: 56,4 ccm.

Der Kollege bekam 0,6 Coffein subkutan; in diesem Falle wurde bereits nach 15 Minuten der Atemversuch angestellt; irgendwelche psychische Störungen traten nicht auf; die Pulsfrequenz und die Zahl der Respirationen blieb unverändert.

Probe I in %	Probe II in %	reduz. Probe in %	Spannung
6,27 CO_2 6,02 O_2	6,33 CO_2 6,07 O_2	6,39 CO_2 6,12 O_2	44,73 mm Hg 42,84 mm Hg } 69 % Sättigung

Arterielle Luft: 36,61 mm Hg CO_2 und 105,6 mm Hg O_2 = 98 % Sättigung. Sauerstoffverbrauch: 242,4 ccm. Die Spirometerluft war zusammengesetzt aus: 17 % Außenluft und 7 % Kohlensäure, Rest Stickstoff. Die Berechnung des Minutenvolumens ergibt: $G = \frac{242,4}{15,30 - 10,78} = 5,354$ Liter. Herzschlagvolumen: 62,3 ccm. Ausnützungskoeffizient vorher: 0,33, nachher: 0,29. Also auch hier eine deutliche Zunahme, ohne irgendwelche Störungen des Allgemeinbefindens. Die Geschwindigkeitswerte verhalten sich: 100 : 110.

Fall VI. 43 Jahre alter Mann (170 cm Körperlänge), ziemlich gut genährt, Phlegmatiker; kommt wegen Obstipation und geringer Magenbeschwerden an die Klinik (Nikotinabusus), trinkt relativ viel schwarzen Kaffee und Tee.

Probe I in %	Probe II in %	reduz. Probe in %	Spannung
6,98 CO_2 6,25 O_2	7,06 CO_2 6,16 O_2	7,14 CO_2 6,07 O_2	50,55 mm Hg 42,97 mm Hg } 67 % Sättigung

Arterielle Luft: 41,61 mm Hg CO_2 und 113,6 mm Hg O_2 = 98 % Sättigung. Sauerstoffverbrauch: 276 ccm. Totalkapazität 18,90 Hämoglobin. Die Spirometerluft betrug: 14 % Außenluft und 7 % Kohlensäure, Rest Stickstoff. Puls 88, Respirationen 16. Das Minutenvolumen ist: $G = \frac{276}{18,52 - 12,66} = 4,710$ Liter. Herzschlagvolumen: 53,5 ccm.

Der Patient bekam entsprechend seiner Größe 0,8 Coffein subkutan; 20 Minuten nach der Injektion begann der Atmungsversuch; bis dahin war weder subjektiv noch objektiv irgendwelche Änderung zu bemerken.

Probe I in %	Probe II in %	reduz. Probe in %	Spannung
6,96 CO_2 6,28 O_2	7,06 CO_2 6,16 O_2	7,16 CO_2 6,04 O_2	50,83 mm Hg 42,88 mm Hg } 67 % Sättigung

In Erwartung einer eventuellen höheren Geschwindigkeit haben wir die Spirometerluft geändert: 16 % Außenluft und 6,5 % Kohlensäure, Rest Stickstoff; da sich aber die Geschwindigkeit nicht geändert hatte, so kehrt das alte Verhältnis wieder — einer der vielen Beweise, wie zuverläßlich die Methode arbeitet und wie gut übereinstimmend gelegentlich aufeinanderfolgende Proben sein können. Arterielle Luft: 42,05 mm Hg CO_2 und 114,6 mm Hg O_2 = 98 % Sättigung.

Sauerstoffverbrauch: 273 ccm. Pulszahl: 84. Die Berechnung des Minutenvolumens ergibt: $G = \frac{273}{18,52 - 12,66} = 4,658$ Liter. Herzschlagvolumen: 55,4 ccm. Die Ausnützungskoeffizienten waren: 0,31 und 0,31. Der einzige Unterschied gegenüber der Vorperiode ist in einer geringen Änderung des Sauerstoffverbrauches zu suchen. Jedenfalls zeigt dieser Coffeinversuch nicht die geringste Modifikation der Blutgeschwindigkeit. Die Geschwindigkeitswerte verhielten sich wie: 100 : 98. Möglicherweise ist hier die Gewöhnung des Patienten an Kaffee und Tee von Bedeutung gewesen.

Die drei Coffeinversuche lehren, daß es offenbar auch hier individuelle Unterschiede gibt; zwei Fälle zeigten eine geringe, aber immerhin deutliche Beschleunigung, der eine Fall verhielt sich völlig refraktär. Von jener enormen Zunahme des Minutenvolumens, wie wir sie bei zwei Cocainintoxikationen gesehen haben, kann bei den von uns gewählten Coffeindosen keine Rede sein. Es besteht die Möglichkeit, daß es bei größeren Dosen vielleicht auch hier zu einer Zunahme des Minutenvolumens gekommen wäre.

Die beiden folgenden Versuche gelten dem Studium der Alkoholwirkung.

Fall VII. Der Kollege, etwa 30 Jahre alt, erklärte sich bereit, eine größere Quantität Whisky zu trinken, und zwar in relativ kurzer Zeit. Auch dieser Kollege war an Atemübungen gewöhnt. Vor der Alkoholzufuhr betrug die Pulszahl 65, die Zahl der Respirationen 16.

Probe I in %	Probe II in %	reduz. Probe in %	Spannung	
6,51 CO_2 4,85 O_2	6,53 CO_2 4,95 O_2	6,55 CO_2 5,05 O_2	45,85 mm Hg 35,35 mm Hg	57,5% Sättigung

Arterielle Luft: 41,22 mm Hg CO_2 und 95,06 mm Hg O_2 = 97 % Sättigung. Sauerstoffverbrauch: 236 ccm. Totalkapazität: 16,15 Hämoglobin. Die Spirometerluft war zusammengesetzt aus: 14 % Außenluft und 7 % Kohlensäure, Rest Stickstoff. Die Geschwindigkeitsberechnung ergibt: $G = \frac{236}{15,67 - 9,29} = 3,033$ Liter. Herzschlagvolumen: 46,6 ccm.

Nachdem er etwa 60—70 ccm Whisky (in Tee) ausgetrunken hatte, wurde er, der sonst mit Worten karge Mensch, ziemlich gesprächig, die Augen röteten sich, doch zeigte sich weder jetzt noch in der Folge irgendeine schwerere Intoxikation. Wir warteten 45 Minuten, bevor der zweite Atemversuch begann:

Probe I in %	Probe II in %	reduz. Probe in %	Spannung	
6,78 CO_2 4,79 O_2	6,64 CO_2 4,84 O_2	6,50 CO_2 4,90 O_2	45,50 mm Hg 35,10 mm Hg	57 % Sättigung

Arterielle Luft: 34,24 mm Hg CO_2 und 106,34 mm Hg O_2 = 98 % Sättigung. Sauerstoffverbrauch: 236 ccm. Die Spirometerluft blieb dieselbe (14 % Außenluft und 7 % Kohlensäure, Rest Stickstoff). Der Puls schien etwas weicher, die Frequenz blieb dieselbe; auch an der Atmung hat sich nichts geändert. Die Geschwindigkeitsberechnung ergibt $G = \frac{236}{15,83 - 9,21} = 3,565$ Liter. Herzschlagvolumen: 54,8 ccm. Die Ausnützungskoeffizienten waren: 0,39 und 0,41. Die Steigerung der Geschwindigkeit ist hauptsächlich auf die Erhöhung des

Grundumsatzes zu beziehen, während die venöse Sauerstoffsättigung kaum einen Unterschied erkennen ließ. Die Geschwindigkeitswerte verhielten sich wie: 100 : 117.

Fall VIII. Es betrifft denselben Patienten, an dem wir den einen Cocainversuch unternommen haben (s. Fall II S. 136); der Mann war an stärkeren Alkoholgenuß gewöhnt, was am besten aus der Art zu erkennen war, wie er die etwa 40 ccm Whisky auf einmal herabschluckte.

Probe I in %	Probe II in %	reduz. Probe in %	Spannung	
7,37 CO_2	7,27 CO_2	7,17 CO_2	49,10 mm Hg	69 % Sättigung
6,26 O_2	6,34 O_2	6,42 O_2	43,97 mm Hg	

Arterielle Luft: 40,59 mm Hg CO_2 und 108,6 mm Hg O_2 = 98 % Sättigung. Sauerstoffverbrauch: 214,7 ccm. Pulsfrequenz 80 und 14 Respirationen. Die Spirometerluft zeigte folgende Zusammensetzung: 17 % Außenluft und 7,5 % Kohlensäure, Rest Stickstoff. Totalkapazität: 19,57 Hämoglobin. Die Berechnung der Geschwindigkeit ergibt: $G = \frac{214,7}{19,17 - 13,50} = 3,786$ Liter. Herzschlagvolumen: 44,8 ccm.

Die Sättigung des venösen Blutes ist dieselbe wie damals (etwa 2 Monate später), der Unterschied in der Geschwindigkeit ist auf den wechselnden Grundumsatz zu beziehen; in diesem Versuche war Patient nüchtern, was damals nicht der Fall war.

20 Minuten nach Genuß des Whisky (allerdings in heißem Tee) wird der Atemversuch durchgeführt; das Gesicht hat sich etwas gerötet.

Probe I in %	Probe II in %	reduz. Probe in %	Spannung	
7,09 CO_2	7,19 CO_2	7,29 CO_2	53,43 mm Hg	69,5 % Sättigung
6,43 O_2	6,33 O_2	6,23 O_2	45,67 mm Hg	

Arterielle Luft: 40,20 mm Hg CO_2 und 106,8 mm Hg O_2 = 98 % Sättigung. Sauerstoffverbrauch: 265 ccm. Die Zusammensetzung der Spirometerluft war: 20 % Außenluft und 7 % Kohlensäure, Rest Stickstoff. Zahl der Atemzüge war 13, Puls 82. Die Berechnung des Minutenvolumens ergibt: $G = \frac{265}{19,17 - 13,60} = 4,757$ Liter. Herzschlagvolumen: 58 ccm.

Eine Stunde nach dem Alkoholgenuß wurde ein neuerlicher Atemversuch durchgeführt; von einer Alkoholwirkung war nichts zu sehen.

Probe I in %	Probe II in %	reduz. Probe in %	Spannung	
6,82 CO_2	6,91 CO_2	7,00 CO_2	51,31 mm Hg	70 % Sättigung
6,47 O_2	6,37 O_2	6,27 O_2	45,94 mm Hg	

Arterielle Luft: 40,16 mm Hg CO_2 und 105,3 mm Hg O_2 = 98 % Sättigung. Sauerstoffverbrauch: 259 ccm. Zusammensetzung der Spirometerluft: 18 % Außenluft und 7,5 % Kohlensäure, Rest Stickstoff. Puls und Respiration blieben unverändert 13 und 82. Die Blutgeschwindigkeit beträgt: $G = \frac{259}{19,17 - 13,70}$

= 4,726 Liter. Herzschlagvolumen: 57,6 ccm. Auch hier ist die Zunahme der Blutgeschwindigkeit hauptsächlich auf die Steigerung des Grundumsatzes und weniger auf die eigentliche Arterialisierung des rechten Herzblutes zu beziehen. Die Ausnützungskoeffizienten waren: 0,29, 0,28 und 0,28. Die Geschwindigkeitswerte verhielten sich wie: 100 : 125 : 124.

Es wäre wünschenswert gewesen, den Einfluß von größeren Alkoholmengen auch bei Personen zu studieren, die an Alkohol nicht gewöhnt waren; wir sind dazu nicht gekommen; kleinere Mengen scheinen kaum einen Einfluß zu zeigen.

Aus diesen zwei Beobachtungen glauben wir den Schluß ableiten zu können, daß auch der Alkohol, besonders wenn er in größeren Mengen genossen wird, zu jenen Medikamenten gehört, die die Blutgeschwindigkeit beschleunigen können; doch scheint sich die Wirkung, wenigstens auf Grund unserer Beobachtungen, kaum von der anderer Nahrungs- resp. Genußmittel, z. B. des Eiweißes, zu unterscheiden, da vor allem der Grundumsatz in die Höhe geht; allerdings ist die Steigerung schon nach 20 Minuten zu beobachten, was aber vielleicht auf die rasche Resorbierbarkeit zu beziehen ist.

Wird man als Arzt zu einem schweren Anfall von Asthma cardiale gerufen, so ist man oft Zeuge, wie die verschiedensten Medikamente, scheinbar wahllos hintereinander versucht werden; neben Morphium spielen hier Campher, Coffein die Hauptrolle. Wenn unsere Anschauung von der schädlichen Wirkung der erhöhten Blutgeschwindigkeit zu Recht besteht, so erscheint es nicht zweckmäßig, Coffein zu geben; von demselben Gesichtspunkte war es wünschenswert, nachzusehen, wie Campher wirkt. Anbei unsere entsprechenden Resultate:

Fall IX. 43 Jahre alter Mann mit völlig kompensiertem Mitral-Aortenfehler. Wir hatten Gelegenheit, mit ihm zahlreiche Versuche zu unternehmen; insofern erwies er sich als ein ausgezeichneter Atemtechniker. Der Mann ist ziemlich lebhaft.

Probe I in %	Probe II in %	reduz. Probe in %	Spannung	
4,98 CO_2 4,87 O_2	5,07 CO_2 4,79 O_2	5,16 CO_2 4,71 O_2	36,48 mm Hg 33,30 mm Hg	59 % Sättigung

Arterielle Luft: 4,27 % CO_2. Sauerstoffverbrauch: 242 ccm. Die Zusammensetzung der Spirometerluft war: 12 % Außenluft, 6 % Kohlensäure, Rest Stickstoff. Die Totalkapazität beträgt 17,36. Die Sauerstoffsättigung auf Crund der Arterienpunktion war: 93 %. Die Berechnung des Minutenvolumens ergibt: $G = \frac{242}{16,15 - 10,24} = 4,095$ Liter. Der Patient bekommt 10 ccm Campheröl subkutan; keine besondere Schmerzensäußerung. 20 Minuten nach der Injektion beginnt der zweite Atemversuch. Wir finden:

Probe I in %	Probe II in %	reduz. Probe in %	Spannung
5,28 CO_2 5,07 O_2	5,19 CO_2 5,15 O_2	5,10 CO_2 5,23 O_2	36,05 mm Hg 36,97 mm Hg } 65 % Sättigung

Arterielle Luft: 3,99% CO_2. Sauerstoffverbrauch: 252 ccm. Die Zusammensetzung der Spirometerluft war: 13% Außenluft, 5,75% Kohlensäure, Rest Stickstoff. Die Berechnung des Minutenvolumens ergibt: $G = \frac{252}{16,15 - 11,28} = 5,174$ Liter. Irgendwelcher Aufregungszustand war nach der Campherinjektion nicht zu bemerken. Die Pulszahl war vorher: 86, 20 Minuten nach der Injektion 96. Das Herzschlagvolumen war somit vorher: 47,6 ccm, nachher: 53,7 ccm. Die Ausnützungskoeffizienten waren: 0,34 und 0,28. Die Geschwindigkeitswerte verhielten sich wie: 100 : 126.

Das Ergebnis wäre somit eine beträchtliche Zunahme der Blutgeschwindigkeit.

Daß es auch hier individuelle Unterschiede gibt, lehrt der folgende Fall:

Fall X. 40 Jahre alter Mann mit völlig kompensiertem Aorten-Mitralfehler, aber ziemlich cyanotisch, ruhiger Mensch. Er beherrscht die Atemtechnik ausgezeichnet.

Probe I in %	Probe II in %	reduz. Probe in %	Spannung
5,64 CO_2 4,36 O_2	5,68 CO_2 4,30 O_2	5,72 CO_2 4,24 O_2	40,45 mm Hg 29,98 mm Hg } 49 % Sättigung

Arterielle Luft: 4,89 mm Hg CO_2. Sauerstoffverbrauch: 238,4 ccm. Die Zusammensetzung der Spirometerluft war: 13 % Außenluft, 6 % Kohlensäure, Rest Stickstoff. Totalkapazität: 17,56. Die Arterienpunktion ergab 95 % Sauerstoffsättigung. Pulszahl: 72. Die Berechnung der Blutgeschwindigkeit ergibt: $G = \frac{238,4}{16,68 - 8,60} = 2,950$ Liter. Herzschlagvolumen: 40,9 ccm.

Der Patient bekommt ebenfalls 10 ccm Campheröl subkutan. Irgendwelche besondere Schmerzensäußerungen waren nicht zu bemerken. 20 Minuten nach der Injektion begann der Atemversuch. Wir fanden jetzt folgende Zahlen:

Probe I in %	Probe II in %	reduz. Probe in %	Spannung
5,69 CO_2 3,71 O_2	5,68 CO_2 3,71 O_2	5,67 CO_2 3,71 O_2	40,08 mm Hg 26,23 mm Hg } 43 % Sättigung

Arterielle Luft: 4,25 % CO_2. Sauerstoffverbrauch: 241,1 ccm. Die Zusammensetzung der Spirometerluft war: 11 % Außenluft, 6 % Kohlensäure, Rest Stickstoff. Pulszahl 68. An der Teilnahmslosigkeit des Mannes hat sich nichts geändert. Die Berechnung des Minutenvolumens ergibt $G = \frac{241,1}{15,68 - 7,55} = 2,640$ Liter. Herzschlagvolumen: 48,8 ccm. Der Ausnützungskoeffizient war vorher: 0,46, jetzt 0,52! Die Geschwindigkeitswerte verhalten sich somit wie 100 : 89,4. Wir sehen im Gegensatz zum ersten Fall eine deutliche Abnahme des Minutenvolumens (Mitralfehler?).

Auch hier erweisen sich die Verhältnisse außerordentlich kompliziert; es wäre wünschenswert, dieses Problem ebenfalls an einem noch viel größeren Material zu überprüfen; vorläufig genügt es uns, daß auch der Campher in bezug auf die Blutgeschwindigkeit weitgehende individuelle Unterschiede zu zeigen scheint.

Unsere Absicht war es, nach Tunlichkeit auf jene Medikamente hindeuten zu können, die sich als akut beschleunigende Mittel erweisen, um von ihnen im Asthma cardiale-Anfall abraten zu können. Zu einem abschließenden Urteil können wir uns auf Grund der bisherigen Beobachtungen kaum entschließen. Trotzdem möchten wir vorsichtshalber vom Coffein und ebenso vom Campher im allgemeinen abraten.

Weiter lag es nahe, auch andere Medikamente mit unserer Methode zur Bestimmung des Minutenvolumens zu prüfen, von denen wir uns bei der Untersuchung des Armblutes überzeugen konnten, daß sie die peripheren Widerstände beeinflussen; wir denken dabei vor allem an das Adrenalin, Pilocarpin, Atropin usw. Wir müssen davon Abstand nehmen, da all diese Pharmaka in ihrer Wirkung rasch abklingen; um unsere Methode exakt durchzuführen, bedarf es mindestens eines Intervalles von fast 20 Minuten; in dieser Zeit kann z. B. die Pilocarpinwirkung längst ihren Höhepunkt überschritten haben, so daß wir entweder mit der Ermittlung des Grundumsatzes zu spät kommen oder zum mindesten keine Koinzidenz erreicht werden kann. Dies der Grund, warum wir uns auf Medikamente beschränkten, die längere Zeit in ihrer Wirksamkeit andauern. Auf die Wirkung der unterschiedlichen Diuretica, denen wegen ihrer gefäßerweiternden Wirkung gleichfalls ein Einfluß auf die Blutgeschwindigkeit zugeschrieben werden kann, kommen wir bei anderer Gelegenheit zu sprechen.

3. Versuche an Fällen von Asthma cardiale. Unser Hauptinteresse richtet sich auf das Verhalten der Blutgeschwindigkeit bei Fällen mit Asthma cardiale. All die Beweise, die wir bis jetzt zugunsten unserer Anschauung von einer erhöhten Geschwindigkeit des Blutes angeführt haben, beschränkten sich auf das Verhalten des Blutes in einer Extremität. Da sicherlich zwischen Peripherie und Zentrum ein Antagonismus besteht, so können wir uns auf die enorm beschleunigte Geschwindigkeit im Arm z. B. bei vielen Fällen von Asthma cardiale nicht unbedingt verlassen, und umgekehrt kann in den Fällen von Asthma cardiale, bei denen im Bereiche der Arme eine träge Zirkulation nachgewiesen wurde, trotzdem ein sehr erhöhtes Minutenvolumen bestanden haben, das sich aber dem Blute der Extremitäten nicht mitgeteilt haben muß. Jedenfalls war es dringend geboten, Fälle von Asthma cardiale mit dieser Methode zu prüfen; denn nur auf diese Weise sind wir imstande, etwas darüber auszusagen,

ob unsere Theorie zu Recht besteht oder endgültig fallen gelassen werden muß. Wenn man aber bedenkt, wie schwierig gelegentlich unsere Methode durchzuführen ist und wie gräßlich geplagt Patienten mit Asthma cardiale sein können, so wird man sich wohl sofort eingestehen müssen, daß eine Untersuchung auf der Höhe des Anfalles überhaupt undurchführbar ist, und daß dazu am ehesten noch jene Fälle herangezogen werden können, die — wie es so häufig zu geschehen pflegt — allabendlich unter ihren cardialen Erscheinungen zu leiden haben. Nun sind es aber gerade diese Fälle, die die deutliche Arterialisierung des venösen Blutes am wenigsten deutlich darboten, ja gelegentlich sogar das Gegenteil zeigten. Jedenfalls hing von diesen neuen Untersuchungen das Schicksal unserer ganzen Theorie ab. Ließ sich tatsächlich bei manchen Fällen von Asthma cardiale, wenigstens in den Anfangsstadien eine erhöhte Blutgeschwindigkeit erweisen, dann hat es eine Berechtigung, unsere Theorie weiterzuspinnen; folgender Fall schien geeignet, unsere Fragestellung teils in der einen, teils in der anderen Richtung zu beantworten:

Fall I. 53 Jahre alter Mann mit luetischer Aortitis, kräftige Figur (83 Kilo schwer), leichte Ödeme an den unteren Extremitäten; tagsüber fühlte sich der Patient relativ wohl; sobald aber die Abendstunden einsetzten, große Ängstlichkeit; gegen 9 Uhr abends nahm die Atemnot bedrohlichen Charakter an; der Mann saß außerhalb des Bettes, sich am Bettrand festhaltend, ängstliches Gesicht, oft mit Schweiß bedeckt, hastige Bewegungen des Gesichts, der ganze Körper gleichsam nach Atem ringend; dabei ein eigentümliches immer wiederkehrendes Hüsteln, das zunächst trockenen Charakter zeigte, schließlich aber ergiebiger schien; trotzdem expektorierte der Patient nur gelegentlich ein zähes Stückchen Schleim; vormittags waren über den Lungen kaum Rasselgeräusche zu vernehmen, gegen 4 Uhr traten die ersten Zeichen eines beginnenden Oedema pulmonum hinzu; von Stunde zu Stunde wurden die Phänomene immer deutlicher; meist hatte das Bild um 9 Uhr seinen Höhepunkt erreicht; wurde jetzt Morphium gereicht, so lösten sich die Erscheinungen zusehends, so daß bereits nach wenigen Minuten der Patient das Bett aufsuchen konnte. Nach der Injektion hört die enorme Kurzatmigkeit bald auf, die Erscheinungen des Lungenödems werden geringer und sind bereits nach 1 Stunde kaum mehr zu bemerken. An guten Tagen kam es vor, daß er sich ruhig zu Bett legen konnte und sogar einschlief; meist dauerte der Schlaf aber nur kurze Zeit, denn schon nach 1—1$^1/_2$ Stunden wachte er plötzlich aus dem Schlaf mit dem Gefühl furchtbarster Atemnot auf, die ihn zwang, rasch das Bett zu verlassen; interessant war die Erzählung, daß er sehr häufig — eine Angabe, die sich übrigens bei sehr vielen Patienten mit nächtlichen Asthma cardiale-Anfällen immer wieder feststellen läßt — von Träumen verfolgt wurde, als müßte er irgendwelche Räuber, Diebe verfolgen; so erzählte er, es träume ihm, er müsse rasch in den Keller laufen, wo Leute seien, die ihm das Holz stehlen wollen; er laufe dann auf die nächste Wachstube, renne dann mit dem Sicherheitswachmann wieder in die Wohnung usw. — jetzt plötzlich wache er auf und befinde sich gleichsam mitten im Asthma cardiale-Anfall. Der Patient, der sich als ein sehr williges Objekt für unsere Untersuchungen erwies, lernte in den anfallsfreien Vormittagsstunden die Atemtechnik, so daß man sich auf ihn bei seinen Versuchen unbedingt verlassen konnte und ihm auch Atemversuche zumuten konnte, wenn seine Atmung nicht völlig frei war, also zu Zeiten beginnenden Lungenödems.

Unsere Absicht war, während eines Tages, also sowohl in den Vormittagsstunden, wie nachmittags, als auch in den Abendstunden die Blutgeschwindigkeit parallel zu den eintretenden Beschwerden zu prüfen; haben die Beschwerden intensivere Grade erreicht, so war unsere Absicht, Morphium zu geben, um zu sehen, ob analog zur eintretenden Besserung auch die Blutgeschwindigkeit abnahm.

Die erste Prüfung wurde noch nüchtern vorgenommen: sie ergab:

Probe I in %	Probe II in %	reduz. Probe in %	Spannung	
6,64 CO_2 5,68 O_2	6,71 CO_2 5,60 O_2	6,78 CO_2 5,52 O_2	47,32 mm Hg 38,53 mm Hg	61,5 % Sättigung

Arterielles Blut: 35,84 mm Hg CO_2 und 114,8 mm Hg O_2 = 98 % Sättigung. Sauerstoffverbrauch: 370,1 ccm. Totalkapazität: 19,83 Hämoglobin. Pulszahl 80. Die Berechnung der Blutgeschwindigkeit ergibt: $G = \frac{370,1}{19,43 - 12,19} = 5,112$ Liter. Herzschlagvolumen: 63,9 ccm. An den vorangehenden Tagen wurden ganz ähnliche Werte ermittelt. Der hohe Sauerstoffverbrauch, auf den wir als Symptom mancher Herzaffektionen noch zurückkommen werden, ist ebenfalls als der richtige Befund erhoben worden. Ausnützungskoeffizient: 0,36.

Es war ganz unmöglich, den ganzen Versuch nüchtern durchzuführen, wir mußten daher geringe Nahrungsmengen (wenig Eiweiß) verabfolgen. Der Patient bekam nach dem ersten Nüchternatemversuch um etwa $^1/_2$1 Uhr vormittags die Mittagsmahlzeit. Um 3 Uhr wurde ein neuerlicher Versuch durchgeführt, der folgende Werte ergab:

Probe I in %	Probe II in %	reduz. Probe in %	Spannung	
6,79 CO_2 5,64 O_2	6,70 CO_2 5,66 O_2	6,61 CO_2 5,68 O_2	46,27 mm Hg 39,76 mm Hg	64 % Sättigung

Arterielle Luft: 36,74 mm Hg CO_2 und 110,7 mm Hg O_2 = 98 % Sättigung. Sauerstoffverbrauch: 450 ccm. Pulszahl 84. Die Spirometerluft hatte folgende Zusammensetzung: 16 % Außenluft und 7 % Kohlensäure, Rest Stickstoff. Die Berechnung des Minutenvolumens ergibt: $G = \frac{450}{19,43 - 12,69} = 5,920$ Liter. Herzschlagvolumen: 70,4 ccm. Ausnützungskoeffizient 0,34.

Wir sehen also eine deutliche Steigerung des Minutenvolumens, die teils auf die geringere Sauerstoffsättigung des venösen Blutes, teils auf den erhöhten Sauerstoffverbrauch bezogen werden muß.

Nach 6 Uhr traten deutliche Herzbeschwerden auf; wir ließen einen Atemversuch durchführen; Erscheinungen eines manifesten Lungenödems waren nicht zu hören. Wir erhielten nunmehr folgende Werte:

Probe I in %	Probe II in %	reduz. Probe in %	Spannung	
6,70 CO_2 6,48 O_2	6,85 CO_2 6,37 O_2	7,00 CO_2 6,26 O_2	48,93 mm Hg 43,76 mm Hg	68 % Sättigung

Arterielle Luft: 35,14 mm Hg CO_2 und 104,79 mm Hg O_2 = 98 % Sättigung. Sauerstoffverbrauch: 475 ccm. Pulszahl 86. Die Zusammensetzung der Spirometerluft betrug: 18 % Außenluft, 6,5 % Kohlensäure, Rest Stickstoff. Die Berechnung der Blutgeschwindigkeit ergibt: $G = \frac{475}{19,43 - 13,48} = 7,983$ Liter. Herzschlagvolumen: 92,8 ccm. Ausnützungskoeffizient 0,30.

Eine wesentliche Verschlimmerung trat in der folgenden Stunde kaum ein, trotzdem ließen wir um $^1/_2$8 Uhr noch einen Atemversuch durchführen; der Versuch ist von Seite des Patienten kaum auf Schwierigkeiten gestoßen; wir erhielten dabei folgende Werte:

Probe I in %	Probe II in %	reduz. Probe in %	Spannung	
6,94 CO_2 6,46 O_2	7,05 CO_2 6,39 O_2	7,16 CO_2 6,32 O_2	48,93 mm Hg 44,11 mm Hg	68 % Sättigung

Arterielle Luft: 36,10 mm Hg CO_2 und 105,7 mm Hg O_2 = 98 % Sättigung. Der Sauerstoffverbrauch betrug: 491,6 ccm. Pulszahl 86. Die Spirometerluft war zusammengesetzt aus: 19 % Außenluft, 7 % Kohlensäure, Rest Stickstoff. Die Berechnung des Minutenvolumens ergibt: $G = \frac{491,6}{19,43 - 13,48} = 8,263$ Liter. Herzschlagvolumen: 96,0 ccm. Ausnützungskoeffizient: 0,30.

Im Anschluß an den letzten Atemversuch steigerten sich die Atembeschwerden, der Patient, der seit Mittag nichts zu essen bekam, erhielt jetzt 0,02 Morphium subkutan. Binnen wenigen Minuten hörten alle kardialen Beschwerden auf; der Patient, der bis dahin erst einmal Morphium bekommen hatte, erklärte: er fühle sich wie neugeboren, alle Atembeschwerden seien wie auf einmal verschwunden. 20 Minuten nach der Injektion wurde ein neuerlicher Atemversuch angestellt. Die Werte, die jetzt erhalten wurden, waren:

Probe I in %	Probe II in %	reduz. Probe in %	Spannung	
6,70 CO_2 6,00 O_2	6,83 CO_2 6,00 O_2	6,96 CO_2 6,00 O_2	48,58 mm Hg 41,88 mm Hg	65 % Sättigung

Die arterielle Luft: 37,06 mm Hg CO_2 und 102,7 mm Hg O_2 = 98 % Sättigung. Der Sauerstoffverbrauch betrug 338 ccm. Pulszahl 80. Die Spirometerluft war folgendermaßen zusammengesetzt: 14 % Außenluft, 6,25 % Kohlensäure, Rest Stickstoff. Das Minutenvolumen betrug: $G = \frac{338}{19,43 - 12,89} = 5,156$ Liter. Herzschlagvolumen: 64,4 ccm. Ausnützungskoeffizient: 0,33.

Das Wohlbefinden hielt an; der Patient hat nicht das geringste Schlafbedürfnis, wohl aber Hunger. 50 Minuten nach der Morphiuminjektion wurde noch einmal ein Atemversuch durchgeführt, der ebenfalls vollkommen glatt verlief:

Probe I in %	Probe II in %	reduz. Probe in %	Spannung	
7,09 CO_2 5,40 O_2	7,20 CO_2 5,30 O_2	7,31 CO_2 5,20 O_2	51,02 mm Hg 36,29 mm Hg	55 % Sättigung

Die arterielle Luft: 35,80 mm Hg CO_2 und 103,6 mm Hg O_2 = 98 % Sättigung. Der Sauerstoffverbrauch war fast derselbe geblieben, er war: 335 ccm.

Pulszahl 80. Die Spirometerluft war folgendermaßen zusammengesetzt: 14 % Außenluft, 7 % Kohlensäure, Rest Stickstoff. Die Berechnung der Blutgeschwindigkeit ergab: $G = \frac{335}{19,43 - 10,90} = 3,962$ Liter. Herzschlagvolumen: 49,5 ccm. Ausnützungskoeffizient: 0,43. Die Geschwindigkeitswerte verhalten sich somit: 100 : 115 : 156 : 161 : 95 : 77.

Um die Bedeutung dieses ganzen Versuches als tatsächliche Leistung in das entsprechende Licht zu stellen, sei betont, daß wir mindestens dreimal das ganze Manöver vergebens begonnen hatten; die entsprechenden Luftproben zeigten anfangs nicht die geringste Übereinstimmung; erst allmählich lernten wir die entsprechenden Zusammensetzungen der Spirometerluft kennen.

Aus diesem Versuch glauben wir folgendes herauslesen zu können. Die Blutgeschwindigkeit und parallel dazu das Herzschlagvolumen steigert sich von Vormittag gegen Abend zu, und nimmt zu einer Zeit, wo wir uns nicht mehr weit von der Höhe des Asthma cardiale-Anfalles befinden, um über 3 Liter zu. Wir sind überzeugt, z. T. lehrten uns dies Detailwerte aus nicht völlig gelungenen Versuchen, daß, je näher wir dem Anfall kamen, desto größer die Geschwindigkeit zutage getreten war. Der Grund — wir werden dafür noch weitere Beweise anführen können — warum speziell an diesem Tage das Asthma weniger schwer in Erscheinung trat, ist vielleicht in der geringen Nahrungsmenge zu suchen, die der Patient an diesem Tage erhalten hatte. Parallel zu der günstigen subjektiven Wirkung des Morphiums nahm auch die Blutgeschwindigkeit rasch ab; sowohl der Sauerstoffverbrauch als auch die Sauerstoffsättigung ging herunter und brachte 50 Minuten nach der Injektion eine Blutgeschwindigkeit zum Vorschein, die über ein Liter geringer war als vormittags, als der Patient noch über keinerlei subjektive Beschwerden zu klagen hatte. Da nicht anzunehmen ist, daß bei einer eventuellen primären Schwäche des linken Ventrikels, die ja vielfach als die einzige Ursache des Asthma cardiale-Anfalles beschuldigt wird, die Blutgeschwindigkeit in die Höhe steigt, sondern im Gegenteil eher abnehmen muß, so ist zunächst aus diesem Versuche das eine als sicherstehend abzuleiten, daß Herzschwäche als alleinige Ursache für die schweren Beschwerden, die sich bei unserem Patienten im Laufe der Abendstunden entwickelt haben, kaum angenommen werden kann. Ob, wie wir zunächst anzunehmen geneigt waren, die tatsächlich bestehende erhöhte Blutgeschwindigkeit das einzig Ausschlaggebende darstellt, somit als die eigentliche primäre Ursache für das Asthma cardiale anzusehen ist, wollen wir zunächst dahingestellt sein lassen. Es wäre ja möglich, hier an eine begleitende Erscheinung zu denken; vielleicht bringt die psychische Erregung, die in all diesen Fällen eine große Rolle spielt, die Beschleunigung der Zirkulation mit sich; ebenso könnte man aber auch mit der Möglichkeit rechnen, daß vielleicht die beschleunigte Atmung das Minutenvolumen in die Höhe treibt; in der Art ließen sich sicherlich noch eine große Anzahl von Eventualitäten anführen; an der einen Tatsache können wir aber festhalten, daß die erhöhte Geschwindigkeit ein Faktor ist, mit dem wir in diesem Falle unbedingt rechnen müssen und daß eben dieser Faktor imstande sein muß, dem drohenden Lungenödem eher Vorschub zu leisten und dem Herzen mehr Arbeit zuzumuten, als dies der Fall sein müßte, wenn die Zirkulation nicht beschleunigt wäre. Ist es nur die psychische Erregung, die vielleicht als ursächlich für die Steigerung des Minutenvolumens angeführt werden kann, so bietet dieser Fall zum mindesten den einen Hinweis, daß alle psychischen Insulte, wahrscheinlich auf dem Umwege einer Steigerung der Blutgeschwindigkeit, imstande sein können, den Kreislaufapparat zu erhöhter Tätigkeit zu zwingen, was also das Herz in ähnlicher Weise belastet, wie uns dies von der rein mechanischen Arbeit her bekannt ist. Der Unterschied zwischen wirklich mechanischer Inanspruchnahme der Zirkulation und der Beeinflussung durch psychische Insulte wäre nur der, daß der Patient z. B. bei der Arbeit jeden Moment inne halten kann, daß ihn aber psychische Erregungen, die eventuell ebenfalls mit erhöhter Blutgeschwindigkeit einhergehen, bei Tag und Nacht verfolgen und daß er sich vor ihnen kaum zu schützen in der Lage ist.

Fall II. 41 Jahre alter Mann, der sich bis vor kurzer Zeit vollkommen wohl fühlte, erkrankte plötzlich unter den Erscheinungen eines schweren Asthma cardiale. Er konnte sich davon nur schwer erholen, schließlich gelang es aber nach einer zweiten Morphiuminjektion doch der akuten Beschwerden Herr zu werden; er blieb zu Bett, bereits am nächsten Tag leichte Schwellungen der Beine und dauernde Kurzatmigkeit, die bei den geringsten Bewegungen an Intensität zunahm; allmählich nahmen in dem Maße, als die Ödeme an den Beinen stärker wurden, die dyspnoischen Beschwerden an Intensität ab; in diesem Stadium wurde der Mann an die Klinik gebracht. Objektiv zeigten sich die Zeichen einer Aorteninsuffizienz auf luetischer Grundlage (Wassermann stark positiv) mit gleichzeitiger Mitbeteiligung des rechten Herzens; offenbar kam es im Anschluß an den heftigen Anfall zu einer Mitbeteiligung des rechten Herzens, worauf die Stauungserscheinungen an der Peripherie einsetzten; die Leber war stark geschwollen und schmerzhaft; die Harnmenge sehr gering, Spuren Eiweiß. Die Beseitigung der Ödeme an den unteren Extremitäten ging nicht so rasch vor sich; Digitalis zeigte keinerlei Erfolg, desgleichen Strophantus; unter dem Einfluß von Diuretin gelang es schließlich, den Mann soweit zu bringen, daß er wieder nach Hause gehen konnte; arbeitsfähig — er war Chauffeur — wurde er nicht; er blieb noch lange in unserer Beobachtung; eine spezifische Behandlung (Salvarsan oder Quecksilber) wurde sehr schlecht vertragen, so daß wir zunächst davon Abstand nahmen. Der Mann zeigte sehr häufig in den Abendstunden Anfälle von Kurzatmigkeit; allmählich kam er selbst zu der Erkenntnis, daß er nach einer Abendmahlzeit ganz besonders schlechte Nächte zu überstehen hatte; aus diesem Grunde nahm er die letzte Nahrung bereits um 4 Uhr nachmittags zu sich. Gab man ihm abends (etwa 7 Uhr) noch einmal Fleischkost, so kam es nach 8 Uhr ganz bestimmt zu kardialen Beschwerden, die sogar Zeichen eines leichten Lungenödems erkennen ließen. Er mußte aus dem Bette heraus, es kam zu Hüsteln, das leichte Rasseln in den basalen Abschnitten, das fast immer nur lokalisiert zu hören war, nahm an Intensität zu und konnte sich schließlich über die ganze Lunge verbreitern. Trotz der relativ schweren Kompensationsstörungen bewältigte er die Atemtechnik leicht, so daß wir an ihm auch Atemversuche zur Zeit von Kurzatmigkeit durchführen konnten. Selbstverständlich gelang der erste Versuch nicht, aber allmählich kamen wir zu einwandsfreien Resultaten. Zur Orientierung sei betont, daß wir an diesem Patienten etwa 25 gelungene Atemversuche durchführen konnten; im allgemeinen schwankten die Nüchternwerte des Minutenvolumen stets zwischen 3—4 Liter. Um den Wert, den wir während eines leichten Anfalles erzielten, in das richtige Licht zu stellen, geben wir die Zahlen an zwei verschiedenen Tagen. Der eine Tag zeigt uns die Blutgeschwindigkeitszahlen zu einer Zeit, die frei von einer nächtlichen Attaque war, während der zweite Tag uns einen Anfall selbst demonstriert; wir haben ihn hervorgerufen durch Darreichung einer abendlichen Fleischmahlzeit.

Der erste Atemversuch wurde um $^1/_2$10 Uhr vormittags durchgeführt, der Patient war seit gestern um 6 Uhr abends nüchtern.

Probe I in %	Probe II in %	reduz. Probe in %	Spannung	
5,60 CO_2 4,37 O_2	5,62 CO_2 4,36 O_2	5,64 CO_2 4,35 O_2	39,71 mm Hg 30,62 mm Hg	50,5 % Sättigung

Arterielle Luft: 32,81 mm Hg CO_2, die Sauerstoffspannung brauchen wir nicht zu berüchsichtigen, weil eine Arterienpunktion hier vorgenommen wurde, wobei sich im arteriellen Blute eine Sauerstoffsättigung von 98 % ergab. Die Kohlensäurespannung betrug im punktierten Blute etwa 37,68 mm Hg. (Differenz zwischen Alveolarspannung und arterieller; 4,87 mm!) Der Sauerstoffverbrauch war 292 ccm; Pulszahl: 74; die Totalkapazität betrug: 17,42 Hämoglobin. Die Berechnung der Blutgeschwindigkeit ergibt: $G = \frac{292}{17,07 - 8,79} = 3,61$ Liter. Herzschlagvolumen: 40,7; Ausnützungskoeffizient: 0,47. Die Zusammensetzung der Spirometerluft war: 12 % Außenluft, 6 % Kohlensäure, Rest Stickstoff.

Der Patient bekam sein Vormittagsfrühstück, zu Mittag sein gewöhnliches Mittagessen (dabei etwa 150 gr Fleisch), $1^1/_2$ Stunden später, das ist etwa 3 Uhr, erfolgt der zweite Versuch:

Probe I in %	Probe II in %	reduz. Probe in %	Spannung	
5,93 CO_2 4,89 O_2	5,99 CO_2 4,81 O_2	6,05 CO_2 4,73 O_2	42,59 mm Hg 33,30 mm Hg	54,5 % Sättigung

Arterielle Luft: 33,72 mm Hg CO_2. Sauerstoffverbrauch: 309 ccm. Pulszahl 74. Die Spirometerluft war folgendermaßen zusammengesetzt: 14 % Außenluft, 6 % Kohlensäure, Rest Stickstoff. Die Berechnung des Minutenvolumens ergibt: $G = \frac{309}{17,07 - 10,49} = 4,074$ Liter. Herzschlagvolumen: 55 ccm; Ausnützungskoeffizient: 0,43. Um 7 Uhr abend, er hat seit Mittag nichts mehr gegessen, wird ein neuerlicher Atemversuch angestellt; wir bekamen folgende Werte:

Probe I in %	Probe II in %	reduz. Probe in %	Spannung
5,70 CO_2 4,64 O_2	5,61 CO_2 4,56 O_2	5,52 CO_2 4,48 O_2	39,45 mm Hg 31,45 mm Hg } 53,5 % Sättigung

Arterielle Luft: 33,20 mm Hg CO_2. Sauerstoffverbrauch: 328 ccm. Pulszahl 76. Die Zusammensetzung der Spirometerluft war: 14 % Außenluft, 6 % Kohlensäure, Rest Stickstoff. Das Minutenvolumen war: $G = \frac{328}{17{,}07 - 9{,}32}$ = **4,235** Liter. Herzschlagvolumen: 57 ccm; Ausnützungskoeffizient: 0,44.

Wenn der Patient in den Abendstunden über Atembeschwerden zu klagen hatte, so boten die Erscheinungen zwischen 10 und 11 Uhr meist ihr Maximum. An diesem Tag war er ruhig eingeschlafen; ohne daß er davon etwas früher wußte, weckten wir den Patient um 10 Uhr abends aus dem Schlaf und ließen noch einen Atemversuch anstellen. Der Patient, der ein sehr gefälliger Mensch war, zeigte nicht die geringste Erregung, sondern dämmerte während des ganzen Versuches, zum mindesten in den Zwischenpausen vor sich hin. Es war etwa $^1/_2$10 Uhr, als der eigentliche Versuch begann:

Probe I in %	Probe II in %	reduz. Probe in %	Spannung
5,87 CO_2 4,38 O_2	5,90 CO_2 4,32 O_2	5,93 CO_2 4,26 O_2	41,74 mm Hg 29,99 mm Hg } 49,0 % Sättigung

Die arterielle Luft: 33,16 mm Hg CO_2. Sauerstoffverbrauch: 303 ccm. Pulszahl 72. Die Spirometerluft war zusammengesetzt: 11 % Außenluft, 6 % Kohlensäure, Rest Stickstoff. Die Berechnung des Minutenvolumens ergibt: $G = \frac{303}{17{,}07 - 8{,}54}$ = 3,550 Liter. Herzschlagvolumen: 49,3 ccm; Ausnützungskoeffizient: 0,49.

Der höchste Wert, den wir an diesem Tage ermitteln konnten, zeigte sich in den Abendstunden. Zu einem Anfall kam es nicht, er schlief ein, dabei atmete er vollkommen ruhig. Als wir ihn zu einer Zeit aufweckten, zu der er an anderen Tagen gewöhnlich mit Atembeschwerden geplagt wurde, waren wir nicht imstande eine erhöhte Blutgeschwindigkeit nachzuweisen, der Wert war wesentlich kleiner als z. B. um 7 Uhr.

Nunmehr die Zahlen, die wir an einem Tage registrieren konnten, an dem der Patient in den Abendstunden eine recht unangenehme Atemperiode durchzumachen hatte.

Zunächst der Nüchternwert, aufgenommen um $^1/_2$10 Uhr vormittags.

Probe I in %	Probe II in %	reduz. Probe in %	Spannung
5,84 CO_2 4,67 O_2	5,77 CO_2 4,59 O_2	5,70 CO_2 4,51 O_2	40,12 mm Hg 31,75 mm Hg } 52,5 % Sättigung

Arterielle Luft: 28,02 mm Hg CO_2. Sauerstoffverbrauch: 298,6 ccm. Pulszahl 74. Spirometerluft war zusammengesetzt: 14 % Außenluft, 6 % Kohlensäure, Rest Stickstoff. Die Geschwindigkeitsberechnung ergibt: $G = \frac{298{,}6}{17{,}07 - 9{,}15}$ = 3,770 Liter. Herzschlagvolumen: 50,8 ccm; Ausnützungskoeffizient: 0,45.

Der Patient bekommt um 1 Uhr ein ausgiebiges Mittagessen (wiederum 150 gr Fleisch), bereits nach 1 Stunde, also um 2 Uhr, wird ein Atemversuch angestellt; wir fanden:

Probe I in %	Probe II in %	reduz. Probe in %	Spannung
5,67 CO_2 4,74 O_2	5,57 CO_2 4,76 O_2	5,47 CO_2 4,78 O_2	38,51 mm Hg 33,65 mm Hg } 56 % Sättigung

Arterielle Luft: 33,93 mm Hg CO_2. Sauerstoffverbrauch: 355 ccm. Pulszahl 76. Die Spirometerluft war folgendermaßen zusammengesetzt: 15% Außenluft, 5,75 % Kohlensäure, Rest Stickstoff. Die Berechnung des Minutenvolumens ergibt: $G = \frac{355}{17{,}07 - 9{,}76} = 4{,}866$ Liter. Herzschlagvolumen: 64,0 ccm; Ausnützungskoeffizient: 0,42.

Um etwa 4 Uhr erfolgt eine neuerliche Analyse:

Probe I in %	Probe II in %	reduz. Probe in %	Spannung
5,57 CO_2 4,60 O_2	5,48 CO_2 4,69 O_2	5,39 CO_2 4,78 O_2	37,85 mm Hg 33,55 mm Hg } 58 % Sättigung

Arterielle Luft: 32,96 mm Hg CO_2. Sauerstoffverbrauch: 303,6 ccm. Pulszahl 74. Zusammensetzung der Spirometerluft war: 14 % Außenluft, 6 % Kohlensäure, Rest Stickstoff. Die Berechnung des Minutenvolumens ergibt: $G = \frac{303{,}6}{17{,}07 - 10{,}10} = 4{,}355$ Liter. Herzschlagvolumen 58,8 ccm; Ausnützungskoeffizient: 0,40.

Wenige Minuten vor 6 Uhr abends erfolgt eine neuerliche Untersuchung. Seit Mittag hat der Patient nichts gegessen. Anbei die entsprechenden Zahlen:

Probe I in %	Probe II in %	reduz. Probe in %	Spannung
5,54 CO_2 4,71 O_2	5,60 CO_2 4,64 O_2	5,66 CO^3 4,57 O_2	39,84 mm Hg 32,17 mm Hg } 54,5 % Sättigung

Arterielle Luft: 32,88 mm Hg CO_2. Sauerstoffverbrauch: 325,7 ccm. Pulszahl 74. Die Zusammensetzung der Spirometerluft war: 13 % Außenluft, 5,75 % Kohlensäure, Rest Stickstoff. Die Berechnung des Minutenvolumens ergibt: $G = \frac{325{,}7}{17{,}07 - 9{,}49} = 4{,}297$ Liter. Herzschlagvolumen: 58 ccm; Ausnützungskoeffizient: 0,43.

Bald nach dem letzten Atemversuch kam es zu leichter Dyspnoe und Unruhe. Wir wollten ihm eine Eierspeise verabfolgen lassen; doch wurden davon nur einige Bissen genommen. Als wir um 9 Uhr abends mit den Atemversuchen begannen, war der Patient bereits recht dyspnoisch. Die Rasselgeräusche im Bereiche beider Unterlappen hatten an Ausdehnung zugenommen. Jetzt fanden wir folgende Werte:

Probe I in %	Probe II in %	reduz. Probe in %	Spannung
5,51 CO_2 5,38 O_2	5,58 CO_2 5,38 O_2	5,65 CO_2 5,38 O_2	39,77 mm Hg 37,87 mm Hg } 64 % Sättigung

Arterielle Luft: 33,24 mm Hg CO_2. Sauerstoffverbrauch: 360,4 ccm. Pulszahl 80. Die Zusammensetzung der Spirometerluft war: 14 % Außenluft, 6 % Kohlensäure, Rest Stickstoff. Die Berechnung des Minutenvolumens ergibt: $G = \frac{360,4}{17,07 - 11,15} = 6,088$ Liter. Herzschlagvolumen: 76 ccm; Ausnützungskoeffizient: 0,34.

Wir haben bei diesem Patienten mindestens 40 Analysen des Minutenvolumens vorgenommen; es ist dies der höchste Wert, den wir überhaupt bei ihm feststellen konnten.

Obwohl sich die Atembeschwerden meist nach einigen Stunden legten, so gaben wir ihm diesmal doch Morphium, um auch hier die Wirkung studieren zu können. Nach Beendigung des letzten Versuches bekam er 0,015 Morphium subkutan. Schon nach wenigen Minuten erklärte der Patient ganz spontan, daß die Atembeschwerden vorbei seien und er sich vollkommen normal fühle. Nunmehr wurde eine neuerliche Analyse vorgenommen. Wir fanden jetzt — etwa 20 Minuten nach der Morphiuminjektion folgende Werte:

Probe I in %	Probe II in %	reduz. Probe in %	Spannung	
5,57 CO_2 4,29 O_2	5,62 CO_2 4,23 O_2	5,67 CO_2 4,17 O_2	39,69 mm Hg 28,70 mm Hg	47,5 % Sättigung

Arterielle Luft: 26,32 mm Hg CO_2. Sauerstoffverbrauch: 271,1 ccm. Pulszahl 72. Die Zusammensetzung der Spirometerluft war: 12 % Außenluft, 6 % Kohlensäure, Rest Stickstoff. Die Berechnung des Minutenvolumens ergibt: $G = \frac{271,1}{17,07 - 8,27} = 3,080$ Liter. Herzschlagvolumen: 42,7 ccm; Ausnützungskoeffizient: 0,50.

In diesem Falle handelt es sich nicht um ein typisches Asthma cardiale, trotzdem soll es uns als ein Beispiel jener abendlichen Kurzatmigkeit dienen, wie sie bei Herzfehlern, besonders bei Aortenaffektionen so häufig zu sehen ist. Auch hier sahen wir eine Zunahme der Blutgeschwindigkeit. Dieser Wert zur Zeit der abendlichen Dyspnoe erscheint uns um so beachtenswerter, als wir über eine Reihe von analogen Werten verfügen, die an einem Tage erhoben wurde, wo der Patient frei von Beschwerden war. Schließlich soll nicht unerwähnt bleiben, daß auch hier das Morphium einen ausgezeichneten Erfolg zeitigte, der um so beachtenswerter erscheint, als parallel zur Besserung auch das Minutenvolumen abfiel, und zwar fast auf die Hälfte. Der Patient beherrschte die Atemtechnik ausgezeichnet, so daß man sich auf seine Zahlen unbedingt verlassen konnte. Selbstverständlich ist auch dieser Versuch nicht auf den ersten Anhieb gelungen; auch hier mußten wir uns erst durch Tastversuche die entsprechenden Luftzusammensetzungen im Spirometer zusammensuchen.

Wir haben noch verschiedene andere Fälle von Asthma cardiale in dieser Richtung untersucht; wir sind im Prinzip stets zu denselben Resultaten gekommen. Der Grund, warum wir diese Fälle im Detail nicht wiedergeben, liegt in der Schwierigkeit, vollständige Resultate zu erhalten; wir haben hier über ganze Serien berichten wollen, also über Perioden, wo die einzelnen Proben ausgezeichnet untereinander übereinstimmten; das ist natürlich nur in der Minderzahl der Fälle möglich gewesen.

Jedenfalls lassen sich unsere Beobachtungen an Patienten mit Asthma cardiale dahin zusammenfassen, daß sich fast bei allen Fällen in der Nähe des Asthmaanfalles die Blutgeschwindigkeit als gesteigert erweist. Mit diesem Faktor glauben wir wie mit einer gesicherten Tatsache rechnen zu können. Hier nur mit einer primären Herzschwäche zu rechnen geht nicht an, denn sonst müßte die Blutgeschwindigkeit entschieden herabgesetzt sein, was aber den Tatsachen zu widersprechen scheint.

4. Einfluß der Mahlzeiten auf die Blutgeschwindigkeit. Je mehr man sich mit Patienten beschäftigt, die unter den Mühsalen eines Asthma cardiale zu leiden haben, desto öfter hört man die Klage, daß die asthmatischen Beschwerden gelegentlich nach Genuß einer reichlichen Mahlzeit viel stärker in Erscheinung treten. Nicht nur daß der erste Anfall sich oft im Anschluß an ein opulentes Mahl zeigen kann, auch die täglichen, meist weniger schweren, dyspnoischen Zustände der Herzkranken, wie sie so häufig zwischen 9 und 11 Uhr abends auftreten, sind öfter nach einem ausgiebigeren Abendbrot zu sehen. Diese Erfahrung machen sich viele Patienten zunutze und vermeiden größere Nahrungszufuhren; ebenso ist es bekannt, daß solche Asthma cardiale-Kandidaten selten nach 7 Uhr abends noch etwas essen wollen; lassen sie sich gelegentlich doch dazu verleiten, so büßen sie es meist mit einer schlechten, wenn nicht sogar verlorenen Nacht. Sollte das Asthma cardiale tatsächlich in unserem Sinne auf erhöhte Geschwindigkeit zu beziehen sein, so war zu prüfen, ob nicht schon beim normalen Menschen die Nahrungszufuhr auf das Minutenvolumen Einfluß nimmt. Denn daß Patienten, die an Asthma cardiale leiden, nach einer Mahlzeit mit einer größeren Blutgeschwindigkeit reagieren, haben wir in den beiden vorangehenden Versuchen feststellen können.

Fall I. Als Kanditat zu einem solchen „Eßversuch" diente zunächst ein Kollege mit ziemlich lebhaften Temperament. Er ist etwa 29 Jahre alt; nicht korpulent. Als Nüchternwert fanden wir folgende Zahlen:

Probe I in %	Probe II in %	reduz. Probe in %	Spannung	
6,35 CO_2 6,97 O_2	6,43 CO_2 6,90 O_2	6,51 CO_2 6,83 O_2	45,43 mm Hg 47,74 mm Hg	71 % Sättigung

Arterielle Luft: 43,45 mm Hg CO_2 und 99,88 mm Hg O_2 = 97 % Sättigung; Totalkapazität: 17,80 Hämoglobin. Sauerstoffverbrauch: 253,6 ccm. Pulszahl 80. Die Zusammensetzung der Spirometerluft war 11 % Außenluft, $6^1/_2$ %

Kohlensäure, Rest Stickstoff. Die Berechnung des Minutenvolumens ergibt: $G = \frac{253,6}{17,27 - 12,63} = 5,465$ Liter. Herzschlagvolumen: 67,3 ccm. Ungefähr einen Monat vorher hatte der Kollege unter denselben Bedingungen 5,373 Liter. Ausnützungskoeffizient: 0,26.

Um $^1/_2$2 Uhr mittags bekam er eine kräftige Fleischmahlzeit. Nach $1^1/_2$ Stunden prüften wir neuerdings seine Blutgeschwindigkeit und erhielten jetzt folgende Werte:

Probe I in %	Probe II in %	reduz. Probe in %	Spannung
6,38 CO_2 7,11 O_2	6,48 CO_2 7,17 O_2	6,58 CO_2 7,23 O_2	45,93 mm Hg 50,46 mm Hg } 78% Sättigung

Arterielle Luft: 43,27 mm Hg CO_2 und 93,90 mm Hg O_2 = 97% Sättigung. Sauerstoffverbrauch: 335,2 ccm. Pulszahl 100. Die Zusammensetzung der Spirometerluft war: 14% Außenluft, 6,5% Kohlensäure, Rest Stickstoff. Die Berechnung des Minutenvolumens ergibt: $G = \frac{335,2}{17,27 - 13,88} = 9,917$ Liter. Herzschlagvolumen: 99,2 ccm. Ausnützungskoeffizient: 0,19.

In den Abendstunden, also um etwa $^1/_2$7 Uhr (5 Stunden nach der Mittagsmahlzeit), wiederholten wir den Versuch und erhielten jetzt folgende Werte:

Probe I in %	Probe II in %	reduz. Probe in %	Spannung
6,42 CO^2 6,77 O_2	6,42 CO_2 6,83 O_2	6,42 CO_2 6,89 O_2	44,94 mm Hg 48,23 mm Hg } 75% Sättigung

Arterielle Luft: 43,07 mm Hg CO_2 und 88,31 mm Hg O_2 = 96% Sättigung. Sauerstoffverbrauch: 297,7 ccm. Pulszahl 82. Die Zusammensetzung der Spirometerluft war 14% Außenluft, 7% Kohlensäure, Rest Stickstoff. Die Berechnung des Minutenvolumens ergibt: $G = \frac{297,7}{17,09 - 13,35} = 7,96$ Liter. Herzschlagvolumen: 97 ccm. Ausnützungskoeffizient: 0,21.

Das Wesentliche, das sich aus diesem Versuche ergibt, ist die enorme Steigerung der Blutgeschwindigkeit im Anschluß an eine Mahlzeit. Die Zunahme ist nicht nur die unmittelbare Folge des erhöhten Sauerstoffverbrauches, was ja als bekannte Tatsache hingenommen werden kann, sondern die Steigerung ergibt sich auch aus der geringeren Sauerstoffzehrung an der Peripherie. Da dies nur möglich ist bei Abnahme der Widerstände, so fließt nach einer Mahlzeit, wenigstens in diesem Falle, das Blut rascher durch die Capillaren, als z. B. vor der Nahrungsaufnahme. Daß dieser Zustand längere Zeit anhalten kann, beweist uns die noch immer hohe Blutgeschwindigkeit 5 Stunden nach der Mittagsmahlzeit. Die Werte vor der Mahlzeit verhalten sich zu jenen nach der Nahrungszufuhr und zu dem Wert 5 Stunden später wie 1 : 1,81 : 1,45.

Daß hier individuelle, aber keine prinzipiellen Unterschiede zu bestehen scheinen, glauben wir aus der folgenden Beobachtung herauslesen zu müssen.

Fall II. Etwa 30 Jahre alter Mann, ruhiger und etwas langsamer Kollege, unternimmt unter denselben Bedingungen wie der Kollege des vorangehenden Versuches die Atemversuche. Allerdings muß hervorgehoben werden, daß dieser Kollege die längste Zeit aus einer Kriegsküche speiste und höchstens 2—3 Mal in der Woche etwas Fleisch bekam. Der Nüchternversuch zeigt folgende Werte:

Probe I in %	Probe II in %	reduz. Probe in %	Spannung
6,52 CO_2 5,43 O_2	6,45 CO_2 5,50 O_2	6,38 CO_2 5,57 O_2	45,59 mm Hg 38,82 mm Hg } 63,5 % Sättigung

Arterielle Luft: 57,03 mm Hg CO_2 und 106,12 mm Hg O_2 = 98 % Sättigung. Sauerstoffverbrauch: 257 ccm. Totalkapazität: 16,15 Hämoglobin. Pulszahl 72. Die Zusammensetzung der Spirometerluft war: 13 % Außenluft, 7,25 % Kohlensäure, Rest Stickstoff. Die Berechnung des Minutenvolumens ergibt: $G = \frac{257}{15,82 - 10,25} = 4,614$ Liter. Herzschlagvolumen: 64 ccm. Ausnützungskoeffizient: 0,34.

Nach $1^1/_2$ Stunden nach der Mahlzeit wird der Atemversuch wiederholt, die dabei erzielten Werte sind folgende:

Probe I in %	Probe II in %	reduz. Probe in %	Spannung
6,44 CO_5 5,93 O_2	6,41 CO_2 6,03 O_2	6,38 CO_2 6,13 O_2	44,47 mm Hg 42,41 mm Hg } 68,5% Sättigung

Arterielle Luft: 38,78 mm Hg CO_2 und 107,87 mm Hg O_2 = 98 % Sättigung. Sauerstoffverbrauch: 291 ccm. Pulszahl 74. Die Zusammensetzung der Spirometerluft war: 14 % Außenluft, 7,5 % Kohlensäure, Rest Stickstoff. Die Berechnung der Blutgeschwindigkeit ergibt: $G = \frac{291}{15,82 - 10,81} = 5,806$ Liter. Herzschlagvolumen: 78,4 ccm. Ausnützungsversuch: 0,29.

Etwa 5 Stunden nach der Beendung der Mittagsmahlzeit wurde ein neuerlicher Atemversuch angestellt, der folgende Zahlen ergab:

Probe I in %	Probe II in %	reduz. Probe in %	Spannung
6,27 CO_2 6,06 O_2	6,28 CO_2 6,04 O_2	6,29 CO_2 6,02 O_2	43,88 mm Hg 41,91 mm Hg } 68 % Sättigung

Arterielle Luft: 35,38 mm Hg CO_2 und 109,2 mm Hg O_2 = 98 % Sättigung. Sauerstoffverbrauch: 254 ccm. Pulszahl 74. Die Zusammensetzung der Spirometerluft war: 14 % Außenluft, $7^1/_2$ % Kohlensäure, Rest Stickstoff. Die Berechnung des Minutenvolumens ergibt: $G = \frac{254}{15,82 - 10,98} = 5,248$ Liter. Herzschlagvolumen: 70,9 ccm. Ausnützungskoeffizient: 0,30.

Auch hier sehen wir eine Steigerung der Blutgeschwindigkeit im Anschluß an eine kräftige Mittagsmahlzeit, doch kommt es lange nicht zu jener mächtigen Steigerung wie im vorhergehenden Falle. Die Werte miteinander verglichen ergeben: 1 : 1,25 : 1,13.

Der wesentliche Unterschied zwischen dieser Beobachtung und der vorangehenden hat die geringere Steigerung des Grundumsatzes zur Ursache. Jedenfalls scheinen sich bei den verschiedenen Individuen in dieser Hinsicht Abweichungen zu ergeben. Auch hier wäre es uns ein leichtes, die Zahl der mitgeteilten Beobachtungen um ein beträchtliches zu erhöhen. Uns genügt es zunächst, darauf hingewiesen zu haben, daß die alte Behauptung vieler Herzkranken, sie hätten mit „vollem Magen“ unter den Erscheinungen eines Herzasthmas viel häufiger zu leiden, sich mit unserer Annahme, die in der Erhöhung der Blutgeschwindigkeit ein Gelegenheitsmoment für den Ausbruch eines Anfalles sieht, vielfach deckt. Die Nahrungszufuhr ist offenbar imstande, die Blutgeschwindigkeit beträchtlich zu steigern.

5. Einfluß des Bindens der Glieder auf die Blutgeschwindigkeit. Es häufen sich die Angaben, die dem Abbinden der Glieder als therapeutischem Faktor bei Herzaffektionen das Wort reden. Vor allem ist es PELLER[1]), der bei Asthma cardiale und Angina pectoris durch Abschnüren der unteren Extremitäten außerordentlich günstige Erfolge erreicht hat; wir haben uns des öfteren von der Richtigkeit dieser Angabe überzeugen können; jedenfalls war dies mit ein Grund, dieser Frage unsere Aufmerksamkeit zuzuwenden. In leichten Fällen und zu Beginn eines Anfalles vermag die Stauungsbinde die Schwere der Erscheinungen zu bannen; bei schwereren Attaquen soll ebenfalls davon ausgiebig Gebrauch gemacht werden; der außerordentlich günstige Einfluß ist oft nicht hinwegzuleugnen; einem Sammelreferate von EDENS[2]) entnehmen wir, daß dieses Verfahren bereits den alten griechischen Ärzten bekannt war. Der günstige Erfolg läßt sich ganz gut im Sinne unserer Theorie deuten; denn wenn tatsächlich das Asthma cardiale ursächlich auf ein erhöhtes Minutenvolumen zu beziehen ist, so liegt die Vermutung nahe, in dem Binden der Glieder eine Hemmung der erhöhten Blutgeschwindigkeit zu sehen. Vielleicht fängt sich hinter den Umschnürungen ein Teil des Blutes, worauf das linke Herz entlastet wird; der sogenannte günstige Erfolg, der eintritt, wenn es im Verlaufe eines Asthma cardiale zu Ödemen der Beine kommt, ließe sich ganz ähnlich deuten. Die konkrete Fragestellung lautete somit, ob es durch Binden der Glieder gelingt, schon beim normalen Menschen

---

1) PELLER: Wien. Arch. f. inn. Med. Bd. III. 1922.
2) EDENS: Med. Klinik 1923, S. 659.

die Blutgeschwindigkeit herabzusetzen, und ob sich dies nicht bei Kandidaten für das Asthma cardiale ganz besonders deutlich nachweisen läßt. Die folgenden vier Versuche beschäftigen sich mit dieser Frage.

Fall I. 25 Jahre alter Kollege, ziemlich lebhaft, beherrscht die Atemtechnik ausgezeichnet. Nachdem er längere Zeit nüchtern vor dem Atemapparat gesessen war, wird der Atemversuch durchgeführt:

Probe I in %	Probe II in %	reduz. Probe in %	Spannung	
6,13 CO_2 6,78 O_2	6,13 CO_2 6,85 O_2	6,13 CO_2 6,92 O_2	43,15 mm Hg 48,71 mm Hg	76% Sättigung

Arterielle Luft: 36,19 mm Hg CO_2 und 109,7 mm Hg O_2 = 98% Sättigung. Sauerstoffverbrauch: 247 ccm. Totalkapazität: 17,88 Hämoglobin. Pulszahl 94. Die Spirometerluft war folgendermaßen zusammengesetzt: 14% Außenluft, 6,5% Kohlensäure und Rest Stickstoff. Die Berechnung der Blutgeschwindigkeit ergibt: $G = \frac{247}{17{,}16 - 13{,}59} = 6{,}91$ Liter. Herzschlagvolumen: 73,5. Ausnützungskoeffizient 0,22.

Nunmehr wurden an den Oberschenkeln Binden angelegt; sie bestanden aus etwa 7—8 cm breiten Gummibändern; sie wurden in Tourenzügen so fest angezogen, daß die Venen nach Tunlichkeit gestaut waren, während in den peripheren Arterien der Puls unverändert zu fühlen ist. Schon nach kurzer Zeit werden die peripheren Anteile der unteren Extremitäten cyanotisch und nehmen deutlich an Umfang zu. Legt man die Binden zu fest an, so treten relativ rasch Schmerzen auf.

Nachdem die Stauung bereits mehrere Minuten angehalten hatte, wurde mit dem Atemversuch fortgesetzt. Wir erhielten jetzt folgende Werte:

Probe I in %	Probe II in %	reduz. Probe in %	Spannung	
6,50 CO_2 6,20 O_2	6,58 CO_2 6,27 O_2	6,66 CO_2 6,34 O_2	44,21 mm Hg 44,73 mm Hg	72% Sättigung

Arterielle Luft: 40,41 mm Hg CO_2 und 106,8 mm Hg O_2 = 98% Sättigung. Sauerstoffverbrauch: 240 ccm. Pulszahl 96. Die Spirometerluft war zusammengesetzt: 12% Außenluft, 7% Kohlensäure, Rest Stickstoff. Die Berechnung der Blutgeschwindigkeit ergibt: $G = \frac{240}{17{,}16 - 12{,}87} = 5{,}595$ Liter. Herzschlagvolumen: 58,2 ccm. Ausnützungsversuch: 0,26. Wir sehen also als Erfolg des Bindens der beiden unteren Extremitäten eine Abnahme der Blutgeschwindigkeit um 1,32 Liter, d. h. um fast 20%. Das Verhältnis der Geschwindigkeitswerte war: 100 : 79,5.

Fall II. 40 Jahre alter Mann, der wegen einer luetischen Aorteninsuffizienz in schwer inkompensiertem Zustande schon des öfteren an der Klinik lag und allmählich die Atemtechnik in selten exakter Weise erlernte, wird neuerlich zu einem Atemversuch herangezogen. Wir haben schon vorher des öfteren den Einfluß des Bindens der Glieder an ihm geprüft; jedesmal versicherte er uns — und zwar ganz spontan — daß unmittelbar nach dem Anlegen der Binden ihm das Atmen viel leichter falle; „als hätte man mir hier — und dabei zeigte er auf die Brust — etwas aufgemacht". In relativ gut kompensiertem Zustande hatten wir Gelegenheit, sein Minutenvolumen zu prüfen; wir erhielten folgende Werte:

Probe I in %	Probe II in %	reduz. Probe in %	Spannung
6,20 CO_2 7,53 O_2	6,25 CO_2 7,53 O_2	6,30 CO_2 7,53 O_2	41,28 mm Hg 51,81 mm Hg } 80,5% Sättigung

Arterielle Luft: 27,91 mm Hg CO_2 und 91,56 mm Hg O_2 = 96% Sättigung. Sauerstoffverbrauch: 247,1 ccm. Totalkapazität: 19,63 Hämoglobin. Pulszahl 104. Die Zusammensetzung der Spirometerluft war: 15% Außenluft, 7% Kohlensäure, Rest Stickstoff. Die Berechnung des Minutenvolumens ergibt: $G = \frac{247,1}{18,84 - 15,80} = 8,125$ Liter. Herzschlagvolumen: 78,1 ccm. Ausnützungskoeffizient: 0,15.

Die Stauung wurde von dem Patienten trotz der fast halbstündigen Dauer sehr gut vertragen. Nachdem die Binde etwa 10 Minuten gelegen hatte, wurde mit dem Atemversuche begonnen; die Zahlen sind folgende:

Probe I in %	Probe II in %	reduz. Probe in %	Spannung
6,09 CO_2 6,53 O_2	6,15 CO_2 6,46 O_2	6,21 CO_2 6,39 O_2	42,72 mm Hg 43,66 mm Hg } 70% Sättigung

Die arterielle Luft: 27,12 mm Hg CO_2 und 90,67 mm Hg O_2 = 96% Sättigung. Sauerstoffverbrauch: 255 ccm. Pulszahl 100. Die Spirometerluft hatte folgende Zusammensetzung: 13% Außenluft, 7% Kohlensäure, Rest Stickstoff. Die Berechnung des Minutenvolumens ergibt: $G = \frac{255}{18,84 - 13,74} = 5,00$ Liter. Herzschlagvolumen: 50 ccm. Ausnützungskoeffizient: 0,26. Die Abnahme infolge des Abbindens ist somit: 3,125 Liter, d. i. um 39,5%. Die Geschwindigkeitswerte verhielten sich zueinander wie: 100 : 61,5.

Fall III. Es handelt sich um denselben Patienten, den wir als Fall I (S. 140) beschrieben haben; er ist mittlerweile, nach einer Digitaliskur, in gebessertem Zustande aus dem Spital entlassen worden, kam aber nach etwa 2 Monaten wieder an die Klinik. Die Beschwerden waren geringer, doch bestand noch immer eine leichte Neigung zu asthmatischen Anfällen. Trotz einer neuerlichen Digitaliskur hat sich die Blutgeschwindigkeit nicht verringert; während dieser Nachperiode haben wir wieder einen Atemversuch unternommen und dabei die Wirkung des Abbindens der Beine studiert. Wir haben dabei folgende Werte erhalten:

Probe I in %	Probe II in %	reduz. Probe in %	Spannung
6,50 CO_2 5,81 O_2	6,58 CO_2 5,75 O_2	6,66 CO_2 5,69 O_2	46,42 mm Hg 39,66 mm Hg } 64% Sättigung

Arterielle Luft: 42,99 mm Hg CO_2 und 101,1 mm Hg O_2 = 97% Sättigung. Totalkapazität: 17,05 Hämoglobin. Sauerstoffverbrauch; 351,4 ccm. Pulszahl 86. Die Spirometerluft zeigte folgende Zusammensetzung: 16% Außenluft, 6,5%

Kohlensäure, Rest Stickstoff. Die Berechnung des Minutenvolumens ergibt: $G = \frac{351,4}{16,54 - 10,91} = 6,241$ Liter. Herzschlagvolumen: 72,8 ccm. Ausnützungskoeffizient: 0,33.

Schon unmittelbar nach dem Binden der Glieder erklärt der Patient — ebenfalls ganz spontan — daß er sich viel leichter fühle — „als wäre ein Druck am Herzen weg" — 10 Minuten nach Liegen der Binde wurde der Atemversuch unternommen; wir erhielten jetzt folgende Zahlen:

Probe I in %	Probe II in %	reduz. Probe in %	Spannung
6,99 CO_2 5,10 O_2	7,08 CO_2 5,07 O_2	7,17 CO_2 5,04 O_2	49,98 mm Hg 35,12 mm Hg } 55% Sättigung

Arterielle Luft: 40,54 mm Hg CO_2 und 100,4 mm Hg O_2 = 97% Sättigung. Sauerstoffverbrauch: 345,2 ccm. Pulszahl 84. Die Zusammensetzung der Spirometerluft war: 14% Außenluft, 7% Kohlensäure, Rest Stickstoff. Die Berechnung des Minutenvolumens ergibt: $G = \frac{345,2}{16,54 - 9,38} = 4,821$ Liter. Herzschlagvolumen: 57,3 ccm. Ausnützungskoeffizient: 0,42. Wir sehen also eine Verminderung um 1,42 Liter, d. h. eine Abnahme um 22,7%. Die Geschwindigkeitswerte verhalten sich zu einander wie 100 : 77,2.

Fall IV. 58 Jahre alter, großer und kräftiger Mann mit Aorteninsuffizienz; gelegentlich Zeichen einer geringen Insuffizienz des rechten Herzens (Ödeme der Beine, Stauungsleber, Oligurie); nach Digitalis immer rasche Besserung. In einem Stadium guter Kompensation unternahmen wir einen Stauungsversuch. Der Nüchternversuch zeigte folgende Zahlen:

Probe I in %	Probe II in %	reduz. Probe in %	Spannung
6,19 CO_2 5,99 O_2	6,29 CO_2 5,99 O_2	6,39 CO_2 5,99 O_2	45,17 mm Hg 42,35 mm Hg } 68% Sättigung

Arterielle Luft: 39,66 mm Hg CO_2 und 90,43 mm Hg O_2 = 96% Sättigung. Sauerstoffverbrauch: 353 ccm. Totalkapazität: 16,56 Hämoglobin. Pulszahl 92. Die Zusammensetzung der Spirometerluft war folgende: 15% Außenluft, 7% Kohlensäure, Rest Stickstoff. Die Berechnung des Minutenvolumens ergibt: $G = \frac{353}{15,90 - 11,26} = 7,607$ Liter. Herzschlagvolumen: 82,6 ccm. Ausnützungskoeffizient: 0,28.

Bereits kurze Zeit nach Binden der Glieder wird der sonst sehr ruhige Patient erregt; er klagt über Schmerzen in den Beinen; er, der sonst außerordentlich geduldig erscheint, ersucht, man möge ihm die Binden lockern oder wegnehmen. Durch Zureden gelingt es, den Versuch zu Ende zu führen; wir erhielten nach Abbinden der unteren Extremitäten folgende Werte:

Probe I in %	Probe II in %	reduz. Probe in %	Spannung
6,43 CO_2 6,83 O_2	6,50 CO_2 6,90 O_2	6,57 CO_2 6,97 O_2	46,45 mm Hg 49,27 mm Hg } 77% Sättigung

Arterielle Luft: 38,73 mm Hg CO_2 und 91,10 mm Hg O_2 = 96% Sättigung. Sauerstoffverbrauch: 340,5 ccm. Pulszahl 110. Die Spirometerluft zeigte folgende Zusammensetzung: 13% Außenluft, 7,5% Kohlensäure, Rest Stickstoff. Die Berechnung des Minutenvolumens ergibt: $G = \frac{340,5}{15,90 - 12,75} = 10,809$ Liter. Herzschlagvolumen: 98,2 ccm. Ausnützungskoeffizient: 0,19. Wir sehen hier im Gegensatz zu den drei vorangehenden Versuchen eine beträchtliche Steigerung. Die Geschwindigkeitswerte verhalten sich wie: 100 : 142. Wir meinten, es zuerst mit einem technischen Fehler zu tun zu haben und wiederholten diesen Versuch; wir sind beim zweiten Male zu ganz denselben Resultaten gekommen; an der Tatsache dieser Steigerung können wir nicht vorübergehen.

Da wir nachweisen können, daß das Binden der Glieder, in dem viele Ärzte einen außerordentlich günstigen Heilfaktor zur Kupierung des Asthma cardiale erblicken, die Blutgeschwindigkeit beträchtlich herabzudrücken vermag, so sehen wir darin ein wesentlich unterstützendes Moment unserer Anschauung über den Entstehungsmechanismus des Asthma cardiale. Ob die herabsetzende Wirkung des Abbindens nur rein mechanisch zu deuten ist, d. h. ob tatsächlich sich hinter der Binde, bezw. peripherwärts davon das Blut gleichsam fängt und dadurch den Ventrikel entlastet oder ob hier auch reflektorische Vorgänge in Betracht zu ziehen sind, wollen wir dahingestellt sein lassen. Offenbar spielen auch hier individuelle Unterschiede eine Rolle; letzteres Moment würde allerdings sehr zugunsten reflektorischer Vorgänge sprechen.

6. Einfluß von Schmerz und psychischer Erregung auf die Blutgeschwindigkeit. Psychische Erregungen sind bei Herzkranken leicht imstande, das relative Wohlbefinden im ungünstigen Sinne zu beeinflussen. Die Atmung kann sich beschleunigen, die Herzfrequenz nimmt zu, die Diurese kann abnehmen usw. In dem Sinne bemüht sich die Umgebung, den Patienten vor solchen Insulten zu bewahren. Der letzterwähnte Patient, bei dem wir den Eindruck hatten, daß vielleicht die Erregung — bedingt durch das Schmerzgefühl im Beine — daran Schuld sein könnte, daß trotz des Bindens das Minutenvolumen nicht nur nicht abnahm, sondern sogar größer wurde, schien uns als Versuchsobjekt geeignet, um den Einfluß psychischer Erregungen auf die Blutgeschwindigkeit zu studieren. Die Frage war nur die, wie das zu bewerkstelligen sei.

Fall I. Wir wollten zuerst den Nüchternwert des Patienten bestimmen und ihm im weiteren Verlaufe des Versuches die Mitteilung machen, daß sich sein cardialer Zustand in letzter Zeit so ungünstig gestaltet hätte, daß es vielleicht am zweckmäßigsten wäre, wenn er sich pensionieren ließe — mit dieser Möglichkeit hatte er schon lange gerechnet —; der Mann nahm die Nachricht zunächst ruhig hin; irgend eine heftige Emotion war äußerlich an ihm nicht zu bemerken, doch kamen ihm dann Tränen in die Augen; in diesem Stadium der Emotion machten wir den zweiten Atemversuch; wir fanden dabei folgende Werte; zunächst der Nüchternwert:

Probe I in %	Probe II in %	reduz. Probe in %	Spannung
6,14 CO_2 5,99 O_2	6,28 CO_2 6,07 O_2	6,42 CO_2 6,15 O_2	44,17 mm Hg 42,31 mm Hg } 68% Sättigung

Arterielle Luft: 39,17 mm Hg CO_2 und 90,38 mm Hg O_2 = 96% Sättigung. Sauerstoffverbrauch: 337 ccm. Pulszahl 86. Die Zusammensetzung der Spirometerluft war: 14% Außenluft, 7% Kohlensäure, Rest Stickstoff. Die Berechnung des Minutenvolumens ergibt: $G = \frac{337}{15{,}90 - 11{,}26} = 7{,}262$ Liter. Herzschlagvolumen: 84,4 ccm. Ausnützungskoeffizient: 0,28. Jetzt unternahmen wir den Versuch, durch psychische Erregung seine Zirkulation zu beeinflussen. Nachdem wir etwa 5 Minuten in obigem Sinne mit ihm gesprochen haben, prüften wir neuerdings die Blutgeschwindigkeit; wir bekamen jetzt folgende Zahlen:

Probe I in %	Probe II in %	reduz. Probe in %	Spannung
6,34 CO_2 6,35 O_2	6,34 CO_2 6,24 O_2	6,34 CO_2 6,13 O_2	43,32 mm Hg 42,18 mm Hg } 68% Sättigung

Arterielle Luft: 40,01 mm Hg CO_2 und 90,89 mm Hg O_2 = 96% Sättigung. Sauerstoffverbrauch: 342 ccm. Pulszahl 90. Die Zusammensetzung der Spirometerluft war: 15% Außenluft, 7,25% Kohlensäure, Rest Stickstoff. Die Berechnung des Minutenvolumens ergibt: $G = \frac{342}{15{,}90 - 11{,}26} = 7{,}370$ Liter. Herzschlagvolumen: 82 ccm. Ausnützungskoeffizient: 0,28. Wir sehen im Prinzip dieselbe Geschwindigkeit; das geringe Plus ergibt sich aus dem minimal erhöhten Grundumsatz. Der Sauerstoffgehalt des venösen Blutes war in beiden Fällen derselbe.

Dieser Versuch lehrt zwei Tatsachen, — auf der einen Seite beweist diese Beobachtung neuerdings, wie gut zwei aufeinanderfolgende Versuche miteinander übereinstimmen können, und auf der anderen erkennt man die Wirkung der Zusammensetzung der Spirometerluft; im ersten Versuch war etwas zu wenig Kohlensäure in der Inspirationsluft; trotzdem gleicht sich der reduzierte Wert entsprechend aus; anderseits war der Sauerstoffwert zu gering; als wir jetzt mehr Kohlensäure nahmen und auch den Sauerstoffgehalt erhöhten, war das Optimum der Kohlensäure erreicht, während die Sauerstoffwerte in der ersten Probe höher waren als in der zweiten; trotzdem kam es zu einem entsprechenden Ausgleich, so daß in beiden Fällen die Sauerstoffsättigung 68% betrug.

Jedenfalls ergibt dieser Versuch, daß, wenigstens in diesem Falle, die psychische Erregung kaum imstande war, die Blutgeschwindigkeit in die Höhe zu treiben; in dem Sinne wird es vielleicht auch schwer fallen, die paradoxe Erhöhung des Minutenvolumens, die wir im vorigen

Versuch nach Binden der Glieder konstatieren konnten, nur auf psychische Erregung zu beziehen, obwohl man sich bewußt sein muß, daß psychische Erregung und Schmerzempfinden nicht miteinander zu vergleichen sind.

Sicherlich spielen in dieser Beziehung individuelle Unterschiede eine große Rolle. Als Beispiel, daß gelegentlich „sogenannte“ Erregung doch von Einfluß sein kann, möge vielleicht folgender Versuch gelten:

Fall II. Es betrifft einen jungen, 26 Jahre alten, aus Galizien stammenden Mann, von typisch neurasthenischem und ängstlichem Charakter, wie er vielen Patienten gerade aus jener Gegend eigen ist. Der Mann erblickte in den Atemversuchen ein hochwichtiges Ereignis und bemühte sich nach bestem Können und Gewissen, den ihm gestellten Aufgaben nachzukommen; er beherrschte schließlich die Atemtechnik in ausgezeichneter Weise. Die folgenden Werte sind alle in nüchternem Zustande gewonnen worden:

Probe I in %	Probe II in %	reduz. Probe in %	Spannung	
6,78 CO_2 6,25 O_2	6,91 CO_2 6,30 O_2	7,04 CO_2 6,35 O_2	49,42 mm Hg 44,57 mm Hg	69% Sättigung

Arterielle Luft: 36,50 mm Hg CO_2 und 108,7 mm Hg O_2 = 98% Sättigung. Sauerstoffverbrauch: 221 ccm. Pulszahl 76. Totalkapazität: 18,15 Hämoglobin. Die Zusammensetzung der Spirometerluft war: 14% Außenluft, 7% Kohlensäure, Rest Stickstoff. Die Berechnung des Minutenvolumens ergibt: $G = \frac{221}{17{,}18 - 12{,}72}$ = **4,201** Liter. Herzschlagvolumen: 55 ccm. Ausnützungskoeffizient 0,29.

Am anderen Tag war ein ganz anderer Wert zu beobachten; wir würden auf diese Zahlen kein so großes Gewicht legen, wenn nicht stets Kontrollanalysen vorliegen würden, und wenn wir nicht auf Grund zahlreicher Erfahrungen sagen könnten, daß die Unterschiede an zwei aufeinanderfolgenden Tagen bei normalen Menschen sich höchstens innerhalb geringer Grenzen bewegen; äußerlich war an diesem Tage, an dem der folgende Wert erhalten wurde, kaum etwas Merkliches festzustellen; auf seinen Nüchternzustand konnten wir uns verlassen.

Probe I in %	Probe II in %	reduz. Probe in %	Spannung	
6,84 CO_2 8,39 O_2	6,88 CO_2 8,45 O_2	6,92 CO_2 8,51 O_2	48,30 mm Hg 59,40 mm Hg	84% Sättigung

Arterielle Luft: 35,89 mm Hg CO_2 und 108,8 mm Hg O_2 = 98% Sättigung. Sauerstoffverbrauch: 221 ccm. Pulszahl 98. Die Zusammensetzung der Spirometerluft war: 18% Außenluft und 7% Kohlensäure, Rest Stickstoff. Die Berechnung des Minutenvolumens ergibt: $G = \frac{221}{17{,}78 - 15{,}24}$ = **7,700** Liter. Herzschlagvolumen; 88 ccm. Ausnützungskoeffizient: 0,14.

Tags darauf erhielten wir wieder einen ganz anderen Wert; auch hier zeigten sich die Werte der einzelnen Proben sehr nahe beieinander, wobei ebenfalls Kontrollanalysen vorlagen:

Probe I in %	Probe II in %	reduz. Probe in %	Spannung
6,78 CO_2 6,04 O_2	6,86 CO_2 6,02 O_2	6,94 CO_2 6,00 O_2	48,51 mm Hg 41,88 mm Hg } 65% Sättigung

Arterielle Luft: 36,82 mm Hg CO_2 und 108,9 mm Hg O_2 = 98% Sättigung. Sauerstoffverbrauch: 200 ccm. Pulszahl 62. Die Zusammensetzung der Spirometerluft war folgende: 14% Außenluft, 6,5% Kohlensäure, Rest Stickstoff. $G = \frac{200}{17{,}78 - 11{,}80} = 3{,}344$ Liter. Herzschlagvolumen: 54 ccm. Ausnützungskoeffizient: 0,33. In solchen Schwankungen glauben wir ein Charakteristikum der unterschiedlichen Vasoneurotiker erblicken zu müssen. Die Geschwindigkeitswerte verhielten sich wie 100 : 209 : 82.

Wir haben mehrere solche „nervöse“ Menschen gesehen, die trotz ausgezeichneter Atemtechnik selten eine Übereinstimmung aufeinanderfolgender Werte erkennen ließen.

Bei ebendemselben Menschen haben wir in aufeinanderfolgenden Versuchen den Einfluß einer subcutanen Ätherinjektion geprüft, die bekanntlich starke Schmerzen an der Injektionsstelle verursacht; schon die Art und Weise, wie sich dieser Mann der Injektion gegenüber verhielt, ließ mit der Möglichkeit rechnen, daß dieser Eingriff als solcher bereits von Einfluß sein müßte. Anbei die entsprechenden Zahlen:

. Probe I in %	Probe II in %	reduz. Probe in %	Spannung
6,49 CO_2 6,06 O_2	6,49 CO_2 6,13 O_2	6,49 CO_2 6,20 O_2	45,56 mm Hg 43,52 mm Hg } 69,5% Sättigung

Arterielle Luft: 36,08 mm Hg CO_2 und 110,6 mm Hg O_2 = 98% Sattigung. Sauerstoffverbrauch: 218 ccm. Pulszahl 72. Die Zusammensetzung der Spirometerluft war folgende: 14% Außenluft, 7,75% Kohlensäure, Rest Stickstoff. Die Berechnung des Minutenvolumens ergab: $G = \frac{218}{17{,}78 - 12{,}61} = 4{,}212$ Liter. Herzschlagvolumen: 58,5. Ausnützungskoeffizient: 0,28.

Die Werte nach der Injektion waren folgende:

Probe I in %	Probe II in %	reduz. Probe in %	Spannung
6,38 CO_2 6,44 O_2	6,42 CO_2 6,54 O_2	6,46 CO_2 6,64 O_2	45,35 mm Hg 46,62 mm Hg } 74% Sättigung

Arterielle Luft: 32 mm Hg CO_2 und 108,6 mm Hg = 98% Sättigung. Sauerstoffverbrauch: 225 ccm. Pulszahl 78. Die Spirometerluft hatte folgende Zusammensetzung: 15% Außenluft und 7% Kohlensäure, Rest Stickstoff. Die Berechnung des Minutenvolumens ergibt: $G = \frac{225}{17{,}78 - 13{,}43} = 5{,}172$ Liter. Herzschlagvolumen: 66,3 ccm. Ausnützungskoeffizient: 0,24. Die Geschwindigkeitswerte verhielten sich wie 100 : 122.

Diese Beobachtung, sowie ähnliche bei anderen nervösen Personen scheinen zu beweisen, wie groß der Einfluß psychischer Erregungen auf die Vasomotoren und insofern auf die Blutgeschwindigkeit sein kann. Menschen, die dauernd mit solchen Blutgeschwindigkeitsschwankungen zu kämpfen haben, beanspruchen offenbar ihren Gefäßapparat in viel unökonomischerer Weise, als andere, die dauernd in gleichmäßigem Tempo die Atmung ihrer Gewebe bewerkstelligen. Vasoneurotische Beschwerden können häufig als Antezedentien von Hypertonien angesehen werden; über Schwankungen der Blutgeschwindigkeit bei Kindern von Hypertonikern, bei denen man eventuell am ehesten die Frühstadien von späterem manifesten Hochdruck studieren kann, werden wir später berichten.

7. Die Blutgeschwindigkeit bei Dauerasthma und über den Einfluß des Pituglandol (Histamin). Ein Charakteristikum des Asthma cardiale ist das anfallsweise Auftreten hochgradiger Kurzatmigkeit. Es gibt Patienten, die durch viele Tage hindurch sich in einem solchen Zustande von Kurzatmigkeit befinden; die geringste Erregung oder Bewegung kann genügen, die latente Dyspnoe noch mehr zum Ausdruck zu bringen; in solchen Fällen ist es manchmal schwer, zu entscheiden, was noch Kurzatmigkeit allein ist und wann wir es bereits mit einer Attacke von Asthma cardiale zu tun haben. Im folgenden wollen wir über die Krankengeschichte eines Patienten berichten, der gleichsam im obigen Sinne ein Grenzgebiet darstellt. Da wir an diesem Patienten mit unserer Blutgeschwindigkeitsmethode viele, wie wir glauben, sehr wichtige Beobachtungen erheben konnten, erscheint es zweckmäßig, über diesen Fall genauer zu berichten:

Fall I. 37 Jahre alter, magerer, aufgeschossener, schlecht aussehender Mann; akquirierte im 18. Lebensjahre einen schweren Gelenkrheumatismus, der fast alle kleinen Gelenke in Mitleidenschaft zog. Es bestand hohes Fieber; damals war er durch 4 Monate bettlägerig; er erholte sich nachher wieder und wurde arbeitsfähig; vom Militärdienste war er wegen eines Klappenfehlers befreit. Nach einigen Jahren Rezidiv des Gelenkrheumatismus. Im Jahre 1918 Grippe; seither fühlt er sich herzkrank; ziemlich gleichzeitig setzte starke Abmagerung ein. Dezember 1922 bekam er zum ersten Male einen Anfall von starker Atemnot; als er morgens zur Arbeit ging, bekam er plötzlich starke Atemnot und heftiges Herzklopfen, so daß er meinte, „es würde ihn der Schlag treffen“. 2 Wochen später bekam er in der Nacht wieder einen solchen schweren Anfall; er mußte dabei stark husten, der Atem war röchelnd; er exspektorierte dabei ein schaumiges, hämorrhagisch gefärbtes Sputum; Schmerzen hatte der Patient dabei nicht; in der Folge mehrten sich die Anfälle; sie traten gewöhnlich in den Morgenstunden auf; in der anfallsfreien Zeit spürte Patient dauernd Kurzatmigkeit, die sich bei jeder Bewegung steigerte; Stiegensteigen war ihm zur Unmöglichkeit geworden; er kam kaum mehr aus einem Stadium dauernder Kurzatmigkeit und dem elenden Gefühl von furchtbarem Herzklopfen heraus. Geschwollene Füße bestanden die ganze Zeit hindurch nicht. Er war früher starker Zigarettenraucher; venerische Affektionen werden geleugnet; trotzdem ist die Wassermannsche Reaktion positiv. Patient wurde auf die Klinik aufgenommen; unter Digitalis besserte sich sein Zustand, so daß er das Spital wieder verlassen konnte; nach wenigen Wochen kehrten alle alten Beschwerden wieder, zuerst nur nächtliches Hüsteln; dabei leichte Mahnungen von Kurzatmigkeit, später Anfälle stärksten Herzklopfens, Atemnot, Erstickungsgefühl, meist verbunden mit Schweißausbruch; direkte Schmerzen bestanden nicht, wohl aber das Empfinden von Zusammenschnüren der Brust; auf der Höhe des Anfalles ein Gefühl, „als käme vom Bauch her — er zeigte dabei auf die Leber — eine Geschwulst, die in das Herz herein wollte". Die ganz schweren Anfälle dauerten selten länger als einige Minuten; in allerletzter Zeit häuften sich die Anfälle, bis zu 20 in der Nacht. Auflegen von Eisbeutel beruhigt das lästige Gefühl. Manchmal kam er aus den Anfällen überhaupt nicht heraus. Wenn er abends ein Morphiumpulver nahm, so hatte er eine ausgezeichnete Nacht; auch Tags darauf ging es ihm meist besser. In allerletzter Zeit gesellte sich zu den Anfällen auch ein lästiges Hitzegefühl im Kopfe; dabei wird der Kopf hochrot, was als um so merkwürdiger von den Angehörigen angesehen wurde, da er früher — zur Zeit der Anfälle — stets auffallend bleich wurde. Während der Anfälle Schwindelgefühl und Flimmern vor den Augen, auch Ohrensausen. In der Nacht, bevor er sich entschloß, neuerdings die Klinik aufzusuchen, 25 Anfälle; er konnte im Bette nicht liegen, er mußte dauernd im Bette, bzw. am Bettrande sitzen.

Der Patient ist blaß, mager, verfallen; das Gesicht verrät Angst; die Augen groß, eingefallen; die Schläfengefäße zeigen starke Pulsationen; dieselben sind noch viel deutlicher am Halse zu sehen; wenn man seinen Kopf anrührt, so spürt man das Pulsieren an allen Stellen, deutlicher Pulsus celer. Die Herzgegend wird mächtig erschüttert. Herzspitzenstoß im 8. I. C. R. weit unterhalb der M. L. Die linke Brustwand wird durch die kräftige Herzaktion nach außen verschoben, dabei wird die rechte Brusthälfte gleichsam mitgenommen. Die Atmung schnell, aber eigentlich oberflächlich; die Verbreiterung der Herzdämpfung nach rechts weniger ausgesprochen; bei der orthodiagraphischen Untersuchung zeigt die Herzdämpfung eine Breite von 20 cm. Auskultatorisch die typischen Erscheinungen einer Aorteninsuffizienz. Die Lungen gebläht; in den abhängigen Partien dichtes Rasseln, das zur Zeit von Anfällen an Intensität deutlich und auch an Ausdehnung zunimmt. Bei der Röntgenuntersuchung erscheinen die Lungen diffus verdunkelt; Andeutung von beginnendem beiderseitigem Hydrothorax, Leber stark vergrößert und druckempfindlich. Kein Ascites; an den Beinen keinerlei Ödeme. Keine auffallende Füllung der Halsvenen. Die Harnmenge schwankt zwischen 400—700, derselbe enthält Spuren Eiweiß, sonst viel Urobilin.

Man muß es seiner Gutmütigkeit, anderseits aber auch seiner Energie zuschreiben, wenn es trotz der manchmal beträchtlichen Kurzatmigkeit gelang, die Atemversuche tadellos durchzuführen; auf diese Weise ist es uns 30mal gelungen, die Blutgeschwindigkeit einwandfrei zu bestimmen; dabei soll nicht verschwiegen werden, daß wir vielleicht mit ebensoviel Nieten zu rechnen hatten.

Bereits am zweiten Tage seiner Anwesenheit in der Klinik kamen wir zu einwandfreien Resultaten. Anbei die entsprechenden Zahlen.

Probe I in %	Probe II in %	reduz. Probe in %	Spannung	
5,85 CO_2 7,49 O_2	5,95 CO_2 7,40 O_2	6,05 CO_2 7,31 O_2	42,41 mm Hg 51,24 mm Hg	79% Sättigung

Arterielle Luft: 4,20% CO_2 = 29,41 mm Hg CO_2; die Sauerstoffspannung haben wir nicht immer bestimmt, weil bei diesem Fall der Sauerstoffgehalt des arteriellen Blutes direkt — also nach Arterienpunktion — bestimmt wurde; wir fanden eine Sauerstoffsättigung von 95%. Sauerstoffverbrauch: 368,3 ccm. Pulszahl 110. Totalkapazität: 17,27 Hämoglobin. Die Zusammensetzung der Spirometerluft war: 14% Außenluft, 7% Kohlensäure, Rest Stickstoff. Die Berechnung des Minutenvolumens ergibt: $G = \frac{318,3}{16,41 - 13,64} = 13,296$ Liter. Herzschlagvolumen: 120,8 ccm. Ausnützungskoeffizient: 0,16.

Tags darauf prüften wir noch einmal die Blutgeschwindigkeit und erhielten fast dieselben Zahlen; wir fügen sie im folgenden bei:

Probe I in %	Probe II in %	reduz. Probe in %	Spannung
6,00 CO_2 7,39 O_2	6,29 CO_2 7,42 O_2	6,37 CO_2 7,45 O_2	44,25 mm Hg 52,00 mm Hg } 79,5% Sättigung

Arterielle Luft: 4,34% CO_2 = 30,21 mm Hg CO_2. Sauerstoffverbrauch: 353 ccm. Pulszahl 112. Die Zusammensetzung der Spirometerluft war: 14% Außenluft, 8% Kohlensäure, Rest Stickstoff. Die Berechnung des Minutenvolumens ergibt: $G = \frac{353}{16,41 - 13,73} = 13,171$ Liter. Herzschlagvolumen: 121,5 ccm. Ausnützungskoeffizient: 0,15.

In Anbetracht der ausgezeichneten Atemtechnik schien uns dieser Fall besonders geeignet, den Einfluß des Abbindens der unteren Extremitäten zu prüfen. Nachdem die Binden etwa 10 Minuten gelegen hatten, unternahmen wir die Bestimmung. Wir fanden:

Probe I in %	Probe II in %	reduz. Probe in %	Spannung
6,07 CO_2 7,45 O_2	6,14 CO_2 7,35 O_2	6,21 CO_2 7,25 O_2	43,34 mm Hg 50,60 mm Hg } 78% Sättigung

Arterielle Luft: 30,45 mm Hg CO_2. Sauerstoffverbrauch: 353 ccm. Pulszahl 108. Die Zusammensetzung der Spirometerluft war: 14% Außenluft, 8% Kohlensäure, Rest Stickstoff. Die Berechnung des Minutenvolumens ergibt: $G = \frac{353}{16,41 - 13,49} = 12,088$ Liter. Herzschlagvolumen: 111,6 ccm. Ausnützungskoeffizient: 0,17.

Gerade bei diesem Patienten haben wir einen sehr deutlichen Ausschlag im Sinne einer Verminderung der Blutgeschwindigkeit durch Abbinden der Glieder erwartet; wir waren daher nicht wenig erstaunt, als sich das Minutenvolumen nur um einen Liter verringerte. Subjektiv trat keine wesentliche Änderung ein. Eine neuerliche Wiederholung des Versuches ergab fast dasselbe Resultat; besondere Schmerzen empfand der Patient während des Abbindens nicht; auch kam uns vor, daß die Anschwellung der Beine, wie man sie sonst nach Abbinden so deutlich, speziell bei Patienten mit erhöhter Blutgeschwindigkeit im Bereiche der Peripherie erkennen kann, kaum exzessive Grade erreichte.

Wir haben dem Patienten bis jetzt noch nie Morphium verabreicht; trotzdem wußten wir aus der Anamnese, daß er Alkaloid sehr gut vertrug und darnach eine wesentliche Erleichterung seiner Beschwerden empfand. Nachdem wir einen Nüchternversuch unternommen haben, wurde ihm Morphium (0,01 subkutan) verabreicht und neuerlich die Blutgeschwindigkeit bestimmt; wir erhielten folgende Werte:

Vor der Morphiumverabreichung:

Probe I in %	Probe II in %	reduz. Probe in %	Spannung
6,41 CO_2 7,86 O_2	6,52 CO_2 7,76 O_2	6,63 CO_2 7,66 O_2	46,47 mm Hg 53,70 mm Hg } 80% Sattigung

Arterielle Luft: 33,11 mm Hg CO_2; Sauerstoffverbrauch: 378,6 ccm. Pulszahl 116. Die Zusammensetzung der Spirometerluft war: 14% Außenluft, 8% Kohlensäure, Rest Stickstoff. Die Berechnung der Blutgeschwindigkeit ergibt: $G = \frac{378,6}{16,41 - 13,82} = 14,594$ Liter. Herzschlagvolumen: 127,2 ccm. Ausnützungskoeffizient: 0,15.

Der Mann hatte eine der schlechtesten Nächte während seines Aufenthaltes auf der Klinik überstanden; bereits kurze Zeit nach der Morphiuminjektion verspürte der Patient eine wesentliche Erleichterung seiner Beschwerden; etwa 10 Minuten später sagte er ganz spontan, er fühle sich wie gesund; jetzt wurde der Atemversuch wiederholt; die dabei erzielten Werte waren folgende:

Probe I in %	Probe II in %	reduz. Probe in %	Spannung
7,02 CO_2 6,87 O_2	7,10 CO_2 6,80 O_2	7,18 CO_2 6,73 O_2	50,33 mm Hg 47,17 mm Hg } 72% Sättigung

Arterielle Luft: 34,79 mm Hg CO_2; Sauerstoffverbrauch: 343,8 ccm. Pulszahl 110. Die Zusammensetzung der Spirometerluft war folgende: 13% Außenluft, 8,25% Kohlensäure, Rest Stickstoff. Die Berechnung des Minutenvolumens ergibt: $G = \frac{343,8}{16,41 - 12,43} = 8,765$ Liter. Herzschlagvolumen: 79,6 ccm. Ausnützungskoeffizient: 0,23.

Bereits nach 10 Minuten zeigte die Blutgeschwindigkeit eine Verminderung von 5,83 Liter, d. h. um 39%. Der Patient ist dann später eingeschlafen und fühlte sich in den Nachmittags- und Abendstunden wesentlich besser. Das Verhältnis der Blutgeschwindigkeit vor und nach Morphium war 100 : 60.

An den folgenden 3 Tagen bekam der Patient ein Gramm Digitalis pro die als Infus. Subjektiv kam es entschieden zu einer Besserung, indem sich die Kurzatmigkeit besserte und die Anfälle von Asthma cardiale seltener auftraten. Wir haben daraufhin in Analogie zu anderen Beobachtungen, auf die wir aber hier nicht eingehen wollen, eine wesentliche Verringerung der Blutgeschwindigkeit erwartet; das Minutenvolumen nahm nicht ab, eher wurde es noch größer. Wir geben jetzt die Werte an den 3 Digitalistagen:

Probe I in %	Probe II in %	reduz. Probe in %	Spannung
5,83 CO_2 7,70 O_2	5,97 CO_2 7,56 O_2	6,11 CO_2 7,42 O_2	42,64 mm Hg 61,79 mm Hg } 80% Sättigung

Arterielle Luft: 30,15 mm Hg CO_2; Sauerstoffverbrauch: 393 ccm. Pulszahl 120. Die Zusammensetzung der Spirometerluft war: 14% Außenluft, 8,25% Kohlensäure, Rest Stickstoff. Die Berechnung des Minutenvolumens ergibt: $G = \frac{393}{16,41 - 13,82} = 15,289$ Liter. Herzschlagvolumen: 127,4 ccm. Ausnützungskoeffizient: 0,15.

Am zweiten Digitalistage haben wir folgende Werte erhalten:

Probe I in %	Probe II in %	reduz. Probe in %	Spannung	
5,94 CO_2 8,85 O_2	5,96 CO^2 8,79 O_2	5,98 CO_2 8,73 O_2	41,80 mm Hg 61,02 mm Hg	85 % Sättigung

Arterielle Luft: 31,01 mm Hg CO_2. Sauerstoffverbrauch: 312 ccm. Pulszahl 126. Die Zusammensetzung der Spirometerluft war: 14 % Außenluft, 8,5 % Kohlensäure, Rest Stickstoff. Die Berechnung des Minutenvolumens ergibt: $G = \frac{312}{16{,}41 - 14{,}69} = 18{,}138$ Liter. Herzschlagvolumen: 144 ccm; Ausnützungskoeffizient: 0,10.

An diesem Tage war bereits eine deutliche Digitaliswirkung zu bemerken; er hatte relativ gut geschlafen; auch war er nach der Atmung nicht so erschöpft, wie an den vorangehenden Tagen. Diesem scheinbar unwahrscheinlich hohen Wert möchten wir doch einige Aufmerksamkeit zuwenden, nachdem wir ähnliches auch bei einem anderen Falle, ebenfalls nach Digitalis beobachtet haben.

Am dritten Digitalistage fanden wir wieder niedrigere Werte:

Probe I in %	Probe II in %	reduz. Probe in %	Spannung	
6,18 CO_2 8,17 O_2	6,27 CO_2 8,25 O_2	6,36 CO_2 8,33 O_2	44,65 mm Hg 58,47 mm Hg	83 % Sättigung

Arterielle Luft: 30,32 mm Hg CO_2. Sauerstoffverbrauch: 308,6 ccm. Pulszahl 116. Die Zusammensetzung der Spirometerluft war folgende: 14,5 % Außenluft, 8 % Kohlensäure, Rest Stickstoff. Die Berechnung des Minutenvolumens ergibt: $G = \frac{308{,}6}{16{,}41 - 14{,}33} = 14{,}836$ Liter. Herzschlagvolumen: 127,8 ccm; Ausnützungskoeffizient: 0,12.

Tags darauf, nachdem er die letzte Digitalisdosis bekommen hatte, und er sich recht wohl fühlte — er hatte nur einen Anfall in der Nacht — sahen wir folgende Zahlen:

Probe I in %	Probe II in %	reduz. Probe in %	Spannung	
5,99 CO_2 8,36 O_2	6,09 CO_2 8,24 O_2	6,19 CO_2 8,12 O_2	43,26 mm Hg 56,76 mm Hg	81 % Sättigung

Arterielle Luft: 31,90 mm Hg CO_2. Sauerstoffverbrauch: 310,4 ccm. Pulszahl 110. Die Zusammensetzung der Spirometerluft war folgende: 14 % Außenluft, 8 % Kohlensäure, Rest Stickstoff. Die Berechnung des Minutenvolumens ergibt: $G = \frac{310{,}4}{16{,}41 - 13{,}98} = 12{,}757$ Liter. Herzschlagvolumen: 115,9 ccm; Ausnützungskoeffizient: 0,14.

An den folgenden Tagen blieben die Werte ungefähr in dieser Höhe; dabei fühlte er sich viel besser als vor der Digitaliskur.

Versucht man dieses eigentümliche Verhalten — das wir, wie bereits gesagt, bei anderer Gelegenheit ebenfalls verfolgen konnten — zu deuten, so wird man zu folgender Vorstellung gedrängt: Der Patient dürfte a priori eine sehr erhöhte Blutgeschwindigkeit gehabt haben; offenbar kam es zu einer vorübergehenden Schwäche des linken Ventrikels; der linke Herzabschnitt dürfte kaum imstande gewesen sein, den ganzen Blutschwall zu bewältigen, der von der Peripherie gebracht wurde; es ist möglich, daß die Lungenstauung die Folge dieses Mißverhältnisses gewesen war. Die Digitalis dürfte zunächst durch Kräftigung der Herzmuskulatur wenigstens das eine bedingt haben, daß das große Blutangebot besser erledigt wurde; das subjektive Wohlbefinden könnte damit erklärt werden. Die nunmehr allmählich einsetzende Verminderung des Minutenvolumens könnte man vielleicht als den Ausdruck einer peripheren Digitaliswirkung deuten.

In diesem, sowie in vielen ähnlichen Fällen zeigte sich ein eigentümlicher Gegensatz in der Lokalisation der Stauungserscheinungen; das Ödem der Lungen, sowie die röntgenologisch nachweisbare Lungenstauung ist wohl bestimmt im Sinne einer Schwäche des linken Ventrikels zu deuten; größere Schwierigkeiten bereitet uns die eventuelle Erklärung der Stauungsleber bei gleichzeitigem Freibleiben der Beine, somit das Fehlen von Stauungserscheinungen im eigentlichen Cavagebiet.

Mit dieser Frage sich intensiver zu beschäftigen, bot folgende weitere Beobachtung.

Der Patient war jetzt im Anfall blaß, zeigte aber daneben häufig ein leicht cyanotisches Kolorit; dies gab uns Anlaß, nachzusehen, ob in Analogie zur großen Blutgeschwindigkeit, die wir durch die Atemversuche ermittelt haben, auch in den peripheren Gefäßen Anhaltspunkte vorzufinden wären, die für ein erhöhtes Minutenvolumen sprachen; wenn tatsächlich das Blut mit jener enormen Blutgeschwindigkeit durch die Lungengefässe eilt, so müßte man in den peripheren Gefäßen, also z. B. in der Vena cubitalis, fast arterielles Blut nachweisen können — übrigens ein Befund, den wir ja bei einigen Fällen von Asthma cardiale tatsächlich erheben konnten. Zu diesem Zwecke versuchten wir auf blutigem Wege — so wie wir es oben beschrieben haben — die Blutgeschwindigkeit zu bestimmen. Wir erhielten dabei folgende Werte:

	reduz. Hämoglobin	Sauerstoffdefizit in %	Oxyhämoglobin in %	Total-Hämoglobin
Arteriell	0,88	5	16,42 (95)	17,30
Venös	10,45	60	6,84 (40)	17,29

Diese Werte haben wir an einem Tage erhalten, an dem wir ein Minutenvolumen (mittels des Atemversuches) von 12,757 Liter feststellen konnten, und an dem der Sauerstoffverbrauch 310,4 ccm betrug. Rechnen wir im Sinne der blutigen Methode nach der Fickschen Formel die Blutgeschwindigkeit aus, so kommen wir zu folgendem Werte: $G = \frac{310,4}{16,42 - 6,84} = 3,240$ Liter. Wir haben stets mit der Möglichkeit gerechnet, daß sich Unterschiede zwischen der blutigen Methode, die nur ein Maß der peripheren Gefäßzirkulation sein kann, und der durch Vermittlung der Alveolarluft ergeben müssen, doch waren wir auf solch große Differenzen absolut nicht vorbereitet, noch dazu bei einem

Fall von chronischem Asthma cardiale, der sonst die größte Ähnlichkeit mit jenem hatte, der — wie erinnerlich — in der Vena cubitalis fast arterielles Blut darbot.

Das Endergebnis dieser Beobachtung war also, daß entweder unsere Gasanalysenmethode nicht imstande ist, die wahre Blutgeschwindigkeit zu ermitteln, oder daß in diesem Falle zwar das Blut durch die peripheren Gefäße langsam läuft, daß aber der Hauptschwall, der der Lunge entgegeneilt, aus dem Pfortadergebiet kommen muß.

Auf das eigentümliche Verhalten der Leber in diesem Falle haben wir bereits hingewiesen; das antagonistische Verhalten zwischen der Stauung im Pfortadergebiete und den fehlenden Ödemen an den unteren Extremitäten ist bereits hervorgehoben worden. Die Schwellung der Leber nahm während des Anfalles deutlich zu, was sich auch subjektiv dem Patienten sehr unangenehm bemerkbar machte, da er zur Zeit der asthmatischen Beschwerden hierselbst ganz besonders unter Druckgefühl zu leiden hatte. Übrigens stellt diese Erscheinung kein Charakteristikum dieses Falles vor; dieser eigentümliche, dumpfe Leberschmerz ist bei vielen Fällen von Asthma cardiale zu beobachten. Das Mißverhältnis zwischen der relativ langsamen Blutgeschwindigkeit an der Peripherie und des enormen Minutenvolumens, das sich durch die Atemversuche ermitteln läßt, drängte folgende Frage auf: vielleicht ergießt sich zur Zeit eines Asthma cardiale-Anfalles das Blut nur aus dem Splanchnikusgebiet in größter Beschleunigung herzwärts, und vielleicht ist die Leber, die doch bekanntlich zwischen Herz und Splanchnikus eingeschaltet ist, gleichsam wie eine Wehr bestrebt, das Herz und die Lungen vor dem akuten Anprall des Blutstromes zu bewahren? Die Leberschwellung wäre also in dem Sinne nicht so sehr als passives Stauungsorgan aufzufassen, als vielmehr als Schutzvorrichtung, die wie ein Schwamm das Blut vor dem rechten Herzen aufhält und so den Ansturm des Blutstromes drosselt.

Diese Erwägungen brachten uns in Berührung mit den Untersuchungen von E. P. Pick[1]), der schon lange bestrebt ist, der Leber eine aktiv regulierende Wirkung auf die Blutströmung beizumessen. Zuerst ist von ihm auf die Stellung der Leber während des anaphylaktischen Schockes aufmerksam gemacht worden. Nicht bei allen Tieren, aber scheinbar ganz besonders bei Carnivoren (Hund, Katze), ist die Blutdrucksenkung nach der Reinjektion von Serum nicht — wie allgemein angenommen wurde — auf eine Splanchnikuslähmung zu beziehen, sondern auf einen aktiven Widerstand, der wahrscheinlich von einer Kontraktion der Lebergefäße herrührt. In neuester Zeit ist E. P. Pick bestrebt, auch die merkwürdige Wirkung des Pituitrins

[1]) Pick: Münch, med. Wochenschr. 1915, S. 1141; Arch. f. exp. Pathol. u. Pharmakol. Bd. 97, S. 306. 1923.

durch eine Sonderstellung der Leber zu erklären. Es sind speziell onkometrische Versuche an der Leber, welche auf einen Gegensatz der Pituitrinwirkung in den verschiedenen Gefäßgebieten hinweisen. Vor allem war es die auffallend geringe Blutdrucksteigerung, die man bei Hunden und Katzen nach intravenöser Injektion selbst großer Pituitringaben erzielte, die an eine Mitbeteiligung der Leber denken ließ, ein Befund der um so auffälliger erscheint, wenn man gleichzeitig onkometrisch das Herzschlagvolumen und die Lebergröße bestimmt. Während aber das Histamin bei Fleischfressern zu einer Leberschwellung führt, die wahrscheinlich auf einen Spasmus im Bereiche der Lebervenen zu beziehen ist, erzeugt das Pituglandol bei Hund und Katze ebenfalls eine Drucksenkung, die aber keineswegs allein durch einen Leberspasmus erklärt werden darf. Die Blutdrucksenkung, die bei Hund und Katze nach Pituitrininjektion auftritt, ist sicher auch eine Folge eines peripheren Spasmus, da das Volumen einer Extremität beträchtlich zunimmt; hier, sowie auch in der Leber wird das Blut zurückgehalten, so daß das Herz — wie das Plethysmogramm des Herzens zeigt — fast leerläuft. Damit steht im Einklang die ältere Beobachtung von TIGERSTEDT und AIRILA[1]), die mittels eingeschalteter Stromuhr das Minutenvolumen nach Pituitrin vermindert fanden. Noch viel wirksamer als das Pituitrin erweist sich das Histamin, wenn wir den Untersuchungen von DALE[2]) und seinen Mitarbeitern folgen. Durch Histamin werden die muskulösen Apparate der Vena hepatica des Hundes und der Katze intensiv zur Kontraktion gebracht, was zur Folge hat, daß ähnlich wie wir es vom Pituitrin angenommen haben, die Leber größer wird und gleichzeitig wegen mangelhafter Füllung des Herzens der Blutdruck beträchtlich absinkt. In dem Sinne spricht PICK von einer histaminähnlichen Wirkung des Pituitrins.

Diese experimentellen Tatsachen, zusammen mit unseren Beobachtungen im letzten Falle, forderten auf, die Wirkung des Pituitrins auf die Blutgeschwindigkeit während eines Asthma cardiale-Anfalles zu studieren; unser Patient, der stets an der Grenze eines Anfalles war, schien das geeignete Objekt, um so mehr, als er nach wie vor die Atemtechnik glänzend beherrschte.

Die folgenden Zahlen zeigen die Beeinflussung der Blutgeschwindigkeit bei unserem Patienten vor und nach Pituglandol (Hoffmann & la Roche):

Probe I in %	Probe II in %	reduz. Probe in %	Spannung	
6,04 CO_2 8,43 O_2	6,14 CO_2 8,33 O_2	6,26 CO_2 8,23 O_2	43,94 mm Hg 57,85 mm Hg	84 % Sättigung

[1]) TIGERSTEDT und AIRILA: Bd. 30, S. 382. 1914.

[2]) DALE: Biochem. journ. Bd. 7, S. 427. 1912.

Arterielle Luft: 29,32 mm Hg CO_2. Sauerstoffverbrauch: 310 ccm. Pulszahl 126. Die Zusammensetzung der Spirometerluft war: 14 % Außenluft, 8,5 % Kohlensäure, Rest Stickstoff. Die Berechnung des Minutenvolumens ergibt: $G = \frac{310}{16,41 - 14,51} = 16,315$ Liter. Herzschlagvolumen: 129,4 ccm. Ausnützungskoeffizient: 0,11.

Der Patient bekam nunmehr eine Phiole Pituglandol subkutan und eine Phiole intravenös; schon bald nach der Injektion verspürte der Patient eine wesentliche Erleichterung, dabei wurde das Gesicht etwas röter; im Kopf glaubte er ein stärkeres Klopfen der Gefäße zu empfinden. 15 Minuten nach der Injektion wurde eine neuerliche Bestimmung der Blutgeschwindigkeit vorgenommen; dieselbe ergab folgende Werte:

Probe I in %	Probe II in %	reduz. Probe in %	Spannung	
6,77 CO_2 7,37 O_2	6,77 CO_2 7,30 O_2	6,77 CO_2 7,23 O_2	47,59 mm Hg 50,82 mm Hg	76 % Sättigung

Arterielle Luft: 31,64 mm Hg CO_2. Sauerstoffverbrauch: 305 ccm. Pulszahl 120. Die Zusammensetzung der Spirometerluft war: 8,5 % Außenluft, 8,25 % Kohlensäure, Rest Stickstoff. Die Berechnung des Minutenvolumens ergibt: $G = \frac{305}{16,41 - 13,12} = 9,270$ Liter. Herzschlagvolumen: 77,2 ccm. Ausnützungskoeffizient: 0,19.

Wir sehen also eine Abnahme der Blutgeschwindigkeit um 7 Liter, bzw. um 43 %. Die Geschwindigkeitswerte vor und nach Pituglandol verhielten sich wie 100:57. Am anderen Tage, als wir neuerlich eine solche Untersuchung vornehmen wollten, versicherte uns der Patient zum wiederholten Male, daß er sich noch nie so gut gefühlt habe, wie gestern nach der Injektion; im übrigen sollte die Versuchsanordnung dieselbe bleiben; wir erhielten jetzt folgende Werte:

Probe I in %	Probe II in %	reduz. Probe in %	Spannung	
6,08 CO_2 7,63 O_2	6,05 CO_2 7,53 O_2	6,02 CO_2 7,43 O_2	42,14 mm Hg 52,81 mm Hg	80,5 % Sättigung

Arterielle Luft: 27,72 mm Hg CO_2. Sauerstoffverbrauch: 340 ccm. Pulszahl 110. Die Zusammensetzung der Spirometerluft war: 15 % Außenluft, 8,5 % Kohlensäure, Rest Stickstoff. Die Bestimmung des Minutenvolumens ergibt: $G = \frac{340}{16,41 - 13,90} = 13,545$ Liter. Herzschlagvolumen: 123 ccm. Ausnützungskoeffizient: 0,14.

Wir gaben jetzt wieder zwei Phiolen Pituglandol, und zwar die eine subkutan, die andere intravenös. Diesmal untersuchten wir bereits nach 10 Minuten die Blutgeschwindigkeit, 40 Minuten später noch einmal. Anbei die entsprechenden Zahlen.

Nach 10 Minuten:

Probe I in %	Probe II in %	reduz. Probe in %	Spannung	
5,99 CO_2 7,61 O_2	6,13 CO_2 7,51 O_2	6,27 CO_2 7,41 O_2	43,89 mm Hg 51,87 mm Hg	78 % Sättigung

Arterielle Luft: 30,10 mm Hg CO_2. Sauerstoffverbrauch: 305 ccm. Pulszahl 100. Die Zusammensetzung der Spirometerluft war: 12 % Außenluft, 8,5 % Kohlensäure, Rest Stickstoff. Die Berechnung des Minutenvolumens ergibt: $G = \frac{305}{16,41 - 13,47} = 10,374$ Liter. Herzschlagvolumen: 103,7 ccm. Ausnützungskoeffizient: 0,17.

Nach weiteren 40 Minuten:

Probe I in %	Probe II in %	reduz. Probe in %	Spannung
6,57 CO_2 6,73 O_2	6,64 CO_2 6,71 O_2	6,71 CO_2 6,69 O_2	46,97 mm Hg 46,83 mm Hg } 72 % Sättigung

Arterielle Luft: 33,39 mm Hg CO_2. Sauerstoffverbrauch: 296 ccm. Pulszahl 100. Die Zusammensetzung der Spirometerluft war: 10 % Außenluft, 90 % Kohlensäure, Rest Stickstoff. Die Berechnung des Minutenvolumens ergibt: $G = \frac{296}{16,41 - 12,43} = 7.437$ Liter. Herzschlagvolumen: 74,4 ccm. Ausnützungskoeffizient: 0,23.

In dieser zweiten Versuchsanordnung zeigte sich 10 Minuten nach der Pituglandolinjektion eine Abnahme um 3,18 Liter, nach 50 Minuten um 6,11 Liter, das ist eine Abnahme um 23 bzw. 45 %; die Geschwindigkeitswerte verhalten sich wie 100:77:55. Das wertvolle, was sich aus diesem Versuche ergibt, scheint uns die Tatsache, daß die Verlangsamung lange Zeit anhält, und selbst nach 50 Minuten noch ein Wert beibehalten wird, den wir bis jetzt bei diesem Patienten noch nie beobachtet haben. Das Befinden des Patienten war auch diesmal ein ausgezeichnetes, es hielt den ganzen Nachmittag und auch den Abend an.

Das Programm der nächsten Versuchsanordnung war, noch einmal die Wirkung des Pituglandols zu studieren und gleichzeitig damit die Blutgeschwindigkeit in der Vena cubitalis zu verfolgen. Wir erzielten dabei folgende Resultate:

Probe I in %	Probe II in %	reduz. Probe in %	Spannung
6,27 CO_2 8,24 O_2	6,29 CO_2 8,12 O_2	6,31 CO_2 8,00 O_2	44,17 mm Hg 56,00 mm Hg } 82 % Sättigung

Arterielle Luft: 28,49 mm Hg CO_2. Sauerstoffverbrauch: 360 ccm. Pulszahl 119. Die Zusammensetzung der Spirometerluft war: 12 % Außenluft, 8,5 % Kohlensäure, Rest Stickstoff. Die Berechnung des Minutenvolumens ergibt: $G = \frac{360}{16,41 - 14,16} = 16$ Liter. Herzschlagvolumen: 134,4 ccm. Ausnützungskoeffizient: 0,13.

In der Vena cubitalis war die Zusammensetzung des Blutes vor der Pituglandolinjektion folgende:

	reduziertes Hämoglobin in %	Oxyhämoglobin in %	Total-Hämoglobin
Arteriell	0,88 (5)	16,42 (95)	17,19
Venös	3,71 (21,5)	13,18 (78,5)	17,19

Berechnen wir daraus die Blutgeschwindigkeit, so ergibt sich: $G = \frac{360}{16{,}42 - 13{,}18}$ $= 11{,}11$ Liter. (Vor der Pituglandolinjektion.) Ausnützungskoeffizient: 0,17.

Die Werte 40 Minuten nach der Pituglandolinjektion (ebenfalls 1 ccm subkutan und 1 ccm intravenös) waren folgende:

Probe I in %	Probe II in %	reduz. Probe in %	Spannung
6,58 CO_2 6,79 O_2	6,63 CO_2 6,73 O_2	6,68 CO_2 6,67 O_2	46,76 mm Hg 46,69 mm Hg } 72% Sättigung

Arterielle Luft: 31,01 mm Hg CO_2. Sauerstoffverbrauch: 312 ccm. Pulszahl 110. Die Zusammensetzung der Spirometerluft war folgende: 10% Außenluft, 9% Kohlensäure, Rest Stickstoff. Die Berechnung des Minutenvolumens ergibt: $G = \frac{312}{16{,}41 - 12{,}43} = 7{,}839$ Liter. Herzschlagvolumen: 71,2 ccm. Ausnützungskoeffizient: 0,23.

Unmittelbar nach der Atmung wurde Blut aus der freipäparierten Vene genommen und dabei folgende Zahlen erhalten:

reduziertes Hämoglobin in %	Oxyhämoglobin in %	Totalhämoglobin
9,39 (55,5)	7,71 (44,5)	17,15

Berechnet man unter Zugrundelegung der alten arteriellen Werte daraus jetzt die Blutgeschwindigkeit, so ergibt sich: $G = \frac{312}{16{,}41 - 7{,}71} = 3{,}585$ Liter. (Nach Pituglandol).

Das Ergebnis dieses Versuches läßt sich dahin zusammenfassen, daß das Pituglandol nicht nur die Gesamtgeschwindigkeit herabsetzt, sondern sicher auch an der Peripherie den Strom verlangsamt; ob es sich hier um eine direkte Wirkung des Pituglandols an den peripheren Gefäßen handelt, oder ob die Verlangsamung nur die Folge einer schlechteren Speisung des Herzens bedeutet, läßt sich schwer entscheiden; die letztere Möglichkeit erscheint uns wahrscheinlicher, weil der Patient nach der Injektion zumeist auffällig blaß erschien; doch möchten wir daraus keine zu weitgehenden Schlüsse ziehen.

Seit dieser Beobachtung haben wir das Pituglandol therapeutisch des öftern bei Anfällen von Asthma cardiale verwendet und uns fast stets davon überzeugen können, daß man auf diese Weise in vielen Fällen das Asthma cardiale für längere Zeit ziemlich rasch zu hemmen in der Lage ist. Leider hört, z. B. bei nächtlicher cardialer Unruhe, die Wirkung oft nach 2—3 Stunden wieder auf.

Nach Dale ist eine eklatante Wirkung auf den Lebermechanismus durch Histamin zu erzielen — wir waren bestrebt, auch dieses Medikament bei unserem Patienten zu versuchen; vorläufig verabfolgten wir das Histamin subkutan; gibt man davon eine Phiole (wir bezogen dieses Präparat von der Firma Hoffmann & la Roche), so wird das Gesicht der Patienten binnen kürzester Zeit (meist nach längstens 5 Minuten) intensiv rot, aber nicht cyanotisch; es hat scheinbar eine ähnliche Wirkung wie Amylnitrit. Subjektiv bekommen die Patienten auch das Gefühl von Hitze, selbst Schweißausbruch im Gesicht (vgl. SCHENK, Arch. f. exp. Path. Bd. 89, p. 332). Patienten mit Asthma cardiale können auch nach einer subkutanen Injektion eine Erleichterung verspüren. Merkwürdig ist die Gesichtsfarbe mancher Patienten, z. B. solcher mit Aorteninsuffizienz, wenn die bis dahin blaß und elend aussehenden Menschen im Anschluß an eine Histamininjektion scheinbar unvermittelt blühend und gleichsam von Gesundheit strotzend vor uns stehen. Die Rötung des Gesichtes hält oft viele Stunden — allerdings nicht in dem intensiven Maße — an.

Wir geben nunmehr unsere Resultate bei demselben Patienten, wie wir sie nach einer Histamininjektion erhielten; zunächst der Normalversuch:

Probe I in %	Probe II in %	reduz. Probe in %	Spannung	
5,96 CO_2 7,83 O_2	6,09 CO_2 7,75 O_2	6,22 CO_2 7,67 O_2	43,66 mm Hg 53,84 mm Hg	81% Sättigung

Arterielle Luft: 30,33 mm Hg CO_2. Sauerstoffverbrauch: 320 ccm. Pulszahl 112. Die Zusammensetzung der Spirometerluft war: 11% Außenluft, 8,5% Kohlensäure, Rest Stickstoff. Die Berechnung des Minutenvolumens ergibt: $G = \frac{320}{16{,}41 - 13{,}98} = 13{,}168$ Liter. Herzschlagvolumen: 117,5 ccm. Ausnützungskoeffizient: 0,14.

Wir gaben darauf dem Patienten 1 ccm Histamin: schon nach kurzer Zeit sagte er, er fühle eine wesentliche Erleichterung der Atmung; „als wäre der Druck, der immer über seinem Herzen laste, weggenommen"; unangenehmer empfand er das Hitzegefühl im Hinterhaupte, sowie das Hämmern im Kopfe; sonst meinte der Patient selbst, sei die Wirkung ähnlich wie nach Pituglandol. Das Gesicht rötete sich in typischer Weise. Die Zahlen, die wir etwa 10 Minuten nach der Injektion erhielten, waren folgende:

Probe I in %	Probe II in %	reduz. Probe in %	Spannung	
6,41 CO_2 6,22 O_2	6,31 CO_2 6,25 O_2	6,21 CO_2 6,28 O_2	43,41 mm Hg 43,90 mm Hg	71% Sättigung

Arterielle Luft: 31,43 mm Hg CO_2. Sauerstoffverbrauch 335 ccm. Die Zusammensetzung der Spirometerluft war folgende: 10% Außenluft, 9% Kohlensäure, Rest Stickstoff. Die Berechnung des Minutenvolumens ergibt folgendes: $G = \frac{335}{16{,}41 - 12{,}26} = 8{,}072$ Liter. Herzschlagvolumen 82,3 ccm. Ausnützungskoeffizient: 0,24. Die Geschwindigkeit nahm also um über 5 Liter ab. Die Werte verhielten sich zueinander wie 109 : 61.

Gleichzeitig damit haben wir auch den Sauerstoffgehalt im Blute der Vena brachialis bestimmt. Analog wie wir es schon oben erwähnt haben, nahm die Blutgeschwindigkeit an der Peripherie zu. Anbei die entsprechenden Zahlen:

	reduziertes Hämoglobin in %	Oxy-Hämoglobin in %	Total-Hämoglobin
Vor der Injektion	7,28 (42,3)	9,92 (57,7)	17,20
Auf der Höhe der Wirkung . . .	3,10 (18)	14,10 (82)	17,20

Berechnen wir aus diesen Zahlen die mutmaßliche Blutgeschwindigkeit, legen wir die ursprüngliche Sauerstoffsättigung von 95% zugrunde und berücksichtigen wir die jetzt erhaltenen Sauerstoffverbrauchswerte, so ergeben sich folgende Zahlen. Vor Histamin: $G = \frac{320}{16,34 - 9,92} = 4,984$ Liter. Nach Histamin: $G = \frac{335}{16,34 - 14,10} = 14,94$ Liter.

Die Zahlen erscheinen uns deswegen wichtig, weil hier der Einwand, es könnte die verlangsamende Wirkung des Histamin auf eine gleichzeitige Verengerung der peripheren Gefäße zu beziehen sein, hinfällig wird. Das Histamin scheint tatsächlich die Abnahme des Minutenvolumens nur in der Weise zu bewerkstelligen, daß der Zufluß aus dem Splanchnicusgebiete gehemmt wird. Da wir ähnliches nach Pituglandol nicht beobachten konnten, so scheint der Unterschied ganz im Sinne von E. P. Pick auszufallen. Offenbar besitzt das Pituglandol neben seiner sperrenden Wirkung auf die Lebervenen auch einen kontrahierenden Einfluß auf die Peripherie. Was die subjektive Dauerwirkung des Histamins anbelangt, so sei ausdrücklich betont, daß sich der Patient den ganzen Nachmittag sehr wohl fühlte und eine ausgezeichnete Nacht verbrachte. Da wir bei unseren Versuchen auf Nüchternzahlen Gewicht legen, haben wir von der Beobachtung der Nachwirkung des Pituglandols absehen müssen.

Schließlich haben wir an diesem Patienten noch einen Versuch unternommen, der sich mit der Frage beschäftigte, ob sich nicht durch Injektion einer doppelten Pituglandoldosis eine noch intensivere Wirkung erzielen ließe.

Wir geben im folgenden zunächst einen Nüchternwert und nachher die Zahlen nach der intravenösen Injektion von 2 ccm Pituglandol:

Probe I in %	Probe II in %	reduz. Probe in %	Spannung	
6,15 CO_2	6,26 CO_2	6,37 CO_2	44,59 mm Hg	81,5% Sättigung
7,79 O_2	7,78 O_2	7,77 O_2	54,39 mm Hg	

Arterielle Probe: 33,88 mm Hg CO_2. Sauerstoffverbrauch: 329,4 ccm. Pulszahl 112. Die Zusammensetzung der Spirometerluft war folgende: 11% Außenluft, 8,5% Kohlensäure, Rest Stickstoff. Die Berechnung des Minutenvolumens ergibt: $G = \frac{329,4}{16,41 - 14,07} = 14,076$ Liter. Herzschlagvolumen: 123,8 ccm. Ausnützungskoeffizient: 0,14. Der Patient bekam nunmehr 2 ccm Pituglandol intravenös. Zunächst bestand eine leichte Rötung des Gesichts, die aber bald einer intensiven Blässe nicht nur des Antlitzes, sondern auch der Hände und des Rumpfes Platz machte. Patient klagte über leichtes Schwindelgefühl, mußte einmal gähnen, erholte sich aber dann ziemlich rasch; die Atembeschwerden, die anfangs bestanden, legten sich völlig. worauf ein Gefühl allgemeinen Wohlbefindens einsetzte. Nachher fühlte er sich viele Stunden hindurch äußerst wohl. Die Zahlenwerte, die wir in der Nachperiode erhielten, sind nunmehr angeführt:

Nach 10 Minuten:

Probe I in %	Probe II in %	reduz. Probe in %	Spannung	
6,77 CO_2 6,57 O_2	6,77 CO_2 6.44 O_2	6,77 CO_2 6,31 O_2	47,39 mm Hg 44,17 mm Hg	70% Sättigung

Arterielle Luft: 35,14 mm Hg CO_2. Sauerstoffverbrauch: 289 ccm. Pulszahl 98. Die Zusammensetzung der Spirometerluft war folgende: 10% Außenluft, 9% Kohlensäure, Rest Stickstoff. Die Berechnung des Minutenvolumens ergibt; $G = \frac{289}{16,41 - 12,04} = 6,613$ Liter. Herzschlagvolumen: 67,4 ccm. Ausnützungskoeffizient: 0,25.

Nach 50 Minuten:

Probe I in %	Probe II in %	reduz. Probe in %	Spannung	
6,56 CO_2 6,81 O_2	6,50 CO_2 6,83 O_2	6,44 CO^z 6,85 O_2	45,08 mm Hg 47,95 mm Hg	75,5% Sättigung

Arterielle Luft: 33,89 mm Hg CO_2. Sauerstoffverbrauch: 295 ccm. Pulszahl: 98. Die Zusammensetzung der Spirometerluft war: 10% Außenluft, 9% Kohlensäure, Rest Stickstoff. Die Berechnung des Minutenvolumens ergibt: $G = \frac{295}{16,41 - 12,98} = 8,600$ Liter. Herzschlagvolumen 87,7 ccm. Ausnützungskoeffizient: 0,20.

Im Prinzip sehen wir hier ganz dieselben Veränderungen wie nach Injektion von 1 ccm subkutan und 1 ccm intravenös. Die Geschwindigkeit geht um 7,46 bzw. 5,48 Liter herunter — also um beträchtlich mehr als nach den kleineren Dosen, dafür zeigen sich hier aber doch beängstigende Symptome, so daß wir von dieser Form einer therapeutischen Beeinflussung absehen möchten. Die Verminderung der Blutgeschwindigkeit um 7,46, d. i. um 53 %, kann sicherlich eine vorübergehende Anämie des Gehirnes bedingen, die wahrscheinlich die unangenehmen Symptome nach sich zieht, die wir hier tatsächlich miterlebt haben.

Damit würde auch übereinstimmen, daß Herzkranke mit bereits wogender Atmung nach Pituglandol gelegentlich typisches Cheynes-Stokes-Atmen bekommen können.

Über den weiteren Verlauf des Krankheitszustandes unseres Patienten ist noch folgendes zu berichten:

Der Patient war von dem günstigen Einfluß der Pituglandolinjektion so überzeugt, daß er uns in der Folge des öfteren ersuchte, ihm neuerlich Pituglandol zu verabfolgen. Wir sind seinem Wunsche nachgekommen, schließlich hat sich, wie er selbst sagte, sein Befinden so gebessert, daß er sich auch ohne Injektionen sehr wohl fühlte; andere Medikamente hatte er in der Zwischenzeit nicht mehr bekommen. In dieser Periode sehr guten Wohlbefindens — er ging ohne Beschwerden herum, konnte sogar langsam gehend die Stiege auf und ab gehen, ohne das Gefühl von Kurzatmigkeit zu bekommen — haben wir die Blutgeschwindigkeit noch des öfteren untersucht und waren erstaunt, daß sich jetzt spontan, vielleicht aber auch als Folge des Pituglandols, das Minutenvolumen wesentlich erniedrigt hatte. Aus dieser Periode wollen wir nunmehr einige Versuche reproduzieren:

Probe I in %	Probe II in %	reduz. Probe in %	Spannung
6,51 CO_2 6,90 O_2	6,60 CO_2 6,80 O_2	6,69 CO_2 6,70 O_2	46,63 mm Hg 46,70 mm Hg } 73% Sättigung

Arterielle Luft: 49,49 mm Hg CO_2. Sauerstoffverbrauch: 318 ccm. Pulszahl: 90. Die Zusammensetzung der Spirometerluft war: 12% Sauerstoff. 8,5% Kohlensäure, Rest Stickstoff. Die Berechnung des Minutenvolumens ergibt: $G = \frac{318}{16{,}92 - 12{,}60} = 7{,}38$ Liter. Herzschlagvolumen: 82 ccm. Ausnützungskoeffizient: 0,22.

Tags darauf fanden wir als Nüchternwert (Patient hatte seit 6 Tagen kein Pituglandol mehr bekommen) folgende Zahlen:

Probe I in %	Probe II in %	reduz. Probe in %	Spannung
6,47 CO_2 7,00 O_2	6,56 CO_2 6,88 O_2	6,65 CO_2 6,76 O_2	46,37 mm Hg 47,10 mm Hg } 74% Sättigung

Arterielle Luft: 36,38 mm Hg CO_2. Sauerstoffverbrauch: 329,2 ccm. Pulszahl 92. Die Zusammensetzung des Minutenvolumens war: 11,5% Außenluft, 8,5% Kohlensäure, Rest Stickstoff. Die Berechnung des Minutenvolumens ergibt $G = \frac{329{,}2}{16{,}92 - 12{,}77} = 7{,}933$ Liter. Herzschlagvolumen: 86 ccm. Ausnützungskoeffizient: 0,21.

Wir möchten auf diese Werte ganz besonderen Nachdruck legen, weil sich unser Patient gerade in dieser Zeit am besten fühlte und hauptsächlich auch frei von jeder Medikation war.

Fall II. 62 Jahre alter pens. Oberst; in der Sylvesternacht 1921 kam es im Anschluß an ein opulentes Mahl zu einem sehr heftigen Anfall; Patient fühlte sich sehr schwach, hatte starken Schweißausbruch, Empfinden eines starken Druckes auf der Brust, keuchenden, etwas beschleunigten Atem, Todesangst; die Pulsfrequenz stieg in die Höhe, bis auf 140 pro Minute; starke würgende Schmerzen, die in der Brust begannen, beiderseits gegen den Hals zu, aber auch gegen den Hinterkopf und vor allem auch in die beiden Arme ausstrahlten; die Schmerzen standen aber weniger im Vordergrund, als der Druck über der Herzgegend. Seither wiederholen sich die Anfälle bei jeder Anstrengung, auch bei der allergeringsten, selbst beim schnelleren Gehen, besonders wenn der Patient vorher mehr gegessen hatte. Die Anfälle traten oft mehrmals täglich, sogar allstündlich, besonders in der Nacht auf und dauerten einige Minuten bis 1/2 Stunde. Nitroglyzerintabletten und kalte Umschläge auf die Herzgegend halfen ihm am allerbesten. Amylnitrit wurde viel schlechter vertragen. Im Februar 1923 war der schwerste Anfall, er dauerte fast 2 Stunden. Man verschrieb ihm Digitalis und Diuretin; Beschwerden wurden insofern geringer, als die Zwischenpausen zwischen den Anfällen länger wurden und die Intensität der Beschwerden etwas abnimmt; allmählich traten Schwellungen an den Beinen auf, das Abdomen wurde größer, besonders litt er unter Druckgefühl in der Magengegend; dies hinderte ihn, größere Mahlzeiten zu sich zu nehmen, weil es nach Nahrungszufuhr an Intensität wesentlich zunahm. Die Harnmenge wurde geringer. Nykturie. Patient leidet an völliger Schlaflosigkeit, er kann wegen Atemnot nicht liegen, muß daher die ganzen Nächte aufrecht sitzend verbringen. In letzter Zeit kam Husten mit zähem Auswurf hinzu.

Objektiv zeigte zich ein mächtig erweiterter linker Ventrikel, Herztöne rein, jedenfalls keine Geräusche, beiderseitiger Hydrothorax, Stauungslungen. Der Herzschatten mißt fast 20 ccm. Blutdruck 150 mm Hg. Puls 90—100, rhythmisch. Starke Ödeme der Beine. Stauungsleber; Bauchhaut etwas ödematös; Harn frei von Eiweiß. Unter entsprechender Digitalisbehandlung und Verabfolgung von Novasurol gelang es, Ödeme und Hydrothorax zu bannen. Kurzatmigkeit bei den geringsten Bewegungen; das Gefühl von schwerster Atemnot während der Nacht hält an; das Aufwachen nach kurzem Schlaf in den frühesten Nachtstunden mit nachfolgendem Gefühl von Atembeklemmungen besteht weiter und wurde sogar wieder stärker, seitdem die Ödeme in den Hintergrund traten. Gegen Morphium Idiosynkrasie.

Dieser Mann lernte die Atemtechnik sehr bald und erwies sich in der Folge für unsere Untersuchungen als ein ausgezeichnetes Versuchsobjekt. Der Patient schien uns geeignet, den Einfluß des Pituglandols neuerdings zu überprüfen. Wir fanden dabei folgende Zahlen; zuerst ein Nüchternwert:

Probe I in %	Probe II in %	reduz. Probe in %	Spannung	
6,00 CO_2 7,39 O_2	6,12 CO_2 7,30 O_2	6,24 CO_2 7,21 O_2	44,11 mm Hg 50,97 mm Hg	78% Sättigung

Arterielle Luft: 35,49 mm Hg CO_2; Sauerstoffverbrauch: 282 ccm. Pulszahl 106. Die Zusammensetzung der Spirometerluft war: 14% Außenluft, 7% Kohlensäure, Rest Stickstoff. Die Berechnung des Minutenvolumens ergibt: $G = \frac{282}{14,45 - 12,50} = 14,49$ Liter. Herzschlagvolumen: 142 ccm. Ausnützungskoeffizient: 0,13. Die Sauerstoffsättigung des arteriellen Blutes haben wir im arteriellen Blute direkt bestimmt. Gleichzeitig wurde auch Blut aus der Vena cubitalis aspiriert, so daß wir auch blutig eine Bilanz zwischen rechtem und linkem Kreislauf aufstellen konnten. Die blutigen Werte sind folgende:

	reduziertes Hämoglobin in %	Oxy-Hämoglobin in %	Total-kapazität
Arteriell:	1,56 (9)	14,45 (91)	16,01
Venös:	11,53 (72)	4,45 (28)	15,98

Berechnen wir auf Grund der blutigen Werte die Blutgeschwindigkeit unter Zugrundelegung des ursprünglichen Sauerstoffverbrauches, so kommen wir zu folgenden Zahlen: $G = \frac{282,7}{14,45 - 4,45} = 2,827$ Liter. Wir sehen also Unterschiede um 11,66 Liter, das würde einer Differenz von über 400% entsprechen. Es lag auch hier die Möglichkeit vor, den riesigen Unterschied auf einen eventuellen Antagonismus zwischen Splanchnicus-Gebiet und eigentlichem peripheren Kreislauf zu beziehen. Der enorme Einfluß, der unter der Wirkung des Pituglandol beobachtet werden konnte, könnte diese Annahme wesentlich stützen. Die Werte nach 1 ccm Pituglandol intravenös und 1 ccm Pituglandol subkutan waren nun folgende:

Nach 25 Minuten:

Probe I in %	Probe II in %	reduz. Probe in %	Spannung	
6,30 CO_2 5,04 O_2	6,23 CO_2 4,99 O_2	6,16 CO_2 4,94 O_2	43,55 mm Hg 34,93 mm Hg	58% Sättigung

Arterielle Luft: 39,40 mm Hg. Sauerstoffverbrauch: 273,3 ccm. Pulszahl: 96, Die Zusammensetzung der Spirometerluft war folgende: 12% Außenluft, 7,5% Kohlensäure, Rest Stickstoff. Die Berechnung des Minutenvolumens ergibt: $G = \frac{273,3}{14,45 - 9,30} = 5,287$ Liter. Herzschlagvolumen: 55 ccm. Ausnützungskoeffizient: 0,33.

Nach $1^1/_2$ Stunden:

Probe I in %	Probo II in %	reduz. Probe in %	Spannung	
6,39 CO_2 5,75 O_2	6,38 CO_2 5,77 O_2	6,37 CO_2 5,79 O_2	45,04 mm Hg 40,94 mm Hg	67% Sättigung

Arterielle Luft: 37,35 mm Hg CO_2. Sauerstoffverbrauch: 273 ccm. Pulszahl: 100. Die Zusammensetzung der Spirometerluft war folgende: 12% Außenluft, 7,5% Kohlensäure, Rest Stickstoff. Die Berechnung des Minutenvolumens ergibt $G = \frac{273}{14,45 - 10,74} = 7,339$ Liter. Herzschlagvolumen: 74 ccm. Ausnützungskoeffizient: 0,24.

Wir sehen also auch hier, wie im vorangehenden Falle, eine mächtige Herabsetzung der Blutgeschwindigkeit unter dem Einflusse des Pituglandols. Nach 25 Minuten ist die Blutgeschwindigkeit um 9,2 Liter, nach $1^1/_2$ Stunden noch um 7,14 Liter herabgesetzt, d. i. um 63%, bzw. 50%; die Werte verhielten sich zueinander wie 100 : 47 : 50. Ganz abgesehen von diesen Zahlen, fühlte sich der Patient außerordentlich wohl; der Druck von der Herz-, bzw. Magengegend war geschwunden; das Wohlbefinden hielt auch nachmittags noch lange an; in der darauffolgenden Nacht schlief er so gut wie seit langem nicht.

Das Resultat dieses Versuches läßt sich dahin zusammenfassen, daß die Blutgeschwindigkeit bei einem Herzkranken, der sehr zu asthmatischen Zuständen disponierte, außerordentlich hoch ist; verabfolgt man Pituglandol, so kommt es parallel zur subjektiven Besserung auch zu einer ganz enormen Verminderung des Minutenvolumens.

Die Versuche bei den beiden letzten Individuen beweisen, wie wenig es angeht, aus der Beschaffenheit des Blutes in der Vena cubitalis irgendwelche weitgehende Schlüsse auf die wahre Blutgeschwindigkeit zu ziehen; diese Beobachtungen diskreditieren eigentlich alle unsere Versuche in den beiden ersten Hauptabschnitten; im Sinne des alten Dastre-Moratschen Gesetzes stehen eben die Eingeweidegefäßbezirke den Gefäßen der peripheren Muskulatur antagonistisch entgegen; offenbar strömt das Blut — wenn man sich auf unsere Zahlen stützt — innerhalb des Thorax und des Abdomens unter gewissen Bedingungen viel schneller, als man sich dies vielfach bis jetzt vorgestellt hat; aus der Differenz in der Sauerstoffsättigung des venösen Blutes der peripheren Gebiete und der Sauerstoffsättigung, wie sie sich durch die Analyse der venösen Alveolarluft ermitteln läßt, kann man vielleicht ein ungefähres Maß der Blutgeschwindigkeit im Eingeweidegebiete ableiten; offenbar muß dem Splanchnicusanteil bei der Beurteilung vieler Geschwindigkeitsprobleme eine führende Rolle zugemessen werden. Dem Einwande, der vielleicht von mancher Seite erhoben werden könnte, daß die Bedingungen speziell bei erhöhter Geschwindigkeit ganz andere wären und daß die Differenzen mehr unserer Methode zur Last fallen, als daß es sich hier um die Aufdeckung prinzipiell neuer Tatsachen handeln würde, wollen wir in der Weise entgegentreten, daß wir zwei Fälle mit außerordentlich hoher Blutgeschwindigkeit anführen, wo sich merkwürdigerweise die Unterschiede als sehr klein erwiesen haben; es betrifft dies Fälle von chronischer, bereits urämischer Nephritis. Sollte in diesen Fällen die Blutgeschwindigkeit im Splanchnicusgebiete geringer sein als unter normalen Bedingungen?

Fall III. Es betrifft einen 39 Jahre alten Mann mit chronischer Nephritis; der Mann ist im Gesicht etwas gedunsen, an den Beinen sind aber keine Ödeme. Blutdruck weit über 210 mm Hg. Retinitis albuminurica. Kopfschmerzen. Der Rest-N ist erhöht, wenige Wochen später ist der Mann urämisch gestorben. Die Blutgeschwindigkeitswerte, die wir mit der Atemmethode erhielten, waren folgende:

Probe I in %	Probe II in %	reduz. Probe in %	Spannung	
5,36 CO_2 8,73 O_2	5,31 CO_2 8,80 O_2	5,26 CO_2 8,87 O_2	36,97 mm Hg 62,35 mm Hg	90% Sättigung

Arterielle Luft: 31,07 mm Hg CO_2 und 111,70 mm Hg O_2 = 98% Sättigung. Sauerstoffverbrauch: 230 ccm. Totalkapazität: 9,92 Hämoglobin. Pulszahl 118. Die Zusammensetzung der Spirometerluft war folgende: 35% Außenluft, 5,75% Kohlensäure, Rest Stickstoff. Die Berechnung des Minutenvolumens ergibt: $G = \frac{230}{9,72 - 8,93} = 29,112$ Liter. Herzschlagvolumen: 246 ccm. Ausnützungskoeffizient: 0,09.

Wir haben gleichzeitig die Art. radialis punktiert, ebenso die Vena cubitalis; die so ermittelten Werte waren folgende:

	reduziertes Hämoglobin in %	Oxyhämoglobin in %	Total-kapazität
Arteriell	0,1 (1)	9,82 (99)	9,92
Venös	0,79 (8)	9,13 (92)	9,92

Die Blutgeschwindigkeit auf Grund dieser Zahlen ergibt: $G = \frac{230}{9{,}82 - 9{,}12}$ = 32,65 Liter.

Wenn man bedenkt, daß sich die Bestimmung in anämischem Blute viel schwieriger gestaltet als unter normalen Bedingungen, so wird man den außerordentlich geringen Unterschied zu würdigen wissen. Der Mann starb 3 Wochen später. Die Sektion des Herzens ergab eine mächtige Hypertrophie und Dilatation des Herzens. An den Organen keine Stauungserscheinungen.

Fall IV. 28 Jahre alter Mann mit chronischer urämischer Nephritis. Mächtige Dilatation des Herzens; keinerlei Ödeme; dauerndes Hindämmern. Rest-N fast 200 mg%. Der Mann sieht sehr blaß aus — Blutdruck weit über 240 mm Hg. Er ist wenige Wochen später gestorben; die Sektion zeigte eine chronische sekundäre Schrumpfniere; Cor bovinum mit starker Dilatation; keine Stauungsorgane. Die Blutgeschwindigkeit, berechnet nach der Atemmethode, zeigte folgende Werte:

Probe I in %	Probe II in %	reduz. Probe in %	Spannung	
4,71 CO_2 8,32 O_2	4,68 CO_2 8,44 O_2	4,65 CO_2 8,56 O_2	32,27 mm Hg 58,05 mm Hg	87% Sättigung

Arterielle Luft: 25,40 mm Hg CO_2 und 114,1 mm Hg O_2 = 98% Sättigung. Sauerstoffverbrauch: 303 ccm. Pulszahl 120. Die Zusammensetzung der Spirometerluft war: 35% Außenluft, 5,5% Kohlensäure, Rest Stickstoff. Totalkapazität: 9,40 Hämoglobin. Die Berechnung des Minutenvolumens ergibt: $G = \frac{303}{9{,}21 - 8{,}18}$ = 29,41 Liter. Herzschlagvolumen: 245 ccm. Ausnützungskoeffizient: 0,11.

Auf Grund der blutigen Bestimmung der Sauerstoffsättigung in der Arterie und Vena cubitalis kamen wir zu folgenden Werten:

	reduziertes Hämoglobin in %	Oxyhämoglobin in %	Total-kapazität
Arteriell	0,19 (2)	9,21 (98)	9,40
Venös	1,41 (15)	7,99 (85)	9,39

Demnach beträgt das so gewonnene Minutenvolumen: $G = \frac{303}{9{,}21 - 7{,}99}$ = 24,83 Liter. Unter Berücksichtigung des schwer anämischen Blutes kein großer Unterschied.

Nunmehr möchten wir über einige Beobachtungen berichten, die sich mit der Frage beschäftigen, ob Pituglandol auch bei anderen Individuen wirkt, und zwar bei solchen, wo sich die Geschwindigkeit nicht wesentlich erhöht erweist.

Fall V. 43 Jahre alter Monteur leidet seit einem Jahre an Schmerzen in der Herzgegend, verbunden mit Atemnot bei Anstrengungen; gelegentlich kommen diese Anfälle auch in der Nacht; zur Zeit solcher Attacken empfindet er ein Brennen und Drücken über dem Sternum, das im Epigastrium beginnt; der Schmerz zieht nicht in die Arme; oft fühlt er Klopfen und Schlagen in allen Arterien, ebenso auch in der Herzgegend. In letzter Zeit Nykturie, nie Ödeme.

Patient zeigt einen positiven Wassermann; außerdem die typischen Zeichen einer Aorteninsuffizienz; Blutdruck 192 mm Hg; Puls celer; Pulszahl 96; leichte Pupillenstarre; Patellarreflexe beiderseits erhalten, keine Stauungsleber, er wird hauptsächlich wegen Durchführung einer antiluetischen Kur auf die Klinik aufgenommen. Die Bestimmung des Minutenvolumens ergab folgende Zahlen:

Probe I in %	Probe II in %	reduz. Probe in %	Spannung
6,54 CO_2 5,92 O_2	6,60 CO_2 6,04 O_2	6,66 CO_2 6,16 O_2	47,08 mm Hg 43,55 mm Hg } 69,5% Sättigung

Arterielle Luft: 37,26 mm Hg CO_2. Sauerstoffverbrauch: 319 ccm. Die Zusammensetzung der Spirometerluft war: 14% Außenluft, 7% Kohlensäure, Rest Stickstoff. Die Berechnung des Minutenvolumens ergibt: $G = \frac{319}{19{,}58 - 13{,}89}$ $= 5{,}606$ Liter. Herzschlagvolumen: 58,8 ccm. Ausnützungskoeffizient: 0,28.

Der Patient bekam Pituglandol (1 ccm subkutan und 1 ccm intravenös). Nach 25 Minuten wurde die Geschwindigkeit neuerdings geprüft. Unmittelbar nach der Injektion verspürt der Patient nicht die geringste Änderung seines Befindens auch später nicht.

Probe I in %	Probe II in %	reduz. Probe in %	Spannung
6,61 CO_2 6,34 O_2	6,65 CO_2 6,35 O_2	6,69 CO_2 6,36 O_2	47,30 mm Hg 44,96 mm Hg } 70% Sättigung

Arterielle Luft: 39,87 mm Hg CO_2. Sauerstoffverbrauch: 300 ccm. Pulszahl 98. Die Zusammensetzung der Spirometerluft war: 14% Außenluft, 7,5% Kohlensäure, Rest Stickstoff. Die Berechnung des Minutenvolumens ergibt: $G = \frac{300}{19{,}58 - 13{,}99} = 5{,}366$ Liter. Herzschlagvolumen: 54,7 ccm. Ausnützungskoeffizient: 0,28.

Die Geschwindigkeitswerte verhalten sich somit wie 100:95; die Abnahme des Minutenvolumens erweist sich hier als sehr gering. In diesem Falle haben wir auch das arterielle und das venöse Blut auf seinen Sauerstoffgehalt direkt bestimmt; wir fanden folgende Werte:

	reduziertes Hämoglobin in %	Oxyhämoglobin in %	Total-kapazität
Arteriell	0,40 (2)	19,58 (98)	19,98
Venös	2,98 (15)	16,93 (85)	19,91

Die Berechnung der Blutgeschwindigkeit auf Grund der blutigen Untersuchung ergibt: $G = \frac{319}{19{,}58 - 16{,}93} = 12{,}037$ Liter. Auch hier sehen wir wieder eine beträchtliche Divergenz der Werte, die wir mittels der Atemmethode und auf dem Wege der blutigen Analyse ermitteln konnten. Könnte man sich auf diese Zahlen unbedingt verlassen, so müßte man sagen, daß hier das Blut im Bereiche der Peripherie schneller fließen würde, als durch die zentralen Gefäße. In diesem Zusammenhange erscheint es sehr auffällig, daß hier keine deutliche Pituglandolwirkung zu beobachten war.

Ob es sich hier um eine Eigentümlichkeit der Hypertonie handelt, soll zunächst nicht weiter berührt werden, immerhin erscheint es auffällig, daß noch ein zweiter Fall von Hypertonie ganz ähnlich reagierte:

Fall VI. 49 Jahre alter Beamter, der wegen einer chronischen Nephritis in die Klinik gebracht wurde; der Grund, warum er ärztliche Hilfe aufsuchte, war schlechtes Sehen, das sich gelegentlich akut verschlechterte (Blutung?). In letzter Zeit Inappetenz und gelegentlich Brechreiz. Im Harn Eiweiß, Isostenurie. Reststickstoff kaum erhöht. Herz mächtig hypertrophiert, Blutdruck zwischen 210 und 230 mm Hg schwankend. Die unterschiedlichen Urinproben (Wasser- und Konzentrationsversuch fallen ebenfalls im Sinne einer chronischen Nephritis aus.

Probe I in %	Probe II in %	reduz. Probe in %	Spannung
6,44 CO_2 5,73 O_2	6,53 CO_2 5,62 O_2	6,62 CO_2 5,51 O_2	46,67 mm Hg 38,84 mm Hg } 62% Sättigung

Arterielle Luft: 35,67 mm Hg CO_2. Sauerstoffverbrauch: 261 ccm. Pulszahl 96. Zusammensetzung der Spirometerluft: 14% Außenluft, 7% Kohlensäure, Rest Stickstoff. Die Berechnung des Minutenvolumens ergibt: $G = \frac{261}{12{,}84 - 8{,}39} = 5{,}867$ Liter. Herzschlagvolumen: 61,1 ccm. Ausnützungskoeffizient: 0,33.

Der Patient bekommt wie gewöhnlich Pituglandol (1 ccm subkutan und 1 ccm intravenös). Es treten dabei nicht die geringsten Intoxikationserscheinungen auf, es zeigt sich gar keine Änderung. 25 Minuten nach der Injektion finden wir jetzt folgende Werte:

Probe I in %	Probe II in %	reduz. Probe in %	Spannung
6,84 CO_2 5,78 O_2	6,90 CO_2 5,89 O_2	6,96 CO_2 6,00 O_2	49,07 mm Hg 42,30 mm Hg } 66% Sättigung

Arterielle Luft: 37,41 mm Hg CO_2. Sauerstoffverbrauch: 242,2 ccm. Pulszahl 100. Die Zusammensetzung der Spirometerluft war: 14% Außenluft, 7% Kohlensäure, Rest Stickstoff. Die Berechnung des Minutenvolumens ergibt: $G = \frac{242{,}2}{12{,}84 - 8{,}93} = 6{,}189$ Liter. Herzschlagvolumen: 61,9. Ausnützungskoeffizient: 0,29.

Im Gegensatz zu allen bis jetzt von uns beobachteten Verhältnissen sehen wir bei diesem Fall von beträchtlicher Hypertonie nach Pituglandol nicht nur keine Verminderung des Minutenvolumens, sondern sogar eine leichte Zunahme. Was die Differenz zwischen Blutgeschwindigkeit, gemessen an der Peripherie, und jener, berechnet nach der Alveolarluft, anbelangt, so zeigt sich ein ganz ähnliches Mißverhältnis; relativ große Geschwindigkeit an der Peripherie und ein viel kleineres Minutenvolumen, berechnet nach der Atemmethode. Die blutigen Werte sind folgende:

	reduziertes Hämoglobin in %	Oxyhämoglobin in %	Total-kapazität
Arteriell	0,69 (5)	12,84 (95)	13,53
Venös	2,40 (17,5)	11,10 (82,5)	13,50

Auf Grund dieser Zahlen ergibt sich folgende Blutgeschwindigkeit: $G = \frac{261}{12{,}84 - 11{,}1} = 15{,}35$ Liter.

Daß die fehlende Verlangsamung nach Pituglandol nicht ein Charakteristikum der Hypertonie ist, sondern auch beim normalen Menschen zu sehen ist, lehren die beiden folgenden Fälle:

Fall VII. 27 Jahre alter Student, der wegen nervöser, hauptsächlich das Herz betreffender Beschwerden an die Klinik kommt; gelegentlich Druck in der Herzgegend; er war in Kriegsgefangenschaft, hat daselbst viel moralische und körperliche Leiden überstanden und ist seither „nervös“. Gelegentlich eines Leichenbegängnisses Ohnmachtsanfall, seither öfter Kopfschwindel, Gefühl, als würde sich ihm das Herz zusammenziehen; diese Beschwerden schwinden, wenn er sich ein kaltes Tuch oder einen Kühlapparat auf die Herzgegend legt. Objektiv ist nichts Pathologisches zu finden. Blutdruck 130 mm Hg. Im Harn kein Eiweiß. Das Röntgenbild bietet eine normale Figur dar. Bei den Atemversuchen erhielten wir folgende Werte:

Probe I in %	Probe II in %	reduz. Probe in %	Spannung	
6,23 CO_2	6,30 CO_2	6,37 CO_2	44,59 mm Hg	66% Sättigung
5,60 O_2	5,72 O_2	5,84 O_2	40,88 mm Hg	

Arterielle Luft: 37,73 mm Hg CO_2. Sauerstoffverbrauch: 264 ccm. Pulszahl 72. Die Zusammensetzung der Spirometerluft war: 14% Außenluft, 7% Kohlensäure, Rest Stickstoff. Die Berechnung des Minutenvolumens ergibt: $G = \frac{264}{22{,}18 - 14{,}89} = 3{,}621$ Liter. Herzschlagvolumen: 50,2. Ausnützungskoeffizient: 0,32.

Patient bekommt die gewöhnliche Pituglandolmenge (1 ccm subkutan, 1 ccm intravenös), unmittelbar nach der Injektion wird der Mann für kurze Zeit blaß; subjektiv empfindet er aber nicht die geringste Störung. 25 Minuten nach der Injektion zeigen sich folgende Werte:

Probe I in %	Probe II in %	reduz. Probe in %	Spannung	
6,42 CO_2	6,42 CO_2	6,42 CO_2	44,94 mm Hg	65% Sättigung
5,54 O_2	5,60 O_2	5,66 O_2	39,62 mm Hg	

Arterielle Luft: 38,43 mm Hg CO_2. Sauerstoffverbrauch: 258 ccm. Pulszahl 70. Die Zusammensetzung der Spirometerluft war folgende: 14% Außenluft, 7% Kohlensäure, Rest Stickstoff. Die Berechnung des Minutenvolumens ergibt: $G = \frac{258}{22,18 - 14,66} = 3,510$ Liter. Herzschlagvolumen: 50,1 ccm. Ausnützungskoeffizient: 0,33.

Auch hier wurden Arterie und Vene punktiert und dabei folgende Werte erhalten:

	reduziertes Hämoglobin in %	Oxyhämoglobin in %	Total-kapazität
Arterie	0,38 (2)	22,18 (98)	22,56
Vene	7,41 (33)	15,13 (67)	22,44

Berechnet man das Minutenvolumen auf Grund dieser Zahlen, so erhält man folgenden Wert: $G = \frac{264}{22,18 - 15,13} = 3,744$ Liter, ein Wert, der sich mit jenem, nach der Atemmethode bestimmt, sehr gut vergleichen läßt.

Ein weiterer Fall, der ebenfalls demonstriert, daß das Pituglandol auch unter scheinbar normalen Bedingungen kaum eine wesentliche Verlangsamung hervorruft, ist folgender:

Fall VIII. 15 Jahre alter Bursche, der unter dem Verdachte einer orthostatischen Albuminurie zur Aufnahme kommt; es handelt sich um einen langen schmalen Burschen, der beim Herumgehen nur gelegentlich etwas Eiweiß im Harn zeigte; stark ausgeprägte Lordose; bei forcierter Lordosestellung deutliche Albuminurie, bei der Röntgenuntersuchung zeigt sich ein Pendelherz.

Probe I in %	Probe II in %	reduz. Probe in %	Spannung
6,60 CO_2 6,27 O_2	6,70 CO_2 6,33 O_2	6,80 CO_2 6,39 O_2	47,26 mm Hg 43,40 mm Hg } 69% Sättigung

Arterielle Luft: 44,94 mm Hg CO_2. Sauerstoffverbrauch: 270,9 ccm. Pulszahl 90. Die Zusammensetzung der Spirometerluft war folgende: 14% Außenluft, 7% Kohlensäure, Rest Stickstoff. Die Berechnung des Minutenvolumens ergibt: $G = \frac{270,9}{15,70 - 11,07} = 5,850$ Liter. Herzschlagvolumen: 65 ccm. Ausnützungskoeffizient: 0,29.

Nach der Pituglandolinjektion (1 ccm subkutan, 1 ccm intravenös) keinerlei subjektive oder objektive Erscheinungen. 25 Minuten nach der Injektion erfolgt der Atemversuch; wir erhalten:

Probe I in %	Probe II in %	reduz. Probe in %	Spannung
6,54 CO_2 6,00 O_2	6,68 CO_2 5,93 O_2	6,82 CO_2 5,86 O_2	47,40 mm Hg 40,72 mm Hg } 66% Sättigung

Arterielle Luft: 45,38 mm Hg CO_2. Sauerstoffverbrauch: 280 ccm. Pulszahl 92. Die Zusammensetzung der Spirometerluft war folgende: 14% Außenluft, 7,5% Kohlensäure, Rest Stickstoff. Die Berechnung des Minutenvolumens ergibt: $G = \frac{280}{15,70 - 10,59} = 5,478$ Liter. Herzschlagvolumen: 59,5 ccm. Ausnützungskoeffizient: 0,32.

Die Werte, die nach Punktion der Arterie und Vena cubitalis erhalten wurden, waren folgende:

	reduziertes Hämoglobin in %	Oxyhämoglobin in %	Total-kapazität
Arterie	0,35 (2)	15,70 (98)	16,05
Vene	1,98 (12)	14,13 (88)	16,11

Die Berechnung des Minutenvolumens auf Grund dieser Zahlen ergibt folgenden Wert: $G = \frac{270,9}{15,70 - 14,13} = 17,25$ Liter.

Dieses differente Verhalten der Blutgeschwindigkeit bei den unterschiedlichen Personen gab uns Anlaß nachzusehen, wie sich unter den

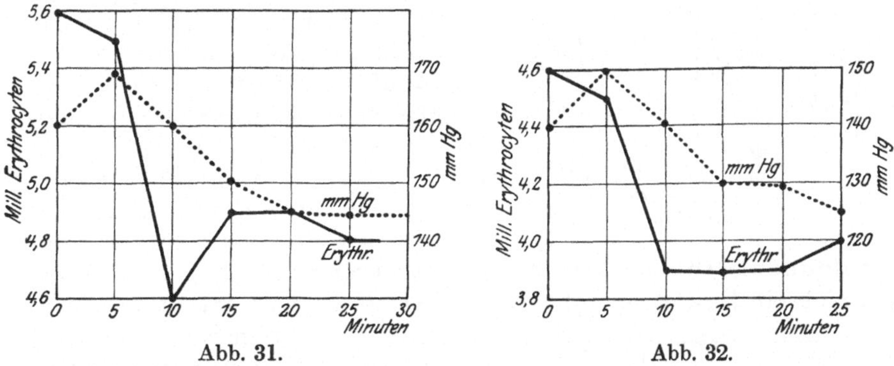

Abb. 31. Abb. 32.

gegebenen Verhältnissen die Erythrocyten vor und nach Pituglandolinjektion verhalten. Statt einer längeren Beschreibung der einzelnen Versuche legen wir sechs Kurven (Abb. 31—36) bei, die die erhaltenen Werte tabellarisch charakterisieren. Es handelt sich um dieselben Patienten, bei denen wir vorher den Einfluß des Pituglandols auf die Blutgeschwindigkeit studiert haben.

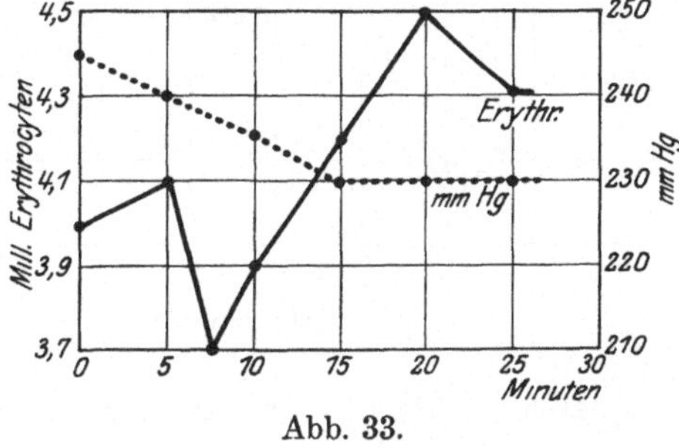

Abb. 33.

Wir glauben, aus diesen sechs Kurven etwas Charakteristisches herauslesen zu können. Dort, wo sich eine beträchtliche Abnahme der Blutgeschwindigkeit erkennen ließ, ging die Zahl der

Erythrocyten im Kubikzentimeter herunter, zeigte sich aber kaum eine wesentliche Änderung der Blutgeschwindigkeit, so blieben die Erythrocytenwerte entweder gleich oder stiegen sogar in die Höhe. Wir möchten die Möglichkeit irgendwelcher Spasmen diskutieren, die zu einer Hemmung der Blutbewegung führen, worauf die Gefäße scheinbar leer laufen; um diese Oligämie — wie wir uns vorstellen — zu paralysieren, strömt vielleicht aus den Geweben Flüssigkeit nach und bedingt so die Verdünnung des Blutes, die in manchen Fällen (vgl. Fall I und II) recht lange anhalten konnte.

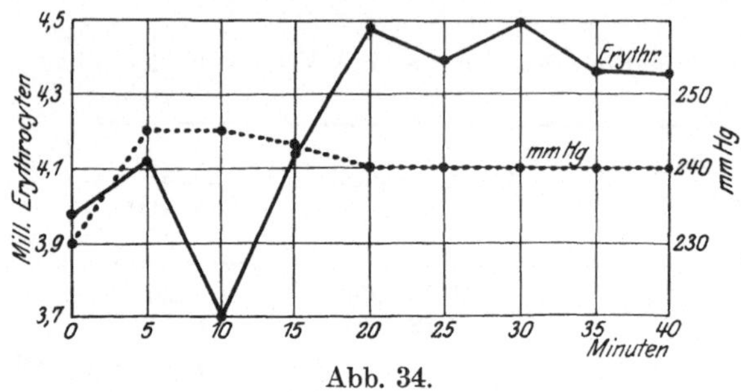

Abb. 34.

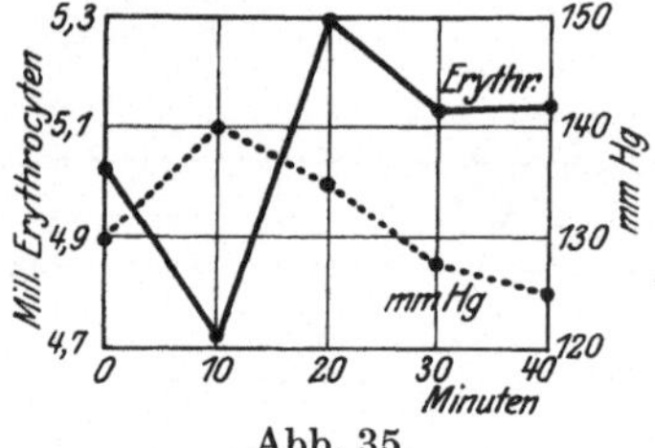

Abb. 35.

Jedenfalls stellt das Pituglandol ein sehr wirksames Medikament dar, das offenbar rein peripher angreift. Diese zunächst rein theoretisch gesicherte Beobachtung fordert auf, sich für das Pituglandol therapeutisch zu interessieren. Wo die Blutgeschwindigkeit erhöht erscheint und die Absicht besteht, hemmend einzuwirken, käme Pituglandol in Frage.

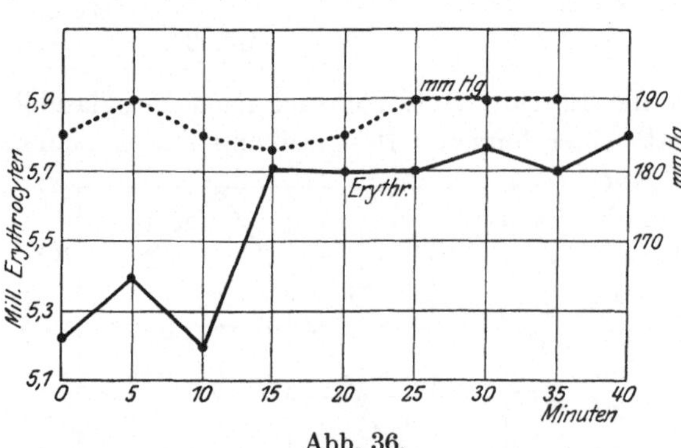

Abb. 36.

Bevor wir unsere Ergebnisse zusammenfassen, möchten wir noch auf folgende Tatsache aufmerksam machen: der normale Mensch beansprucht in der Ruhe und im Nüchternzustand ein bestimmtes Sauerstoffquantum; Benedikt hat ausführliche Tabellen zusammengestellt, aus denen zu entnehmen ist, wie groß der Calorienverbrauch des Einzelnen sein soll. Berechnet man auf Grund dieser Tabellen, auf deren Richtigkeit wir uns wohl unbedingt verlassen können, den Grundumsatz, so stimmen unsere Werte an Herzkranken damit absolut nicht überein. Der Grundumsatz erweist sich in vielen Fällen als wesentlich höher. Es dürfte sich hier um ein Charakteristikum vieler Herzpatienten handeln; aus zahlreichen amerikanischen und deutschen Literaturangaben ist zu entnehmen, daß es sich hier keineswegs um ein Novum handelt. Die relativ höchsten Werte haben wir — wir stützen uns dabei durchaus nicht nur auf das hier wiedergegebene Material — bei Hypertonien und Aortenfehlern gefunden; viele typische Mitralfehler können auch niedrigere Werte darbieten. Die Verhältnisse scheinen nicht klar zu liegen; trotzdem wollten wir dies betont wissen, um mit unseren hohen Sauerstoffwerten bei einzelnen Herzpatienten nicht auf abfällige Kritik zu stoßen.

8. Einfluß von Cardiaca und Diuretica. Es wäre sehr interessant gewesen, den Einfluß der unterschiedlichen Diuretica und Cardiaca auf die Blutgeschwindigkeit zu verfolgen. In sogenannten akuten Versuchen, worunter wir Versuche verstehen, die den unmittelbaren Einfluß eines Medikamentes wiedergeben, also solche, wo es gelingt, in rascher Aufeinanderfolge die Änderungen nach einem Medikament zu studieren, kann dies nicht durchgeführt werden. Übrigens verhalten sich die unterschiedlichen Patienten so verschieden, daß auch in dieser Beziehung ein definitives Urteil erst auf Grund einer großen Beobachtungsreihe gefällt werden darf. Daß aber auch hier Änderungen des Mi-

Arterieller O_2-Gehalt	Venöser O_2-Gehalt	Sauerstoffverbrauch	Minutenvolumen	Puls	Schlagvolumen	Harnmenge		Datum
19,23*)	13,15	304	5,00	102	49	300	Völlig inkompensiert, Ödeme der Beine, Stauungsleber, Cyanose.	13. III.
19,23	14,23	278	5,57	104	53,5	320	Tags darauf.	14. III.
19,23	13,75	269	4,90	88	55,7	800	Seit gestern Digitalis.	15. III.
19,23	13,15	257	4,23	80	52,8	800	Noch Digitalis, fühlt sich viel wohler.	16. III.
19,23	12,07	294	4,10	78	52,5	800	Fühlt sich sehr wohl. Die Ödeme an den Beinen sind kaum geringer geworden. Noch immer Digitalis.	18. III.
19,23	12,56	286	4,29	80	53,6	800	Noch immer Ödeme.	20. III.
19,23	12,56	280	4,19	80	52,4	5000	Gestern abend Novasurol, enorme Diurese, großes Wohlbefinden.	21. III.
19,23	12,48	290	4,29	82	52,3	1300	Verläßt mit kleinen Digitalisdosen die Klinik.	22. III.

*) Die Sauerstoffkapazität im arteriellen Blute wurde direkt durch Punktion der Radialis ermittelt, sie betrug 98%.

nutenvolumens sicher in Frage kommen, sollen folgende Beispiele darlegen. Da wir auf diese Fälle nur ganz im allgemeinen zu sprechen kommen, so unterlassen wir es, die gefundenen Zahlen detailliert wiederzugeben; daß auch hier die einzelnen Proben sehr gut übereinstimmen, braucht nicht erst betont zu werden.

Fall I. 42 Jahre alter Mann, der schon öfter wegen seines Vitiums (kombinierter Aorten-Mitralfehler) an der Klinik war, kommt neuerdings schwer inkompensiert an die Klinik; in Perioden relativen Wohlbefindens haben wir ihn des öfteren zu Atemversuchen verwendet; er beherrschte die Technik ausgezeichnet, so daß man es wagen konnte, ihn auch in einer Periode weniger guten Befindens atmen zu lassen. Wir wußten bereits aus früheren Beobachtungen her, wie gut er auf Digitalis reagierte; unser Versuchsplan war in diesem Fall, die Wirkung einer Digitaliskur zu verfolgen. Die angeführten Zahlen entsprechen Nüchternwerten (siehe Tabelle S. 191).

Arterieller O_2-Gehalt	Venöser O_2-Gehalt	Sauerstoffverbrauch	Minutenvolumen	Puls	Schlagvolumen	Harnmenge		Datum
18,13*)	9,00	267	3,25	92	35,3	700	Subjekt. Wohlbefinden. Nächte schlecht, starke Ödeme, Stauungsleber, Cyanose.	18. III.
18,13	9,52	290	4,50	90	50,0	1500	Nach Diuretin beginnende Diurese. Seit gestern 3,0 Diuretin. Er verträgt es gut.	19. III.
18,13	9,87	303	4,97	90	55,2	3000	Starke Diurese, Ödeme nehmen ab; seit Beginn der Diuretinkur Abnahme um 4 kg. Guter Schlaf.	20. III.
18,13	9,78	299	4,84	88	55	2400	Die Ödeme scheinen völlig zu schwinden, auch die Leber wird kleiner. Cyanose scheint geringer.	21. III.
18,13	7,97	275	3,39	82	40,1	1200	Diurese hört auf trotz weiterer Darreichung v. Diuretin (noch immer 3,0 gr pro die). Fast keine Ödeme.	22. III.
18,13	8,05	239	3,02	84	35,8	900	Diurese hört auf, Ödeme nehmen etwas zu, Leber scheint größer. Körpergewichtszunahme um 1,5 kg.	23. III.
18,13	7,02	286	3,05	90	32,7	700	Ödeme nehmen an Umfang wieder zu. Harn sehr dunkel.	25. III.
18,13	6,74	298	3,06	88	34,7	3800	Bekam gestern abend Novasurol. Fast völliges Schwinden der Ödeme.	26. III.
18,13	6,93	256	2,96	90	31,7	2800	Die Diurese hält noch an.	27. III.

*) Auch hier wurde die Sauerstoffkapazität auf direkte Weise, nämlich durch Punktion der Art. radialis, ermittelt. Auf der Höhe der Inkompensation war das Hämoglobin zu 98% mit Sauerstoff gesättigt.

Fall II. 45 Jahre alter Mann, der gleichfalls im Stadium völliger Kompensation die Atemtechnik erlernt hatte. Es betrifft ein Mitralaortenvitium, mit stärkerer Betonung des Mitralfehlers. Er kommt jetzt mit starken Ödemen, Stauungsleber, Dyspnoe an die Klinik. Beträchtliche Cyanose. Anfangs gelingt es nicht, die Versuche aufzunehmen. Hier war es unmöglich, trotz besten Willens von Seite des Patienten, eindeutige Zahlen zu erhalten. Patient bekam zuerst eine Digitaliskur, die Dyspnoe besserte sich, doch hielten die Ödeme und die Stauungsleber an. Als die Dyspnoe zurückging, war es möglich, unsere Bestimmungen vorzunehmen; der Patient bekam noch immer kleine Digitalisdosen; da wir wußten, daß er auf Diuretin viel besser reagierte, so war unsere Absicht, unter Kontrolle der Blutgeschwindigkeit den Einfluß von Diuretin zu studieren (siehe Tabelle S. 192).

Wer je Gelegenheit gehabt hat, die Schwierigkeiten mitzuerleben, die diese von uns angewendete Methode mit sich bringt, und ebenso Zeuge war, wie furchtbar schwer es ist, diese Methode auch beim dyspnoischen Patienten mit Exaktheit durchzuführen, der wird es verstehen, wenn wir hier nur über zwei Fälle berichten. Selbstverständlich messen wir denselben keine entscheidende Bedeutung bei; trotzdem glauben wir, aus diesen rein kasuistischen Beobachtungen den einen Schluß ableiten zu dürfen, daß das Blutgeschwindigkeitsprinzip in der Beurteilung der unterschiedlichen Kreislaufstörungen die höchste Beachtung beansprucht.

Der Fall I lehrt, daß auch auf der Höhe der Inkompensation die Blutgeschwindigkeit höher war, als in einer Periode relativen Wohlbefindens. Das Digitalis erwies sich hier als Faktor, der sich imstande zeigte, die Widerstände an der Peripherie zu steigern, also die Geschwindigkeit herabzusetzen. Der Fall II zeigt, wie unter Diuretin, parallel zum Einsetzen der Diurese, das Minutenvolumen steigt, dann mit Abklingen der Harnflut wieder abnimmt. Novasurol — das zeigt Fall I und II — wirkt diuretisch, ohne sonst Einfluß auf die Blutgeschwindigkeit zu nehmen. Dies die Erfahrungen an zwei Fällen. Verallgemeinernde Schlüsse vermeiden wir.

Fünfter Teil.

Zusammenfassung.

Fassen wir die Resultate, die wir mit der gasanalytischen Methode zur Ermittlung der Blutgeschwindigkeit erhalten haben, zusammen, so läßt sich sagen: die Methode eignet sich nicht nur für den gesunden Menschen, sie kann bei einigermaßen gutem Willen von Seite des Patienten auch bei Herzkranken zur Anwendung kommen.

Sogar auf Grund einer größeren Beobachtungsreihe sind wir nicht imstande, von einem normalen Mittelwerte der Blutgeschwindigkeit zu reden. Wir sehen hier Schwankungen zwischen 2,6—7,5 Liter. Auch gibt es unserer Ansicht nach keinen einheitlichen Ausnützungskoeffizienten.

Es handelt sich hier scheinbar um individuelle Eigentümlichkeiten des Einzelnen; ein unbedingtes Abhängigkeitsverhältnis von der Größe und dem Temperament des Einzelnen glauben wir nicht feststellen zu können, halten es aber für möglich. Das Minutenvolumen geht nach der Nahrungszufuhr in die Höhe, die Steigerung ist nicht nur von der Zunahme des Grundumsatzes allein abhängig; die Sauerstoffsättigung im venösen Blute nimmt deutlich zu, dementsprechend ändert sich auch der Ausnützungskoeffizient; das Herzschlagvolumen bei unseren gesunden Kontrollpersonen schwankte zwischen 33 und 87 Kubikzentimeter. Ähnliche Schwankungen bei normalen Menschen sah auch HALDANE.

Morphium ist gelegentlich imstande, das Minutenvolumen herabzusetzen; die Verminderung ist nicht die Folge einer Änderung des Sauerstoffverbrauches, sondern macht sich ausschließlich in einer Vergrößerung der Sauerstoffausnützung bemerkbar. In den Fällen, wo das Morphium keine narkotische Wirkung entfaltete, ja im Gegenteil nur erregend wirkte, nahm die Blutgeschwindigkeit gleichfalls an Größe zu. Auch bei einem Falle von perniziöser Anämie, wo schon die Geschwindigkeit an und für sich sehr beschleunigt war, ließ sich nach Morphium, gleichzeitig mit psychischer Beruhigung, ebenfalls eine Verminderung der Blutgeschwindigkeit feststellen. Ein Fall, der auf Morphium kaum eine beruhigende Wirkung erkennen ließ, bot keine Änderung der Blutgeschwindigkeit.

Daß ein Parallelismus zwischen psychischer Erregung und Blutgeschwindigkeit bestehen dürfte, darauf scheinen auch die Beobachtungen hinzuweisen, die wir mit Cocain machen konnten. In dem einen Falle, wo nach subkutaner Injektion eine lebhafte Erregung in Erscheinung trat, nahm die Blutgeschwindigkeit um mehr als das Dreifache zu. Die Änderung macht sich auch in einer Vermehrung des Stoffwechsels bemerkbar; das Ausschlaggebende ergibt sich aber doch als die Folge einer schlechteren Ausnützung des Sauerstoffes an der Peripherie. In zwei Fällen, wo sich im Anschluß an Cocain nicht die geringste subjektive Störung bemerkbar machte, sahen wir sogar eher ein Abnehmen der Größe des Minutenvolumens.

Coffein, dem allgemein eine erregende Wirkung zugeschrieben wird, zeigte sich in unseren Versuchen sehr wenig wirksam. Es kam zu einer Zunahme des Minutenvolumens, doch ließ sich dieselbe mit der Cocainwirkung absolut nicht vergleichen.

Alkohol in größeren Mengen steigert die Blutgeschwindigkeit; die Zunahme ist aber keine sehr ausgeprägte; allerdings wurden diese Proben begreiflicherweise nur bei Leuten durchgeführt, die an Alkohol gewöhnt waren.

Campher verhält sich verschieden; offenbar gelten auch hier individuelle Unterschiede.

Wir haben Gelegenheit gehabt, mehrere Fälle von Asthma cardiale mit unserer Methode zu verfolgen. Es liegt in der Art und Weise unserer Methode, daß nicht jeder Fall dazu verwendet werden kann; insofern mußte eine Auswahl getroffen werden; außer den hier mitgeteilten Fällen haben wir noch eine größere Anzahl analoger Patienten mit Asthma cardiale untersucht; wenn wir die Resultate nicht mitteilen, so liegt dies z. T. daran, daß die einzelnen Proben untereinander nicht so übereinstimmen, wie wir es von exakten Beobachtungen voraussetzen. Im allgemeinen kann man aber doch sagen, daß sich fast bei jedem Fall, der in den Abendstunden Zeichen von Asthma cardiale darbot, die Blutgeschwindigkeit deutlich erhöht zeigte. Sie kann in den Vormittagsstunden relativ langsam erscheinen, um sich allmählich in den Abendstunden auf beträchtliche Werte zu erheben. Gibt man dann auf der Höhe des Anfalles Morphium, so nimmt parallel zum allmählich eintretenden Wohlbefinden die Blutgeschwindigkeit ab.

Die vielseits zur Kupierung von asthmatischen Anfällen empfohlene Methode des Bindens der Glieder, die sich auch uns oftmals bewährt hatte, scheint unsere Vorstellung von der ätiologischen Bedeutung der erhöhten Blutgeschwindigkeit beim Asthma cardiale zu bestätigen. Prüft man bei den verschiedenen Patienten, sowohl bei solchen mit hoher, wie auch mit geringerer Blutgeschwindigkeit den Einfluß des Abbindens, so läßt sich häufig eine beträchtliche Abnahme des Minutenvolumens ermitteln. Ein einziger Fall, der während des Liegens der Binden heftige Schmerzen in den Beinen empfand, zeigte nicht nur keine Abnahme, sondern sogar eine deutliche Beschleunigung der Blutgeschwindigkeit. Daß Schmerzen, die man z. B. durch subkutane Injektion von etwas Äther erzeugt, die Blutgeschwindigkeit in die Höhe treiben können, haben wir bei einem sonst ziemlich nervösen Menschen ebenfalls demonstrieren können. Eine gewisse Disposition mancher Menschen zu solchen Schwankungen muß angenommen werden, da wir dies, z. B. bei einem sonst sehr nervösen Menschen, verfolgen konnten. Mit einer solchen Labilität glauben wir auch die Beobachtung in Zusammenhang bringen zu können, daß bei manchen sogenannten nervösen Individuen die Nüchternwerte an aufeinanderfolgenden Tagen nicht unbedingt übereinstimmen müssen, ja gelegentlich sogar sehr große Unterschiede darbieten.

Großes Gewicht möchten wir einer großen Beobachtungsreihe zumessen, die wir in langer Folge an einem Patienten durchführen konnten, der die längste Zeit an einem fast chronischen Asthma cardiale litt. Die Blutgeschwindigkeit war außerordentlich hoch; als er dann fast geheilt entlassen wurde, war das Minutenvolumen beträchtlich herabgesunken. An diesem Falle konnten wir uns davon überzeugen, daß das Pituglandol und zwar hauptsächlich bei intravenöser Injektion, das Minutenvolumen akut herabzusetzen vermag; da es sich hier im Gegensatze zum Morphium um ein Medikament handelt, das gar nicht narkotisch wirkt, so erscheint uns daher die herabsetzende Wirkung besonders wichtig; parallel zur Herabsetzung des Minutenvolumens trat auch subjektives Wohlbefinden in Erscheinung. Das Pituglandol, das auch in anderen Fällen, die mit Kurzatmigkeit einhergingen, nicht nur herabsetzend auf die Blutgeschwindigkeit wirkte, sondern auch hier das subjektive Befinden sehr günstig beeinflußte, wirkt nicht bei allen Menschen gleich; relativ schwach zeigte sich die Wirkung bei Menschen mit Hypertonie. In den Fällen, wo wir mit unserer Methode eine hohe Blutgeschwindigkeit ermitteln konnten, kann das Blut in der Vena cubitalis einen sehr trägen Kreislauf verraten. Wir haben daher kein Anrecht, aus der Beschaffenheit des Blutes an der Peripherie irgendwelche Rückschlüsse auf die wahre Geschwindigkeit im Zentrum unseres Körpers zu schließen. In dem Sinne glauben wir auch die Divergenz deuten zu müssen, daß Patienten mit Asthma cardiale — also Menschen mit hoher Blutgeschwindigkeit — trotzdem cyanotisch sein können, also ein Symptom darbieten, das auf trägen Fluß des Blutes an der Peripherie hinweist. Man ist offenbar absolut nicht imstande, aus der Beschaffenheit der Peripherie auf das wahre Geschehen im Inneren unseres Körpers zu schließen.

Jedenfalls lehren bereits diese wenigen Beobachtungen, daß so manches auf dem Gebiete der Kreislaufpathologie, was bis jetzt als gesicherte Tatsache anzusehen war, auf Grund der Analyse der Kreislaufgeschwindigkeit in ein anderes Licht gerückt werden muß.

Die Herzinsuffizienz als wichtiger Faktor bei der Entstehung des Asthma cardiale-Anfalles. Unsere ursprüngliche Annahme, daß es sich beim typischen Asthma cardiale nicht nur um eine Schwäche des linken Ventrikels handelt, sondern daß auch das raschere Fließen des Blutes berücksichtigt werden müsse, erscheint durch diese unsere letzten Untersuchungen wesentlich gestützt. Sicherlich spielt bei der Entstehung des Lungenödems die Menge des Blutes, das von der Peripherie kommt, eine wichtige Rolle; da sich das Asthma cardiale hauptsächlich bei Patienten mit einem hypertrophierten linken Herzen zeigt, so scheint unter gewissen pathologischen Bedingungen das linke Herz eben nicht mehr imstande zu sein, die ihm angebotene Menge weiter zu befördern; es kommt zu einer Art Stauweiher im Gefäßgeflechte der Lunge, und das dürfte eben den Anlaß zum Asthma cardiale geben. Daß wir hier eine gewisse Schwäche des linken Ventrikels nicht entbehren können, ist selbstverständlich; ja man muß sich sogar fragen, ob nicht eine akute Verschlimmerung in der Leistungsfähigkeit des linken Ventrikels von ausschlaggebender Bedeutung ist. Wenn man die Geschwindigkeitszahlen z. B. bei dem Patienten überblickt, den wir unter Versuch Fall I (S. 146) beschrieben haben, so zeigen sich bereits in den Nachmittagsstunden — nach der Mahlzeit — Werte, die sich allmählich jenen zu nähern scheinen, die wir dann später beobachtet haben, als der Patient schon sehr unter Kurzatmigkeit zu leiden hatte. Tatsächlich können ja nach einer Mahlzeit die Beschwerden im Sinne eines Asthma cardiale mehr in den Vordergrund treten und es ist ja des öfteren von uns betont worden, daß größere Mahlzeiten, besonders in den Abendstunden, von den Herzkranken ängstlich vermieden werden; auf keinen Fall können wir über unseren Befund hinweg, daß gelegentlich hohe Geschwindigkeitswerte zur Beobachtung kommen, ohne daß es zu einem ausgesprochenen Anfall von Asthma cardiale führt. Vor allem bereitet uns die Erklärung eine große Schwierigkeit, warum gerade während der ersten Nachtstunden, kaum daß der Patient $^1/_2$—1 Stunde geschlafen hatte, das Asthma den Kranken aus dem Schlaf weckt. In nicht wenigen Fällen läßt sich anamnestisch feststellen, wie sehr solche Patienten unmittelbar vor dem Aufwachen von Träumen geplagt werden, die mit äußerst lebhaften Bewegungsvorgängen einhergehen. Möglicherweise kommen solche Träume mit in Betracht; doch glauben wir nicht, darin das alleinig ausschlaggebende Moment erblicken zu dürfen.

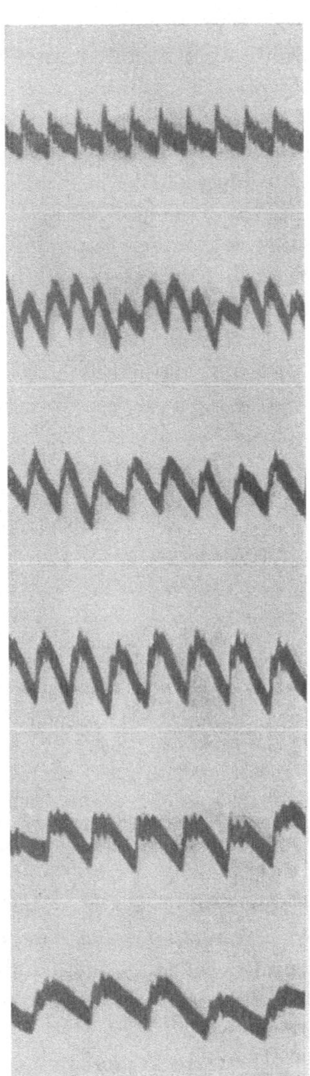

Abb. 37. Plethysmographische Gehirnkurven; die oberste Kurve gibt die Schwankungen vor dem Schlafen (8,30 Min.); die zweite im Beginn des Schlafes (9,10); die dritte um 10 Uhr; die vierte um 10,45 aufgenommen; die beiden letzten um 11,35 und um 12,25.

Die Zeit unmittelbar nach dem Einschlafen, die scheinbar von so bedeutendem Einfluß für das Entstehen des Asthma cardiale sein dürfte, ist durch verschiedene Eigentümlichkeiten charakterisiert. MÜLLER[1]) und in neuester Zeit auch KATSCH

[1]) MÜLLER: Acta med. scandinav. 1921.

und PANSDORF[1]) sahen, wie der maximale Blutdruck am stärksten während der ersten zwei Schlafstunden sinkt und von dem dann erreichten Tiefpunkte sich ganz allmählich bis zum morgendlichen Erwachen wieder erhebt. Auch bei Hypertonien zeigt sich gelegentlich zu dieser Zeit ein abnorm starker, nächtlicher Druckabfall; parallel zu den physiologischen Zuständen wäre also ein Fehlen einer Druckabnahme innerhalb dieses Zeitraumes, wie es bei einzelnen Hypertonien ebenfalls vorkommen kann, gleichfalls als etwas Pathologisches zu betrachten. Sicherlich hängt dies mit der Intensität des Schlafes zusammen: denn fast alle darauf gerichteten Beobachtungen zeigen immer wieder, daß etwa $1^1/_2$ Stunden nach Beginn des Schlafes das Maximum der Tiefe erreicht wird und dann allmählich bis zum Erwachen der Schlaf oberflächlicher wird. Bei Menschen mit Schädeldefekten bietet sich leicht die Gelegenheit, die Schwankungen der Gehirnzirkulation zu studieren; als ein konstantes plethysmographisches Symptom zeigt sich beim Einschlafen die Zunahme des Gehirnes, sowie ein Größerwerden der Gehirnpulse und der respiratorischen Schwankungen. Wir haben ebenfalls Gelegenheit gehabt, solche plethysmographische Kurven zu registrieren; die Pulse sind optisch aufgenommen worden; nach etwa zwei Stunden sind die Pulse am größten (siehe Abb. 37). Die Abb. 38 ist beigegeben, um sich über die Größe des Ausschlages ein Urteil bilden zu können; in dieser Abbildung sehen wir Armkurven, die vor und nach Eintauchen in heißes Wasser gewonnen wurden. Jedenfalls zeigen uns diese Befunde, daß wichtige zirkulatorische Störungen während der ersten Nachtstunden in Erscheinung treten können.

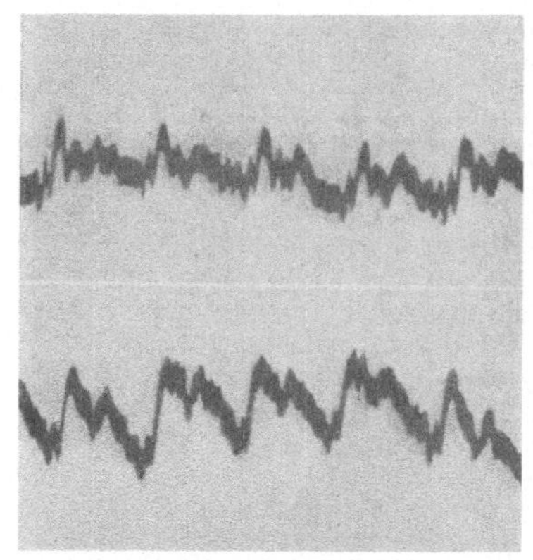

Abb. 38. Aichungskurve zur Kontrolle der vorangehenden.

Der Kroghsche Apparat ist so leicht zu bedienen, daß es gar keine Schwierigkeit bereitet, den Grundumsatz auch bei Schlafenden zu studieren. Diese Versuche führten wir bei einem tracheotomierten Patienten aus. Die entsprechende Kanüle wurde durch eine Vorrichtung ersetzt, die es ermöglichte, die Trachea direkt mit dem Kroghschen Apparat in Berührung zu bringen; auch bei diesen Untersuchungen zeigte sich, daß etwa $^1/_2$—1 Stunde nach dem Einschlafen der Organismus anscheinend eine Alteration erfährt, indem der Sauerstoffverbrauch den tiefsten Punkt erreicht.

[1]) KATSCH und PANSDORF: Münch. med. Wochenschr. 1922. Nr. 50.

Fall I		Fall II	
Stunde	Sauerstoffverbrauch	Stunde	Sauerstoffverbrauch
7 Uhr	238	7 Uhr	232
8 „	235	8 „	229
9 „	238	9 „	231
10 „	219 schläft ein	10 „	209 (schläft seit $^1/_2$ Std.)
11 „	207	11 „	214
12 „	218	12 „	225
1 „	225	1 „	225
2 „	232	2 „	230
3 „	230	3 „	232
4 „	234	4 „	229
5 „	237	5 „	235
6 „	237 ist erwacht		

Die Beobachtungen am Grundumsatz lassen sich wohl z. T. durch die völlige Erschlaffung der Muskulatur auch erklären; aber immerhin verdient es Beachtung, daß eben zur Zeit, in der Patienten mit Asthma cardiale ganz besonders leicht zu Anfällen disponieren, der Grundumsatz seinen Tiefpunkt erreicht.

In vielen Fällen von nächtlichem Asthma cardiale ist durch eine energische Digitalisbehandlung weitgehende Besserung zu erzielen; man wird daher nicht fehlgehen, wenn man für das Ausbrechen des nächtlichen Asthmas unbedingt auch eine cardiale Beteiligung mitverantwortlich macht. Unter den verschiedenen Möglichkeiten, die einen Erklärungsversuch anbahnen könnten, warum z. B. der Herzmuskel in der Nacht, also zu einer Zeit, wo man annehmen möchte, daß die Herzmuskulatur Gelegenheit hätte, sich von den Strapazen des Tages eher auszuruhen, weniger leistungsfähig erscheint, als tagsüber, wo die Blutgeschwindigkeit — z. B. nach einer Mahlzeit — ebenfalls hoch erscheint, könnte auch folgendes Moment Berücksichtigung finden. Sympathisches und parasympathisches Nervensystem halten das Herz in einem dauernden antagonistischen Erregungszustand; durchschneidet man die Vagi, so wird nicht nur die Herztätigkeit beschleunigt, auch das Herz als Muskelmasse wird fester und in toto etwas kleiner; das Umgekehrte zeigt sich nach Durchschneidung der Accelerantes; das Herz bläht sich allmählich, gleichzeitig tritt Bradykardie ein; die Möglichkeit ist nicht von der Hand zu weisen, daß bei Wegfall der sympathischen Innervation der Tonus der Herzmuskulatur abnimmt. Das Ineinanderarbeiten der beiden großen autonomen Nervensysteme zeigt weitgehende Schwankungen; fast macht es den Eindruck, als würde während der Nacht die tonische Innervation des parasympathischen Systems, also vor allem des Vagus, überwiegen. RUDOLF SCHMIDT hat das Wort geprägt: „In der Nacht wachen die parasympathischen Nerven auf“. Wir möchten die Möglichkeit diskutieren, ob nicht während der Nacht die sympathische Innervation an Intensität abnimmt, was sich vielleicht am Herzen auch in der Weise kenntlich macht, daß der Herzmuskeltonus ein niedrigerer sein könnte als während des Tages. Die Bradykardie, die oft während der Nacht zur Beobachtung kommt, das Absinken des Blutdruckes, wie wir es oben erwähnt haben, vielleicht das Absinken des Grundumsatzes und das Größerwerden der Gehirnpulse könnten in gleicher Weise auf eine Abnahme des sympathischen Tonus hinweisen. Jedenfalls fällt es uns schwer, eine Erklärung für die Tatsache zu finden, warum gerade in den frühen Nachtstunden das Herz die Fähigkeit verliert, die Mehrarbeit zu bewältigen, die sich offenbar aus der erhöhten Blutgeschwindigkeit ergibt; denn an der Tatsache, daß zur Zeit eines asthmatischen Anfalles die Blutgeschwindigkeit primär erhöht erscheint, glauben wir unbedingt festhalten zu müssen.

Scheinbare aktive Mitbeteiligung des peripheren Kreislaufes bei Fällen von Kreislaufstörung. Bei der Arbeit nimmt, wie die bekannten Untersuchungen von KROGH und LINDHARD lehren, die Blutgeschwindigkeit mächtig zu; auch hier muß das größere Minutenvolumen vom normalen Herzen anstandslos bewältigt werden; wenn aber ein Herzkranker und zwar vor allem ein Mitralpatient veranlaßt wird, ein Plus an Arbeit zu leisten, so zwingt ihn bald die Kurzatmigkeit innezuhalten; das Herz ist angeblich nicht mehr imstande, die Mehrarbeit zu bewältigen, wobei man im allgemeinen das Schwergewicht mehr auf das Output und weniger auf das diastolic filling Wert legt. Das größere Minutenvolumen, das sich als die Folge der Arbeit ergibt, scheint beim Mitralfehler infolge der Läsion am linken atrio-ventrikulären Ostium kaum entsprechend verarbeitet zu werden; es kommt zu einer Anschoppung des Blutes im Capillarbereiche der Lungen, also zu Erscheinungen, ganz ähnlich wie wir sie uns bei der Entstehung des Asthma cardiale vorgestellt haben. Der Unterschied zwischen einem Mitralfehler, der Arbeit zu leisten hat. und einem Patienten, der in unserem Sinne an den Folgen eines Asthma cardiale leidet, ist offenbar der, daß der Klappenfehler bei der Überanstrengung jeden Moment innehalten kann, während der Asthma cardiale-Patient dauernd unter der Wucht des großen Minutenvolumens zu leiden hat.

Wir sahen, wie vor dem linken Herzen, das nicht mehr völlig imstande ist, ein größeres Minutenvolumen zu erledigen, das große Capillargebiet der Lunge sich als Stauweiher ausbreitet. Es kann auch der rechte Ventrikel vielfach Gefahr laufen, bei größerer Blutgeschwindigkeit dem Versagen nahe zu kommen; das ganze Angebot, das sich — z. B. als die Folge einer körperlichen Anstrengung — ergibt, kann gelegentlich unmöglich völlig exekutiert werden. Der ganze Schwall des Blutes, der zum rechten Herzen drängt, muß sich aber, wie die Erfahrung lehrt, nicht einmal völlig dem rechten Vorhof nähern; das Plus, das sich z. B. aus dem Gebiete des Splanchnicus ergießt, kann von der Leber aufgehalten werden; die Leber übernimmt in dem Sinne die Rolle eines Siebes, das dafür Sorge trägt, daß nicht zu viel Blut auf einmal den rechten Vorhof erreicht; die Leber ist tatsächlich ein Stauweiher, der vielleicht, wenn man den Anschauungen von E. P. Pick folgt, durch aktive Kräfte imstande ist, den Anprall zu dämmen; liegt primär tatsächlich eine passive Stauungsleber vor, so kann dies dazu führen, daß das enger gewordene Sieb imstande ist, die Blutgeschwindigkeit noch mehr zu drosseln und so das Herz gleichsam vor einer neuerlichen Überrumpelung zu bewahren. Im Bereiche der eigentlichen Cava, also im Gebiete der Cava inferior und superior, liegt dem Herzen kein Organ vor, das nach Art der Leber imstande wäre, dem Anprall einer großen Blutwelle Einhalt zu gebieten. Bei der Arbeit, die das erhöhte Minutenvolumen in erster Linie aus dem eigentlichen Cavagebiet schöpft, bestünde z. B. bei Mitralfehlern oder beim Emphysem stets die Gefahr, daß der ohnehin schon stark in Anspruch genommene rechte Ventrikel infolge des größeren Minutenvolumens noch mehr in Mitleidenschaft gezogen wird; ob sich hier als Abwehrvorrichtung das Blut in den Venen tatsächlich staut und als Ausdruck eines langsamen Fließens seinen Sauerstoff innerhalb der Capillaren verliert, oder ob nicht gelegentlich aktive Kräfte hier im Spiele sind, die das Blut im Capillarsystem zurückhalten, soll Aufgabe weiterer Studien sein; zum Nachdenken fordern unseres Erachtens jedenfalls folgende Tatsachen auf: wir konnten öfter stark cyanotische Patienten mit großem rechten Herzen beobachten, die trotz stärkster Cyanose und dementsprechend größter Sauerstoffausnützung kaum eine wesentliche Steigerung des Venendruckes erkennen ließen (der Venendruck wurde nach der Methode von Moritz-Tabora gemessen). Wir möchten einige solche Beispiele anführen:

Fall I. 45 Jahre alte Hadernhändlerin, die seit 16 Jahren hustet und seither ihre Beschwerden nicht mehr los wird; im Sommer immer vorübergehende Besserung; als Ursache ihres Leidens beschuldigt sie den Aufenthalt in stets staubiger Luft, den sie bei ihrem Beruf nicht vermeiden kann. Seit längerer Zeit Herzbeschwerden beim Stiegensteigen; allmählich verfärbte sich ihr Gesicht, sie wurde dunkelblau, besonders cyanotisch zeigten sich Ohren, Nasenspitze; an der Blaufärbung beteiligten sich in letzter Zeit auch Arme und Beine. Der Grund, warum sie auf die Klinik kam, waren Schwellungen an den Beinen; nach mehrtägiger Bettruhe gingen die Ödeme von selbst zurück. Husten besteht nach wie vor weiter.

Das Auffälligste an der Patientin war die düstere Cyanose des ganzen Körpers, dabei keine auffällige Dyspnoe; objektiv die typischen Erscheinungen eines hochgradigen Emphysems, Herzdämpfung kaum nachweisbar; in den abhängigen Partien der Lunge dichte Rasselgeräusche; die Patientin exspektoriert ein zähes, eitriges Sputum. Der Röntgenbefund spricht ebenfalls für ein mächtiges Lungenemphysem; Herzdämpfung kaum wesentlich nach rechts verbreitert der Röntgenbefund des Herzens spricht im selben Sinne. Blutdruck 120 mm Hg. Pulszahl 80 p. M. Im Harn keinerlei pathologische Bestandteile. Die Halsvenen nicht auffällig gefüllt, dasselbe gilt von den Hautvenen des Vorderarmes. Wir haben hier neben der blutigen Bestimmung des Venendruckes auch die Blutgase im arteriellen und venösen Blute bestimmt; wir fanden:

	reduziertes Hämoglobin in %	Oxyhämoglobin in %	Total-kapazität
Arteriell:	3,35 (19)	13,86 (81)	17,21
Venös:	15,21 (88)	1,97 (12)	17,18

Es ist dies der höchste reduzierte Hämoglobinwert, den wir je bei einem Patienten nachweisen konnten; fast 70% des Oxyhämoglobins gehen bei der Passage durch das Capillargebiet des Vorderarmes verloren! Es ist nicht notwendig, ausdrücklich zu betonen, daß wir jede Gelegenheit einer mechanischen Stauung ängstlich vermieden haben. Der hohe reducierte Hämoglobinwert im arteriellen Blute entspricht dem Lungenemphysem. In einem Stadium stärkerer Inkompensation haben wir noch einmal die Vene punktiert und einen noch niedrigeren Wert an reduziertem Hämoglobin erhalten. Zur Zeit der ersten Punktion war der Venendruck in der Vena cubitalis 10 cm Wasser, es entspricht dies einem Wert, der gelegentlich noch an der oberen Grenze der Norm zu sehen ist. Eine Bestimmung des Minutenvolumens nach der Gasmethode scheiterte.

Fall II. 63 Jahre alte Frau, die seit vielen Jahren an einem Mitralfehler laboriert, zeigt in den letzten Tagen Schwellungen an den Beinen, Druckgefühl in der Lebergegend, schlechten Schlaf und wenig Urin. Früher nie gehustet, jetzt Expektoration eines zähen Schleimes. Das Befinden hat sich unter entsprechender Behandlung rasch gebessert, so daß sie wieder herumgehen konnte. In einer Periode, wo es der Patientin sehr gut ging, haben wir ebenfalls den Sauerstoffgehalt des arteriellen und venösen Blutes ermittelt; gleichzeitig wurde der Venendruck nach der Methode von Moritz-Tabora bestimmt:

	reduziertes Hämoglobin in %	Oxyhämoglobin in %	Total-kapazität
Arteriell:	1,58 (8)	18,22 (92)	19,80
Venös:	13,04 (66)	6,71 (34)	19,75

Der Venendruck wurde mehrmals kontrolliert, wir fanden stets nur Werte, die zwischen 3—5 cm Wasser schwankten. Beim Gehen wurde die Patientin intensiv cyanotisch.

Fall III. 53 Jahre alter Mann, der seit vielen Jahren an Husten und gelegentlich auch an Fieber litt, kam neuerdings in einer Periode, wo es ihm schlechter ging, an die Klinik. Seit zwei Tagen hohes Fieber mit reichlicher Expektoration. Objektiv lassen sich neben den typischen Zeichen eines chronischen Emphysems auch Veränderungen nachweisen, die an eine lobuläre Pneumonie denken lassen. Bereits nach wenigen Tagen ist der Mann fieberfrei; er geht wieder herum und will demnächst seinem Beruf — er ist Tischler — nachkommen. Der Mann ist im Gesicht deutlich cyanotisch; auch Hände und Füße sind dunkel gefärbt und zeigen gleichfalls deutliche Cyanose; die oberflächlichen feinsten Hautvenen sind erweitert; die Capillaren des Nagelfalzes erweisen sich bei der Untersuchung mit dem Hautmikroskop deutlich vermehrt. Eine auffallende Erweiterung oder Füllung der größeren Venen am Arme ist nicht zu bemerken. Halsvenen kaum zu sehen. Die Gasanalyse des arteriellen und venösen Blutes ergibt:

	reduziertes Hämoglobin in %	Oxyhämoglobin in %	Total-kapazität
Arteriell:	1,29 (7)	17,16 (93)	18,45
Venös:	13,28 (72)	5,17 (28)	18,45

Der Venendruck schwankte — wir haben die Bestimmung mehrmals wiederholt — zwischen 4 und 6 ccm Wasser.

Lokale Veränderungen an den peripheren Teilen der Extremitäten, ebenso an den vorspringenden Teilen des Gesichtes (Nasenspitze, Ohren), die im Sinne einer Cyanose zu deuten wären, kommen bei Erfrierungen vor; ein ähnliches Verhalten ist auch bei nervösen Menschen zu bemerken; häufig fühlt sich die betreffende Handfläche feucht und kühl an. Studiert man in solchen Fällen die Zusammensetzung des venösen Blutes, das man aus der Vena cubitalis durch Punktion gewonnen hatte, so braucht ein besonderer Reichtum an reduziertem Hämoglobin gar nicht vorhanden zu sein; offenbar ist dieses Blut bereits ein Mischblut, so daß es nicht mehr so arm an Sauerstoff sein muß, wie man es auf Grund des bloßen Adspektes erwarten sollte. Daß aber gerade bei solchen Individuen im Bereiche der Blutcapillaren Veränderungen im Sinne einer eigentümlichen Stauung zu erkennen sind, lehrt das Studium des bekannten Atlasses von Otfried Müller. Die Capillaren sind vergrößert, zeigen Ausbuchtungen, die fast den Eindruck erwecken, als käme es hier zu förmlichen peristaltischen Bewegungen, die sich aber trotz längerer Beobachtung nicht erkennen lassen.

Wenn man sieht, wie sich der periphere Kreislaufmechanismus gelegentlich — und zwar scheinbar ganz spontan — so weit einstellen kann und dadurch der Beschleunigung des Blutes tatkräftig Vorschub leisten, ein Verhalten, das die Arbeit vielfach erst ermöglicht, unter pathologischen Bedingungen aber, wie bei Asthma cardiale von deletärstem Einflusse ist, so muß man sich fragen, ob nicht denselben Partien auch die Eigenschaft innewohnen könnte, den Blutstrom zu bremsen; in dem Sinne möchten wir die Frage diskutieren, ob nicht in Analogie zu den Vorstellungen von Pick, der in der Leber einen hemmenden Apparat annimmt, auch im Gebiete der Peripherie Vorkehrungen existieren, die das Blut aktiv zurückhalten. Vielleicht ist so mancher Fall von scheinbarer Cyanose nichts anderes als der sichtbare Ausdruck für ein solches Geschehen. Selbstverständlich gibt es genug Formen von Cyanose und dementsprechender Verarmung des Blutes an Sauerstoff infolge eines langsamen Fließen des Blutes, das durch mechanische Stauung bedingt ist, aber wahrscheinlich gibt es auch verlangsamte Sauerstoffzehrungen, die mit direkter mechanischer Stase nichts zu tun haben müssen.

Damit nähern wir uns einem Problem, das wir zunächst nur streifen möchten, weil deren weitere Ausarbeitung der Inhalt unserer folgenden Studien sein wird, nämlich dem Problem, das die Engländer unter dem Begriff der „utilisation" des Blutes zusammenfassen. Die Versorgung der Gewebe mit Sauerstoff, die ja doch die Hauptaufgabe des Zirkulationsapparates ist, kann in extremer Form in zweifacher Weise bewerkstelligt werden; entweder fließt das Blut rasch an den Parenchymzellen vorbei, wobei das Blut prozentuell relativ wenig Sauerstoff einbüßt, oder das Tempo des Vorbeiströmens ist ein langsames, wobei das Blut von seinen Sauerstoffbeständen viel mehr an das Gewebe hergeben muß. Die erste Art ist, wie hauptsächlich W. R. HESS gezeigt hat, vom Gesichtspunkte der Materialsparung die unökonomischere; sie nimmt die Blutgefäße viel mehr in Anspruch und erhöht durch die Zunahme des Minutenvolumens selbstverständlich auch die Herzarbeit. Wird dagegen dem Blute viel mehr Sauerstoff ausgesaugt, so kehrt zwar das Blut weniger reich an Oxyhämoglobin in das Herz zurück, dafür wird aber das Herz in Bezug auf tatsächlich zu leistende Arbeit geschont. Zwischen diesen beiden Extremen liegt die zirkulatorische Tätigkeit des einzelnen; offenbar handelt es sich hier um zweierlei — zunächst rein theoretisch konstruierte — Konstitutionen, welche wahrscheinlich unzählige Übergänge zeigen, die aber in erster Linie in einer Verschiedenheit des capillären Gefäßmechanismus bestehen müssen. Wir können uns vorstellen, daß eine langsame Zirkulation, also eine erhöhte Utilisation des Blutes, bei Krankheiten des rechten Herzens zweckmäßiger sein dürfte, und ebenso möchten wir glauben, daß solche Träger weniger Gefahr laufen, die schweren Komplikationen zu zeigen, die das Asthma cardiale bei Schwächezuständen des linken Ventrikels mit sich bringt. Ob diese Konstitutionen, wie wir sie zuerst genannt haben, auch zu Konditionen werden können, also sich dem jeweiligen Verhalten des einzelnen anschmiegen können, halten wir für möglich. Jedenfalls würde es für ein sehr ökonomisches Geschehen sprechen, wenn bei Läsionen am Herzen, z. B. im Sinne eines Klappenfehlers oder einer tatsächlichen muskulären Schwäche, der periphere Apparat imstande wäre, ganz spontan regulierend einzuspringen, um die Stauung des Blutes an lebenswichtigen Partien hintanzuhalten. Wir sind überzeugt, daß solche Regulationen existieren müssen, denn sonst müßten sich eigentlich die Folgen eines Klappenfehlers viel schwerwiegender bemerkbar machen, als es tatsächlich zu geschehen pflegt. Diese Frage zu studieren ist nur möglich, wenn man es in der Hand hat, die wahre Blutgeschwindigkeit zu bestimmen; wir betonen ausdrücklich die „wahre“ Blutgeschwindigkeit, weil nur aus der Summe der Mischungen des Blutes, wie sie im rechten Herzen erfolgt, ein Schluß auf die Herzarbeit gestattet ist. Das Messen der Geschwindigkeit des Blutstromes in einzelnen Abschnitten, z. B. der einen oberen Extremität, ist zwar immerhin beachtenswert und kann, wie wir gezeigt haben, wichtige Folgerungen gestatten, doch läßt dies nur einen bedingten Schluß zu.

Der Ausgangspunkt unserer ganzen Frage war zunächst eine rein klinische Beobachtung. Wir sahen, wie im Verlaufe des Asthma cardiale das Blut in der ruhig daliegenden Hand rascher herzwärts strömt, als unter anderen Bedingungen. Wir bildeten uns eine neue Vorstellung über die Entstehung des Asthma cardiale; das Ausschlaggebende soll bei der Entstehung des Asthmaanfalles nicht allein — wie bis jetzt angenommen wurde — eine Schwäche des linken Ventrikels sein; vielleicht spielt dabei auch eine größere Blutgeschwindigkeit eine wichtige Rolle; das Lungenödem wäre nicht nur ein rein passiver Vorgang; wir meinten, es könnte diese Form der Kurzatmigkeit ähnlich zustande kommen wie die bei der Arbeit, wo ebenfalls dem Herzen mehr Blut angeboten wird, als z. B. während der Ruhe. Arbeitsdyspnoe und Kurzatmigkeit im Verlaufe des Asthma cardiale wären in dem Sinne verwandte Zustände; in beiden Fällen ist das Herz nicht imstande, das entsprechende Minutenvolumen zu verarbeiten; ist das rechte Herz weniger leistungsfähig, so schoppt sich das Plus, das der Ventrikel nicht zu verarbeiten vermag, an der Peripherie an; bei Läsionen des linken Abschnittes kommt es aber zu einer Überlastung im Gefäßgebiete der Lunge.

Die Dyspnoe, die in solchen Fällen zu sehen ist, glauben wir, wie sich nachweisen ließ, nicht rein hämatogen erklären zu dürfen. Zum mindesten kann von einer Acidose nur in der Minderheit der Fälle die Rede sein; denn das arterielle Blut unterscheidet sich beim schwer dyspnoischen Menschen kaum von dem eines normalen Individuums; auch beim starken asthmatischen Anfall haben wir keine Acidose nachweisen können. Da in allen Fällen, wo die Erscheinung von Kurzatmigkeit im Vordergrunde steht, eine Lungenstauung besteht, so möchten wir uns vorstellen, daß vielleicht die Stauung allein, wahrscheinlich auf reflektorischem Wege, das Atemzentrum zu erhöhter Tätigkeit veranlaßt. Auf die Möglichkeit, dies zu beweisen, wollen wir am Schlusse noch zu sprechen kommen.

Im weiteren Verlaufe unserer Untersuchungen waren wir zunächst bemüht, das, was wir anfänglich nur mit den Augen gesehen haben, ziffernmäßig zum Ausdruck zu bringen. Mittels eines plethysmographischen Verfahrens waren wir imstande, nachzuweisen, daß tatsächlich unter den verschiedensten Bedingungen das Blut bald rascher, bald langsamer das Gebiet der Capillaren passiert. Wärme ist imstande, die Passage freier zu machen, Kälte erhöht die Widerstände; bald nach Einwirkung eines kalten Bades scheinen aber die Widerstände nachzulassen, denn die Blutgeschwindigkeit kann dieselbe bleiben wie vor der Einwirkung der Kälte. Die alten Erfahrungen der Hydrotherapeuten stehen mit diesen Beobachtungen in vollem Einklang. Nicht alle Menschen reagieren in gleichem Sinne; vielleicht kommen Störungen der inneren Sekretion hier auch in Betracht; das atypische Verhalten eines Falles von Myxödem läßt uns an diese Möglichkeit denken. Hypertonien, selbst beträchtlichsten Grades, verhalten sich im Bereiche der oberen Extremität bei der Beeinflußung durch Wärme prinzipiell nicht anders wie normale Menschen. Als wir bei einzelnen Individuen, die an Anfällen von schwerem Asthma cardiale litten, ein besonders rasches Durchfließen durch das Gebiet der Capillaren nachweisen konnten, glaubten wir gewichtige Beweise in Händen zu haben, die zugunsten unserer Theorie sprachen.

In einer weiteren Versuchsreihe waren wir dann bestrebt, die Blutgeschwindigkeit in einer Extremität noch in viel exakterer Form zu verfolgen; wir wählten als Maß die Differenz im Sauerstoffgehalt des arteriellen und venösen Blutes; unter Berücksichtigung aller maßgebenden Einwände, die gegen die Brauchbarkeit dieser Methode herangezogen werden könnten, haben wir gesehen, wie sich auch mit dieser Methode große Unterschiede feststellen lassen; wir haben die unterschiedlichen Herzfehler in dieser Richtung untersucht; auf Grund eines großen Materials sind wir kaum imstande gewesen, ein abschließendes Urteil über das Fließen des Blutes bei den verschiedenen Klappenfehlern zu fällen; es sind auch hier große individuelle Unterschiede zu erkennen; im allgemeinen zeigte sich ein Parallelismus zu dem Verhalten des Hautkolorites; dort, wo Cyanose bestand, war die Geschwindigkeit im allgemeinen gering; der gegenteilige Schluß war nicht immer möglich. Auffallend war der Befund, daß sich bei einzelnen Fällen von Asthma cardiale fast arterielles Blut aus den Venen ergoß. In den Fällen, wo sich dieser Befund erheben ließ, meinten wir, es mit echten nervösen Formen von Asthma cardiale zu tun zu haben, während dort, wo dieser Befund fehlte, also die Blutgeschwindigkeit gegen unsere Theorie zu sprechen schien, das Herz allein die Ursache des Anfalles sein sollte. Immerhin zeigte sich eine gewisse Bestätigung unserer ursprünglichen Beobachtung und insofern glaubten wir, darin weitere Beweise in Händen zu haben, die zugunsten unserer Theorie von dem Entstehen des Asthma cardiale sprachen.

In Verfolgung dieser Beobachtungen waren wir bemüht, mittels der blutigen Methode den Einfluß verschiedener Maßnahmen auf die

Blutgeschwindigkeit zu ermitteln. Zunächst überprüften wir den Einfluß der Wärme. Bestimmt man den Sauerstoffgehalt im venösen Blute, vor und nach der Einwirkung eines heißen Bades, so zeigt sich auch hier eine wesentliche Beschleunigung; gelegentlich strömt das Blut auf der Höhe der Reaktion fast arteriell aus der Vene. Individuelle Unterschiede zeigten sich gleichfalls; ein prinzipiell anderes Verhalten der Hypertonien ließ sich nicht feststellen. Wir haben uns weiter dafür interessiert, ob hier nervöse Faktoren für das abweichende Verhalten in Frage kämen; von diesem Gesichtspunkte aus haben wir verschiedene Formen von Lähmungen untersucht. In manchen Fällen zeigt sich auf der Seite der Inaktivität die größere Blutgeschwindigkeit, in anderen Fällen ist wieder das Umgekehrte zu sehen. Auch verhalten sich die gelähmten Extremitäten unter dem Einfluß von Wärme ganz verschieden.

Ähnlich wie Hitze die capillaren Widerstände zu lösen vermag, kann man auch unter dem Einfluß von Pilocarpin eine Arterialisierung des venösen Blutes bewerkstelligen. Manchmal wirkt Atropin entgegengesetzt, doch kann von einer Regelmäßigkeit nicht gesprochen werden; Adrenalin kann trotz sichtbarer Verengerung der Capillaren kaum die Geschwindigkeit herabsetzen; offenbar wirkt hier die Drucksteigerung regulierend. Histamin, das im Bereiche des Kopfes mächtige Capillarenerweiterung zur Folge haben kann, zeigt ein analoges Verhalten auch im Bereiche der oberen Extremitäten; das Blut kommt viel sauerstoffgesättigter aus der Vene als vor der Darreichung. Eine Wirkung des Nitroglyzerins oder des Amylnitrits macht sich im Bereiche der Extremitäten nicht so mächtig dilatierend bemerkbar, wie man auf Grund der stark ausgeprägten Rötung des Gesichtes erwarten sollte.

Bestimmt man während einer Hitzeeinwirkung den venösen Druck, so findet man ihn größer; hat man Gelegenheit, auch das Ausströmen des Blutes während des heißen Bades zu verfolgen, so sieht man gelegentlich nicht nur ein Hellerwerden, sondern auch ein deutliches Pulsieren. Versucht man dies mittels geeigneter Methoden graphisch zur Darstellung zu bringen, so kann man sich tatsächlich von dem Vorkommen eines Venenpulses überzeugen, der synchron mit der Herztätigkeit einsetzt. Da bei der Hitzeeinwirkung das venöse Blut arterieller wird, also schneller durch die Capillaren läuft, und gleichzeitig Pulse im Venenblute auftreten, möchten wir in diesen Pulsationen ein mitgeteiltes arterielles Phänomen erblicken. Offenbar kommt es unter dem Einfluß von Hitze entweder zur Erweiterung der physiologischen Bahnen, oder es öffnen sich hier derivatorische Wege; jedenfalls fordern diese Beobachtungen auf, sich für diese Frage weiter zu interessieren; experimentelle Untersuchungen werden lehren, ob es sich hier tatsächlich um penetrierende Pulse handelt, oder ob noch andere Faktoren berücksichtigt werden müssen.

Das periphere Gefäßsystem scheint genug Hilfsvorrichtungen zu besitzen, um lokale Schwankungen der Geschwindigkeit durch rein periphere Regulationen auszugleichen; zur Illustration des Gesagten möge folgendes angeführt werden. Ein heißes Bad erhöht die Blutgeschwindigkeit in toto nicht und doch strömt bei lokaler Einflußnahme von Hitze das venöse Blut fast arteriell. So eindeutig auch unsere Beobachtungen, die wir mit der plethysmographischen oder der blutigen Methode ermittelt haben, zu sein und so klar sie zugunsten unserer Anschauung des Asthma cardiale zu sprechen scheinen, so wenig können sie als beweiskräftig hingenommen werden, wenn man sich auf den Standpunkt stellt, daß die Blutbewegung an der Peripherie kein Maßstab der absoluten Blutgeschwindigkeit ist. In Erwägung all dieser Tatsachen waren wir daher bestrebt, eine Methode zu ermitteln, durch die es möglich ist, die wahre Blutgeschwindigkeit zu erfahren; nur das Quantum Blut, das in der Zeiteinheit aus dem Herzen herausgetrieben wird, ist ein Maß des Minutenvolumens, das allein uns in der Beurteilung der Herzarbeit weiterbringen kann. Nach vielen Fehlversuchen ist es uns in Anlehnung an das Verfahren von HALDANE gelungen, eine Methode auszuarbeiten, durch die wir glauben, in selten exakter Weise die wahre Blutgeschwindigkeit bestimmen zu können; im wesentlichen handelt es sich um die Ausführung des Fickschen Prinzipes: kennt man die Quantität Sauerstoff, die in der Zeiteinheit verbraucht wird, und sind wir auch imstande, die Differenz im Sauerstoffgehalte des arteriellen und venösen Blutes, das dem rechten Herzen entströmt, zu ermitteln, so läßt sich daraus das Quantum Blut berechnen, das in der Zeiteinheit das Herz passiert hat.

An Hand dieser Methode haben wir bereits große individuelle Unterschiede bei normalen Menschen festlegen können; ist die Blutgeschwindigkeit, wie allgemein angenommen wird, eine Funktion, die neben anderen Faktoren hauptsächlich auch von den peripheren Widerständen abhängig ist, so würde sich das mit dem decken, was wir mit unseren ursprünglichen Methoden anstrebten, nämlich ein Maß zu finden, das angibt, ob das Blut rasch oder langsam von der arteriellen auf die venöse Seite herüberströmt.

Die Blutgeschwindigkeit zeigt sich im Anschluß an eine Nahrungszufuhr beschleunigt; besonders scheint es die Fleischkost zu sein, die einen beschleunigenden Einfluß auszuüben vermag. Will man daher entsprechende Vergleichswerte erreichen, so müssen die betreffenden Individuen im nüchternen Zustande untersucht werden. Bei Patienten, die zu Asthma cardiale disponieren, erweist sich die Blutgeschwindigkeit fast immer erhöht; je mehr wir uns der Zeit nähern, in der der

Anfall aufzutreten pflegt, desto beschleunigter ist die Blutbewegung. Auf der Höhe des Anfalles ist natürlich die Durchführung unserer Methode unmöglich. Die psychische Erregung, die sehr häufig parallel zur Verschlimmerung des Zustandes einsetzt, ist sicherlich auch imstande, das Minutenvolumen zu erhöhen, doch glauben wir kaum, darin das entscheidende Moment erblicken zu dürfen. Ob sich in allen Fällen von Asthma cardiale die Geschwindigkeit erhöht zeigen wird, wagen wir nicht zu entscheiden; sicherlich ist die Aufregung und die Ängstlichkeit, die jeden solchen Anfall begleitet, ein wichtiger Faktor, der das Minutenvolumen, also die Herzarbeit, eher erhöht, jedenfalls aber nicht herabsetzt. Da wir dem erhöhten Minutenvolumen in der Pathogenese des Asthma cardiale eine große Bedeutung zumessen wollen, so war für unsere Auffassung die Feststellung sehr wichtig, daß fast alle Maßnahmen, die zur Linderung eines Asthma cardiale-Anfalles erfolgreich angewendet werden, auch die Blutgeschwindigkeit herabsetzen. Die Abnahme des Minutenvolumens nach Morphium oder nach Binden der Glieder bewegt sich innerhalb Zahlen, die weit über irgendwelche Fehlerquellen hinausgehen. Die Prüfung der Wirkung des Morphiums beim normalen Menschen zeigt große Differenzen, die ungefähr parallel mit der narkotischen Wirkung zu gehen scheinen. Dort, wo das Morphium erregend wirkt, ist das Minutenvolumen nicht nur nicht heruntergegangen, sondern um Beträchtliches in die Höhe gestiegen. Auch Fälle, wo das Morphium auf die Blutgeschwindigkeit gar keinen Einfluß zeitigte, sind uns bekannt. Entsprechend, nur in entgegengesetzter Weise, zeigte sich der Einfluß des Cocains; dort, wo Erregung in Erscheinung trat, war die Beschleunigung enorm, dort, wo das Cocain scheinbar wirkungslos war, war auch keine Beeinflussung des Minutenvolumens zu erkennen; gerade diese Beobachtungen waren für uns wichtige Momente, die uns in der Annahme bestärkten, daß die Blutgeschwindigkeit sehr vom jeweiligen psychischem Erregungszustande abhängig ist.

Im Gegensatze zum Coffein, das sich relativ wenig wirksam erwies, erkannten wir im Pituglandol ein außerordentlich wertvolles Pharmakon. Verabreicht man es intravenös, so fällt binnen kürzester Zeit die Blutgeschwindigkeit; eine Abnahme des Minutenvolumens um mehr als 30% gehört nicht zu den großen Seltenheiten, obwohl man auch hier mit großen individuellen Unterschieden rechnen muß. Ob das relativ geringe Reagieren der Hypertonien zur Regel gehört, wird wohl an einem noch größeren Material zu überprüfen sein. Der günstige Einfluß einer intravenösen Pituglandolinjektion auf das Asthma cardiale, das sich sogar gelegentlich durch eine präventive Injektion vermeiden läßt, ist für unsere Auffassung des Asthma cardiale von größter Bedeutung, weil wir hier ein Mittel in der Hand haben, das sich ganz unabhängig von jeder narkotischen Wirkung als wirksam erwies. Scheinbar handelt es sich hier um ein Medikament, das in elektiver Weise die Blutgeschwindigkeit herabzusetzen vermag. Wenn man bedenkt, einen wie wichtigen Faktor das Minutenvolumen bei der Beurteilung der Arbeitsleistung des Herzens bedeutet, so wird man es verstehen, daß man künftig das Pituglandol in der Therapie der unterschiedlichen Kreislaufaffektionen mehr wird berücksichtigen müssen.

So klar unsere Beobachtungen zu zeigen scheinen, daß man bei der Beurteilung des Asthma cardiale mit einer erhöhten Blutgeschwindigkeit rechnen muß, so wenig ist es unsere Absicht, deswegen die Stellung des Herzens irgendwie zu schmälern. Sicherlich haben Patienten mit den bekannten nächtlichen Beschwerden ein lädiertes linkes Herz; das eigentlich Ausschlaggebende dürfte wohl das sein, daß zu gewissen Zeiten — wie eben in den ersten Nachtstunden — das Herz wahrscheinlich nicht mehr imstande ist, die große Arbeit, die sich aus dem erhöhten Minutenvolumen ergibt, anstandslos zu bewältigen. In dem Sinne scheint uns der Ausbruch des Asthma vergleichbar mit dem Gefühl der schwersten Kurzatmigkeit, wie man sie sehen kann, wenn ein Herzkranker gezwungen wird, Arbeit zu leisten, die über seine Kräfte hinausgeht.

Die Wechselbeziehung, die sich aus dem Ineinanderarbeiten von Herz und peripheren Gefäßkräften ergibt und die eben unter normalen Verhältnissen in seltenster Harmonie zu bestehen scheint, kann — und das lehrt uns scheinbar das Asthma cardiale — in erheblichem Grade gestört werden. Wir glauben mit der Existenz von allgemeinen Kreislaufstörungen rechnen zu müssen, wo das Schwergewicht der Schädigung auch in der Peripherie gelegen sein kann. Schon für das normale Herz wäre es das Idealste und daher Ökonomischeste, wenn das Minutenvolumen relativ gering wäre, d. h. wenn die Sauerstoffzehrung im Gewebe über 30% hinausginge. Es ist eigentlich ein Luxus — könnte man glauben — daß 70% des Sauerstoffes gleichsam unverrichteter Dinge wieder in die Lunge zurückkehren; zum mindesten wäre die Arbeitsleistung geringer, wenn auch in der Ruhe mehr Oxyhämoglobin reduziert würde. Wenn wir daher sehen, daß gelegentlich auch ein normaler Mensch noch freigebiger vorgeht und vielleicht nur 15 oder sogar 10% seines Sauerstoffes an die Gewebe hergibt, dann muß bei gleichem totalen Sauerstoffverbrauch das Minutenvolumen noch mehr in die Höhe schnellen, was ausschließlich dem Herzen im Sinne eines erhöhten Minutenvolumens zur Last fällt. Sowohl für das Herz, als auch für die Gefäße eines bis dahin gesunden Individuums kann dies für die Zukunft kaum gleichgültig sein; spielen diese Momente bereits unter normalen Verhältnissen eine wichtige Rolle, von deren Tragweite wir uns vorläufig noch gar keine richtige Vorstellung bilden können, so müssen solche individuelle Unterschiede in einem

Organismus mit einem schon geschädigten Herzmechanismus noch mehr Berücksichtigung finden; die Dilatation der einzelnen Herzabschnitte ist unter gewissen Bedingungen sicherlich auch die Folge eines zu großen Angebotes, das in letzter Linie doch wieder auf ein Versagen der Peripherie zu beziehen ist. Wenn der periphere Kreislauf sozusagen verständnisvoll imstande wäre, Läsionen des Herzens zu paralysieren, so müßte sich dies bald in einer kompensatorischen Retardierung (Cyanose?), bald in besserer Öffnung der Widerstände an der Grenze zwischen Arterien und Venen zu erkennen geben. Jedenfalls lehren alle diese Beobachtungen, eine wie große Bedeutung die Geschwindigkeit des Blutstromes für das Verständnis der menschlichen Kreislaufpathologie beinhaltet. Strittige Fragen der Pathologie müssen von diesem Gesichtspunkte aus neu überprüft werden, über die allerdings in abschließender Weise erst dann ein Urteil zu fällen möglich sein wird, wenn wir auf ein großes Einzelmaterial zurückblicken können.

Anhang I.

Die Lehre, die von PORGES aufgestellt wurde und die den Versuch unternommen hatte, die menschliche Dyspnoe, wie sie sich im Verlaufe vieler Herzkrankheiten zeigt, auf eine Acidität des arteriellen Blutes zu beziehen, kann wohl kaum von allgemeiner Gültigkeit sein. Die zahlreichen Untersuchungen des arteriellen Blutes, die in dieser Richtung vorgenommen wurden, haben nur ausnahmsweise eine leichte Säuerung des Blutes — und da nur kurz vor dem Tode — ergeben; in der Mehrzahl bleibt das arterielle Blut unverändert.

Um der Säuerungstheorie doch in irgendeiner Weise noch zu ihrem Rechte zu verhelfen, wird der Vermutung Raum gegeben, daß es vielleicht nur im Bereiche des Atemzentrums zu einer Acidose kommen solle. Die langsame Zirkulation, wie sie bei manchen Kreislaufsstörungen auch tatsächlich vorkommt, soll Ursache sein, warum die physiologischen saueren Abbauprodukte des Atemzentrums nicht in entsprechender Weise wegtransportiert werden; diese derart bedingte lokale Acidose soll die Ursache so mancher Dyspnoe sein; für manche Fälle mag ja diese Anschauung Geltung haben; zu beweisen wird diese Anschauung ebenso wenig sein, wie man eine solche Theorie auch nicht durch Tatsachen entkräften kann. Uns persönlich erscheint diese Vorstellung nicht sehr wahrscheinlich, weil gerade manche Personen mit hochgradigster Cyanose (Lungenemphysem, Pulmonalsklerose, gewisse Formen von Mitralstenosen), also mit sehr verlangsamter Zirkulation, oft viel weniger unter Dyspnoe zu leiden haben als andere Patienten. Von jenen Fällen aber, wo wir — wie z. B. bei Asthma cardiale — nicht nur keine Verlangsamung, sondern sogar enorme Beschleunigung nachweisen konnten, kann die Annahme einer durch venöse Stauung bedingten lokalen Acidose sicher nicht gelten.

Die Klinik hat stets auf einen innigen Zusammenhang zwischen Lungenstauung und Dyspnoe hingewiesen; den Grund, warum sich z. B. gerade bei der Pulmonalsklerose Dyspnoe, trotz stärkster Cyanose nicht Geltung verschaffen kann, meinen wir in der bei dieser Krankheit stets fehlenden Lungenstauung erblicken zu müssen. Das Zurücktreten der Kurzatmigkeit bei Fällen mit Asthma cardiale, sobald sich Zeichen einer Mitbeteiligung des rechten Herzens erkennen lassen, ist wohl in gleicher Weise zu deuten; der Stauweiher, der bis dahin in der Lunge gelegen war, wird hier gleichsam um eine Etappe nach rückwärts verschoben.

Diese und so manche andere Gründe haben uns in der Vermutung bestärkt, daß das Atemzentrum vielleicht rein reflektorisch von der Lunge aus gereizt werde; dieser Modus der Reizung sei der primäre; erst wenn das Atemzentrum darauf nicht reagiert, trete die hämatogene Beeinflussung in ihre Rechte. Die durch Stauung bedingte Hyperämie der Lunge als solche oder vielleicht die Erhöhung der Kohlensäurespannung innerhalb des Alveolarraumes sollte nach dieser Vorstellung rein reflektorisch die Ursache für die verstärkte Tätigkeit des Atemzentrums, also der Dyspnoe sein.

Bis jetzt verfügen wir über keinerlei experimentelle Tatsachen, die halbwegs geeignet wären, diese zunächst rein theoretische Vorstellung zu stützen. In Ermangelung irgendwelcher Befunde waren wir bemüht, — leider z. T. vergebens — diese Lücke auszufüllen.

In Nachahmung der klinischen Erfahrungen planten wir folgende Versuchsanordnung. Wir wollten das Gehirn eines Tieres, nachdem alle zu- und abführenden Gefäße des Cerebrums unterbrochen waren, isoliert durchbluten; als zweiten Schritt wollten wir jetzt eine Stauung der Lungenvenen ausführen; wären irgendwelche nervöse Reflexe vorhanden, so müßte das Tier ebenso dyspnoisch werden, wie es jedes Tier wird, wenn man eine Stauung im Lungenabfluß durchführt (z. B. durch Einlegen eines aufblasbaren Tampons, der in den linken Ventrikel versenkt wurde). Wir haben sehr viele Tiere zur Prüfung dieser Versuchsanordnung geopfert; zu einem eindeutigen Resultate sind wir nicht gekommen; trotz bester Techuik ist es nicht gelungen, weder durch gekreuzte Durchblutung von einem anderen Tiere her noch durch Speisung des Gehirnes mit artfremdem oder sogar arteigenem Blute die Atmung des Tieres für längere Zeit aufrecht zu erhalten.

Als zweite Methode, die allerdings schon aus prinzipiellen Gründen nicht so beweiskräftig sein, aber immerhin als ein Hinweis verwendet werden kann, wählten wir folgenden Weg: läßt man ein Tier oder einen Menschen Kohlensäure atmen, so wirkt selbstverständlich die inhalierte Kohlensäure atemerregend, weil die höhere Kohlensäurespannung der Alveolarluft den Austausch der physiologischen Kohlensäure erschwert, weshalb das arterielle Blut unbedingt kohlensäurereicher bleiben muß. Um diesem Einwand zu begegnen, wählten wir einen anderen, der Physiologie eher angepaßten Weg der Kohlensäurezufuhr; wir gaben nämlich reinste Kohlensäure intravenös, die in größten Mengen unschädlich verabfolgt werden kann, allerdings unter der einen Voraussetzung, daß die injizierte Luft nicht stickstoffhaltig ist. Bei der Lektüre einer Arbeit von GÄRTNER (Handbuch der Tuberkulosetherapie), in der er über seine Erfolge mit intravenöser Sauerstofftherapie spricht, kamen wir auf die Idee, Kohlensäure intravenös zu verabfolgen. Injiziert man einem Hunde reinste Kohlensäure intravenös, teils in die Vena jugularis, teils in die Vena femoralis, so setzt ziemlich akut eine schwerste Dyspnoe des Tieres ein. Wenn tatsächlich sich zeigen ließe, daß nach einer solchen Infusion infolge von Hyperventilation — wie sie nie vermißt wird — die ganze Kohlensäure abgeraucht wird, ohne daß es zu einer Vermehrung des Kohlensäuregehaltes oder zu einer Steigerung der Acidität im arteriellen Blute kommt, so ließe sich dies im Sinne eines Lungenreflexes verwerten, eines Reflexes, der wahrscheinlich das Atemzentrum ohne direkte hämatogene Wirkung beeinflußt. Über solche Versuche wollen wir nun berichten.

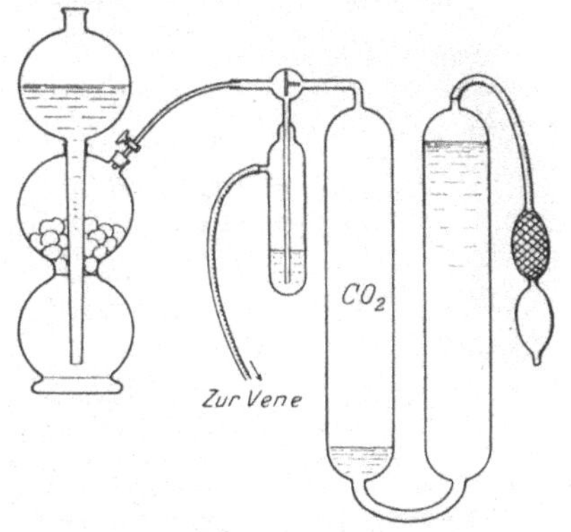

Abb. 39. Schematische Darstellung unserer Apparatur zur intravenösen Verabfolgung reinster Kohlensäure.

Versuch I. Ein etwa 12 kg schwerer Hund bekommt durch die Vena femoralis innerhalb 5 Minuten 750 ccm reinste Kohlensäure; während des Einfließens hört man — ganz ähnlich wie es GÄRTNER bei der Injektion von Sauerstoff beschrieben hatte — in der Herzgegend ein auf Entfernung hörbares glucksendes Geräusch. Schon kurze Zeit nach Beginn der Infusion beginnt die Atmung tiefer und beschleunigt zu werden. In diesem ersten Versuche haben wir arterielles Blut vor und nach der Kohlensäureeinblasung zwecks genauer Analyse entnommen. Als Apparatur, um einerseits in relativ einfacher Weise stickstoffreie Kohlensäure darzustellen und anderseits um das Gas intravenös zu applizieren, hat sich uns die Zusammenstellung bewährt, wie sie auf Abb. 39 abgebildet ist. Zuerst wird der Kippsche Apparat öfters mit Kohlensäure gewaschen, was am besten dadurch geschieht, daß mehrmals hintereinander Gas aus dem Behälter herausgelassen wird; das Gas verläßt bei entsprechender Hahnstellung den Apparat durch die Waschflasche. Ist das mehrmals geschehen, so füllt man den eigentlichen Gasrezipienten, der von allem Anfange an bis hoch hinauf mit Wasser gefüllt war; wird auch diese Füllung mehrmals hintereinander durchgeführt, so hat man die Gewißheit, fast reinste Kohlensäure zur Verfügung zu haben. Erfolgt das Einfließen der Kohlensäure in die Vene relativ langsam, so kann man durch Druck auf dss Gebläse das Ausströmen des Gases beschleunigen.

Der Kohlensäuregehalt im arteriellen Blute war:

Vor der Kohlensäureinfusion: 45,57% CO_2
Auf der Höhe der Dyspnoe: 49,91% CO_2.

Die beiden Blutportionen wurden zwecks Aciditätsbestimmung mit Kohlensäuregemischen bekannter Konzentration geschüttelt; entsprechend den Angaben von HASSELBALCH fanden wir:

5,504% CO_2 = 39,08 mm Hg-Spannung Schüttelluft
53,92% CO_2 = 38,20 mm Hg-Spannung Schüttelblut.

Freie $CO_2 = \frac{0,511 \cdot 100 \cdot 39,08}{760} = 2,627$. Gebundene $CO_2 = 53,92 - 2,627 = 51,293$ Vol.-%.

$P_h = 6,374 + \log\left(\frac{3,8 \cdot 51,293}{39,08 \cdot 0,511}\right) = \mathbf{7,363}$. (Beginn des Versuches.)

5,511% CO_2 = 39,13 mm Hg-Spannung Schüttelluft
51,13% CO_2 = 36,23 mm Hg-Spannung Schüttelblut.

Freie $CO_2 = \frac{0,511 \cdot 100 \cdot 39,11}{760} = \mathbf{2,63}$. Gebundene $CO_2 = 51,13 - 2,63 = 48,5$ Vol.-%.

$P_h = 6,377 + \log\left(\frac{3,8 \cdot 48,5}{39,13 \cdot 0,511}\right) = \mathbf{7,342}$. (Auf der Höhe der Kohlensäureinfusion.) Die Acidität ist auf Grund dieser Zahl fast dieselbe.

Versuch II. Es handelt sich um einen großen Hund (24 kg). Hier haben wir auch Gelegenheif gehabt, die Exspirationsluft vor und nach der Kohlensäureinfusion zu bestimmen.

Vor der CO_2-Infusion: 6,136 Liter pro Minute; die Exspirationsluft enthält: 1,897% CO_2 und 2,29% O_2; d. h. 140,5 ccm O_2 und 116,4 ccm CO_2. Respir.-Quotient: 0,828.

Während der CO_2-Infusion: 16,153 Liter pro Minute: die Exspirationsluft enthält: 1,99% CO_2 und 1,22% O_2; d. h. 197 ccm O_2 und 321 ccm CO_2. Respirat.-Quotient: 1,631.

Die Kohlensäureinfusion wurde so bewerkstelligt, daß pro Minute etwa 180—200 ccm infundiert wurden. Tatsächlich zeigte sich, wie die Analysen lehrten, ein Plus von etwa 200 ccm.

Die Zusammensetzung des arteriellen Blutes war:

Vor der CO_2-Infusion: 3,59% reduz. Hämogl. 21,42, Total-Kapaz. 40,93% CO_2.
Auf d. Höhe d. Infusion: 3,45% „ „ 21,42, „ 39,47% CO_2.

Die Aciditätsbestimmung der beiden Blutproben ergibt:

Vorher: 5,84% CO_2 = 41,12 mm Hg-Spannung Schüttelluft
43,78% CO_2 = 45,76 mm Hg-Spannung Schüttelblut.

Freie $CO_2 = \frac{0,511 \cdot 100 \cdot 41,12}{760} = \mathbf{3,077}$. Gebundene $CO_2 = 43,78 - 3,077 = 40,703$ Vol.-%.

$P_h = 6,389 + \log \cdot \left(\frac{3,8 \cdot 40 \cdot 703}{0,511 \cdot 45,76}\right) = \mathbf{7.210}$. (Beginn des Versuches.)

Auf der Höhe der Wirkung:

5,81% CO_2 = 40,90 mm Hg-Spannung Schüttelluft
43,30% CO_2 = 45,52 mm Hg-Spannung Schüttelblut.

Freie $CO_2 = \frac{0,511 \cdot 100 \cdot 40,90}{760} = 3,061$. Gebundene $CO_2 = 43,30 - 3,061$ $= 40,239$ Vol.-%.

$P_h = 6,391 + \log \cdot \left(\frac{3,8 \cdot 40,239}{0,511 \cdot 45,52}\right) = 7,209$. (Auf der Höhe der Kohlensäureinfusion.) Auch hier erweist sich die Acidität des arteriellen Blutes vor und während der Kohlensäureinfusion als dieselbe.

Das, was diese beiden Versuche lehren, läßt sich — wie wir glauben — dahin zusammenfassen: die Annahme einer direkten Reizung des Atemzentrums durch Erhöhung der Acidität des arteriellen Blutes läßt sich in unseren Versuchen nicht nachweisen. Daß hier sehr große Kohlensäuremengen infundiert wurden, beweist vor allem der II. Versuch, wo in der Exhalationsluft das injizierte Quantum wiedergefunden wurde. Offenbar müssen hier — das scheinen diese Versuche ziemlich sicher zu beweisen — noch andere Vorrichtungen existieren, die ganz unabhängig von einer rein hämatogenen Beeinflussung auch das Atemzentrum zu erhöhter Tätigkeit veranlassen können; ob hier nervöse Reflexbahnen existieren, haben wir auch zu prüfen versucht, indem wir den ganz analogen Versuch nach Durchschneidung der Vagi unternommen haben. Einmal zeigte sich eine deutliche Zunahme der Acidität, in einem anderen Falle war kein wesentlicher Unterschied zu bemerken. Das, was uns auch abgehalten hat, weitere Versuche mit der Vagusdurchschneidung anzustellen, war das eigentümliche Verhalten der Atmung nach der Durchtrennung der Vagi. In manchen Fällen hat die Durchschneidung scheinbar gar keinen Einfluß auf Ventilationsgröße und Atemmechanismus, ein andermal wieder einen sehr großen. Da uns das entsprechende Versuchsmaterial nicht zur Verfügung steht, begnügen wir uns mit der Angabe dieser beiden Versuche. Jedenfalls scheinen Veränderungen in der Lunge (Erhöhung der CO_2-Spannung in der Alveolarluft?) oder des Lungenblutes allein zu genügen, um das Atemzentrum — offenbar ganz unabhängig von der Zusammensetzung des arteriellen Blutes — zu erhöhter Atemtätigkeit zu zwingen. Wir möchten diesen zunächst nicht ganz klaren „reflektorischen“ Mechanismus, um Dyspnoe zu erzeugen, als den vielleicht ursprünglichen hinstellen, während die hämatogene Reizung erst dann einsetzt, wenn dieser erstere versagt. Der erste Reiz wäre gleichsam der erste Instanzweg, um das Atemzentrum zu reizen, der zweite käme als Sicherheitsvorrichtung erst später in Betracht. Wenn man sieht, wie außerordentlich empfindlich jeder Lebensvorgang gegenüber einer Säuerung ist, so erscheint uns Reizung des Atemzentrums auf rein hämatogenem Wege bei physiologischen Vorgängen nicht im Vordergrund zu stehen.

Als entscheidend für die uns Kliniker am meisten interessierende Frage, ob z. B. die Lungenstauung als solche schon — wie wir glauben möchten rein reflektorisch — imstande ist, das Atemzentrum zu reizen, lassen sich diese Versuche nicht unbedingt verwerten, aber als ebenso sicher kann hingestellt werden, daß selbst intravenöse Kohlensäureinfusion kaum auf rein hämatogenem Wege das Atemzentrum reizt. Es ist möglich, daß hier individuelle Unterschiede mit in Betracht kommen, in unseren Fällen scheint die Dyspnoe, die sich nach intravenöser Kohlensäureinfusion eingestellt hat, nicht hämatogen bedingt gewesen zu sein.

Anhang II.

C. Tigerstedt hat bei seinen vielen Versuchen, die er mittels der Stromuhr anstellte, auch den Einfluß des Pituitrins auf das Schlagvolumen des Kaninchenherzens geprüft; jedesmal kam es zu einer deutlichen Verminderung desselben. Als wir das Pituglandol in den Bereich unserer therapeutischen Versuche zogen, konnten wir uns z. T. auf diese Beobachtungen stützen. Trotzdem erschien es wünschenswert, die Pituitrinwirkung auf das Minutenvolumen auch beim Hunde zu überprüfen, um so mehr als wir uns einer anderen Methode bedienten. Ganz im Sinne des Fick'schen Prinzipes ermittelten wir den Sauerstoffverlust während der Passage des Blutes durch die Gewebe und außerdem den Sauerstoffverbrauch selbst. Das rechte Herzblut holten wir uns mittels einer langen Kanüle, die wir entlang der rechten Jugularvene gegen den rechten Vorhof schoben; die Beschaffung des arteriellen Sauerstoffgehaltes geschah durch Arterienpunktion; um möglichst jede aktive Störung durch Körperunruhe auszuschalten wurde der Grundumsatz am curarisierten Tiere bestimmt. Der Meyer'sche Respirationsapparat, der uns zur Verfügung stand, ermöglichte es, die Exspirationsluft quantitativ in einem vorher evacuierten Gummisacke aufzufangen. Gleichzeitig wurde graphisch der Blutdruck registriert. Die Resultate, die wir dabei erhielten, decken sich vielfach mit unseren Beobachtungen am Menschen; sie stellen gleichsam auch eine Kontrolle der Versuchstechnik dar, die wir zur Ermittlung des Minutenvolumens beim Menschen heranzogen. Die ausführliche Mitteilung dieser Versuche erfolgt in der Klinischen Wochenschrift durch Prof. Seishiro Iwai. Die folgende Tabelle ist dieser Arbeit entnommen.

Unmittelbar nach der Pituglandolinjektion fiel der Blutdruck um etwa 10—30 mm Hg, doch erholte er sich sehr bald und kehrte allmählig zu seinem Anfangswerte zurück; auch die Pulsfrequenz zeigte keine wesentliche Änderung.

Fassen wir die Resultate dieser Versuche zusammen, so läßt sich sagen: es gelingt auch beim Hunde durch intravenöse Injektion (1 ccm

Fall Nr.		Arteriell					Venös					Sauerstoff-Differenz	Sauerstoff-verbrauch in ccm	Minuten-volumen (Liter)
		Reduz. Hgb. in %	Reduz. Hgb.	Oxy-Hgb. in %	Oxy-Hgb.	Total-Kapaz.	Reduz. Hgb. in %	Reduz. Hgb.	Oxy-Hgb. in %	Oxy-Hgb.	Total-Kapaz.			
I 8 kg	Vor d. Pituglandol	3,60	0,90	96,4	24,10	25	29,6	7,40	70,4	17,60	25	6,5	64,9	**0,999**
	8 Minuten nach der Injektion	4,30	1,08	95,7	23,92	25	44,21	11,05	55,79	13,95	25	9,97	53,6	**0.538**
	15 Min. n. d. Injektion	—	—	—	—	—	44,88	11,22	55,12	13,78	25	10,14	53,6	**0,529**
	35 Min. n. d. Injektion	—	—	—	—	—	28,58	7,14	71,42	17,86	25	6,06	53,6	**0,886**
II 12 kg	Vor d. Pituglandol	4,53	0,93	95,47	19,49	20,42	34,45	7,04	65,55	13,38	20,42	6,11	115,2	**1,885**
	15 Min. n. d. Injektion	1,00	0,21	99,00	20,21	20,42	53,53	10,93	46,47	9,49	20,42	10,72	73,2	**0,908**
	35 Min. n. d. Injektion	—	—	—	—	—	77,62	15,85	22,38	4,57	20,42	15,64	—	**0,457**
III 8 kg	Vor d. Pituglandol	3,97	0,95	96,03	23,05	24	28,21	6,77	71,79	17,23	24	5,82	72,1	**1,239**
		4,20	0,91	95,80	23,09	24	28,42	6,82	71,59	17,18	24	5,91	72,1	**1,220**
	Nach 3 Min	4,20	0,91	95,80	23,09	24	29,59	7,10	70,41	16,90	24	6,19	—	**1,466**
	Nach 25 Min.	—	—	—	—	—	60,73	16,36	39,27	9,43	24	13,66	59,6	**0,426**
	Nach 40 Min.	—	—	—	—	—	78,08	18,52	21,92	5,20	24	17,89	59,6	**0,333**

Pituglandol-Hoffmann & la Roche) die Blutgeschwindigkeit mächtig herabzudrücken. Die Wirkung setzt nicht sofort ein, meist erst nach 10—15 Minuten. In den Fällen II und III sank das Minutenvolumen weit unter die Hälfte; nach 15 Minuten war das Maximum der Verminderung noch nicht erreicht. Parallel dazu sinkt auch der Sauerstoffverbrauch herab. Wohl das Auffallendste dieser Versuche scheint uns die völlige Unabhängigkeit zwischen Herabsetzung des Minutenvolumens und dem Verhalten des Blutdruckes zu sein. Trotz Verminderung des Minutenvolumens auf weit unter die Hälfte, bleibt der Blutdruck fast unverändert, dasselbe gilt auch von der Pulszahl. Man gewinnt den Eindruck als wäre unter der Pituglandolwirkung ein Teil des Kreislaufes ausgeschaltet.

Die Klinik der beginnenden Tuberkulose Erwachsener. Von Professor Dr. **Wilhelm Neumann,** Vorstand der III. Medizinischen Abteilung des Wilhelminenspitales, Wien.

I. Teil. Der Gang der Untersuchung. (158 S.) 1923. K. 45.000

Genaue Schilderung der Untersuchung eines Erwachsenen bei Verdacht auf beginnende Tuberkulose nach Anamnese, Inspektion und Palpation nach Perkussion und Auskultation mit besonderer Berücksichtigung eventueller degenerativer Zeichen. Als Behelf für die Ordination des praktischen Arztes gedacht und deshalb vor allem nur jene Methoden heranziehend, die sich dabei in Anwendung bringen lassen.

Im Druck:

II. Teil. Der Formenkreis der Tuberkulose.

Genaue Besprechung der mannigfaltigen Formen, unter denen die Tuberkulose auftritt. Der Reihe nach werden die Spitzenbefunde, die Befunde an den Lungenbasen, die diffusen Lungenprozesse und die Tuberkulosemasken besprochen und dabei viele neue Gesichtspunkte bei der Beurteilung einer Lungentuberkulose gewonnen.

In Vorbereitung:

III. Teil. Das Heer der unspezifischen und der fälschlich sogenannten Apicitiden.

Eine Differentialdiagnose aller jener Krankheiten, die in ihren zunächst uncharakteristischen Anfangsstadien für eine beginnende Tuberkulose gehalten werden, sei es deshalb, weil der Lungenspitzenbefund, sei es, weil die Allgemeinbeschwerden an eine beginnende Tuberkulose denken lassen.

Aus den **Abhandlungen aus dem Gesamtgebiet der Medizin** unter ständiger Mitwirkung der Mitglieder des Lehrkörpers der Wiener Medizinischen Fakultät. Herausgegeben von Professor Dr. **Josef Kyrle** und Dr. **Theodor Hryntschak:**

Herz- und Gefäßmittel, Diuretica und Specifica. Ihre Anwendung bei Kreislaufstörungen nach klinischen und pharmakologischen Gesichtspunkten. Von Dr. **Rudolf Fleckseder,** Privatdozent an der Universität Wien. (111 S.) 1923. K 34.000

Das Bändchen ist das Ergebnis mehrjähriger Vorlesungen am Krankenbette und soll den Studierenden und den praktischen Ärzten ein Führer zur rationellen Arzneibehandlung der Kreislaufserkrankungen sein. Überall ist das jetzt praktisch Erreichbare in den Vordergrund gerückt. Eingefügte kurze Krankheitsgeschichten sollen die Wirkungen und Nebenwirkungen der Mittel beleuchten. Die kritische Besprechung der in Betracht kommenden Mittel, ihrer Wirkungen und Nebenwirkungen, größtenteils auf eigener Erfahrung fußend, soll dem Arzt die Auswahl des Guten unter der angepriesenen Menge leichter ermöglichen. Ein alphabetisches Verzeichnis der Indikationen und der Arzneimittel dient dem Gebrauch des Buches als Nachschlagewerk in der Praxis und ermöglicht einen Überblick über die im gegebenen Falle zur Verfügung stehenden Heilmittel.

Die Lumbalpunktion. Anatomie, Physiologie, Technik, Untersuchungsmethoden, diagnostische und therapeutische Verwertung. Von Dr. **Martin Pappenheim,** Privatdozent an der Universität und Vorstand der Neurologischen Abteilung am Städtischen Siechenhause in Wien. (184 S.) 1922. K 36.000

Auf eine mehrjährige Erfahrung im Unterrichte des Gegenstandes gestützt, hebt der Verfasser in seiner Darstellung der Lumbalpunktion und der wichtigeren Untersuchungsmethoden des Liquor cerebrospinalis eine Reihe von technischen Einzelheiten hervor, deren ungenügende Berücksichtigung auch Erfahrene zu Fehlerergebnissen geführt hat und erörtert eingehend die für das Verständnis bedeutsamen anatomischen und physiologischen Tatsachen. In den Schlußkapiteln werden die diagnostische, prognostische und therapeutische Bedeutung der Lumbalpunktion auf Grund der neuesten Ergebnisse zusammengefaßt.